系統看護学講座

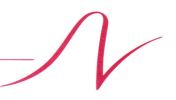

専門分野

歯・口腔

成人看護学 15

井桁　洋子	東京科学大学病院副看護部長
依田　哲也	東京科学大学大学院教授
長浦真由美	東京科学大学病院副看護師長
島田　康史	東京科学大学大学院教授
若林　則幸	東京科学大学大学院教授
栗林　亜実	東京科学大学大学院助教
三浦　雅彦	東京科学大学大学院教授
森山　啓司	東京科学大学大学院教授
原田　浩之	東京科学大学大学院教授
舟橋　佳世	東京科学大学病院副看護師長
角田由美子	東京科学大学病院看護師長
山﨑　美香	東京科学大学病院副看護師長
片岡　志歩	東京科学大学病院看護部
瀬野　知秋	東京科学大学病院看護部
雨宮　輝美	東京科学大学病院看護部

医学書院

発行履歴

1968 年 3 月 25 日　第 1 版第 1 刷	1996 年 1 月 6 日　第 8 版第 1 刷
1968 年 10 月 15 日　第 1 版第 2 刷	1999 年 2 月 1 日　第 8 版第 6 刷
1970 年 1 月 1 日　第 2 版第 1 刷	2000 年 1 月 6 日　第 9 版第 1 刷
1971 年 9 月 1 日　第 2 版第 4 刷	2003 年 2 月 1 日　第 9 版第 5 刷
1973 年 1 月 15 日　第 3 版第 1 刷	2004 年 1 月 6 日　第 10 版第 1 刷
1978 年 2 月 1 日　第 3 版第 7 刷	2007 年 2 月 1 日　第 10 版第 5 刷
1979 年 2 月 1 日　第 4 版第 1 刷	2008 年 1 月 6 日　第 11 版第 1 刷
1982 年 2 月 1 日　第 4 版第 5 刷	2012 年 2 月 1 日　第 11 版第 8 刷
1983 年 1 月 6 日　第 5 版第 1 刷	2013 年 1 月 6 日　第 12 版第 1 刷
1985 年 9 月 1 日　第 5 版第 4 刷	2016 年 2 月 1 日　第 12 版第 4 刷
1987 年 1 月 6 日　第 6 版第 1 刷	2017 年 1 月 6 日　第 13 版第 1 刷
1991 年 9 月 1 日　第 6 版第 7 刷	2019 年 2 月 1 日　第 13 版第 3 刷
1992 年 1 月 6 日　第 7 版第 1 刷	2020 年 1 月 6 日　第 14 版第 1 刷
1995 年 2 月 1 日　第 7 版第 5 刷	2024 年 2 月 1 日　第 14 版第 5 刷

系統看護学講座　専門分野
成人看護学[15]　歯・口腔

発　　　行　2025 年 2 月 1 日　第 15 版第 1 刷©

著者代表　井桁洋子
　　　　　いげたようこ
発　行　者　株式会社　医学書院
　　　　　　代表取締役　金原　俊
　　　　　　〒113-8719　東京都文京区本郷 1-28-23
　　　　　　電話　03-3817-5600(社内案内)
　　　　　　　　　03-3817-5650(販売・PR 部)

印刷・製本　大日本法令印刷

本書の複製権・翻訳権・上映権・譲渡権・貸与権・公衆送信権(送信可能化権を含む)は株式会社医学書院が保有します.

ISBN978-4-260-05687-8

本書を無断で複製する行為(複写, スキャン, デジタルデータ化など)は,「私的使用のための複製」など著作権法上の限られた例外を除き禁じられています. 大学, 病院, 診療所, 企業などにおいて, 業務上使用する目的(診療, 研究活動を含む)で上記の行為を行うことは, その使用範囲が内部的であっても, 私的使用には該当せず, 違法です. また私的使用に該当する場合であっても, 代行業者等の第三者に依頼して上記の行為を行うことは違法となります.

JCOPY 〈出版者著作権管理機構　委託出版物〉
本書の無断複製は著作権法上での例外を除き禁じられています. 複製される場合は, そのつど事前に, 出版者著作権管理機構(電話 03-5244-5088, FAX 03-5244-5089, info@jcopy.or.jp)の許諾を得てください.

＊「系統看護学講座／系看」は株式会社医学書院の登録商標です.

はしがき

●発刊の趣旨

　1967年から1968年にかけて行われた看護学校教育課程の改正に伴って，新しく「成人看護学」という科目が設けられた。

　本教科のねらいとするところは，「看護の基礎理論としての知識・技術・態度を理解し，これを応用することによって，病気をもつ人の世話あるいは健康の維持・増進を実践・指導し，看護の対象であるあらゆる人の，あらゆる状態に対応していくことができる」という，看護の基本的な理念を土台として，「成人」という枠組みの対象に対する看護を学ぶことにある。

　したがって，看護を，従来のように診療における看護といった狭い立場からではなく，保健医療という幅広い視野のなかで健康の保持・増進という視点においてとらえ，一方，疾患をもった患者に対しては，それぞれの患者が最も必要としている援助を行うという看護本来のあり方に立脚して学習しなければならない。

　本書「成人看護学」は，以上のような考え方を基礎として編集されたものである。

　まず「成人看護学総論」においては，成人各期の特徴を学び，対象である成人が，どのような状態のもとで正常から異常へと移行していくのか，またそれを予防し健康を維持していくためには，いかなる方策が必要であるかを学習し，成人の全体像と成人看護の特質をつかむことをねらいとしている。

　以下，「成人看護学」の各巻においては，成人というものの概念を把握したうえで，人間の各臓器に身体的あるいは精神的な障害がおこった場合に，その患者がいかなる状態におかれるかを理解し，そのときの患者のニーズを満たすためにはどのようにすればよいかを，それぞれの系統にそって学習することをねらいとしている。

　したがって，「成人看護学」の学習にあたっては，従来のように診療科別に疾病に関する知識を断片的に習得するのではなく，種々の障害をあわせもつ可能性のある1人ひとりの人間，すなわち看護の対象としての人間のあらゆる変化に対応できる知識・技術・態度を学びとっていただきたい。

　このような意味において，学習者は対象の健康生活上の目標達成のために，より有効な援助ができるような知識・技術を養い，つねに研鑽を続けていかなければならない。

　以上の趣旨のもとに，金子光・小林冨美栄・大塚寛子によって編集された「成人看護学」であるが，日進月歩をとげる医療のなかで，本書が看護学の確立に向けて役だつことを期待するものである。

●カリキュラムの改正

　わが国の看護・医療を取り巻く環境は，急速な少子高齢化の進展や，慢性疾患の増加などの疾病構造の変化，医療技術の進歩，看護業務の複雑・多様化，医療安全に関する意識の向上など，大きく変化してきた。それに対応するために，看護教育のカリキュラムは，1967年から1968年の改正ののち，1989年に全面的な改正が行われ，1996年には3年課

程，1998年には2年課程が改正された。さらに2008年，2020年にも大きく改正され，看護基礎教育の充実がはかられるとともに，臨床実践能力の強化が盛り込まれてきた。

●改訂の趣旨

今回の「成人看護学」の改訂では，カリキュラム改正の意図を吟味するとともに，1999年に発表され，直近では2022年に改定された「看護師国家試験出題基準」の内容をも視野に入れ，内容の刷新・強化をはかった。また，日々変化する実際の臨床に即し，各系統において統合的・発展的な学習がともに可能となるように配慮した。

序章「この本で学ぶこと」では，事例を用いて，これから学ぶ疾患をかかえた患者の姿を示した。また，本書で扱われている内容およびそれぞれの項目どうしの関係性が一見して把握できるように，「本書の構成マップ」を設けている。

第1章「歯・口腔の看護を学ぶにあたって」では，系統別の医療の動向と看護を概観したあと，患者の身体的，心理・社会的特徴を明確にし，看護上の問題とその特質に基づいて，看護の目的と機能が具体的に示されている。

第2〜5章では，疾患とその医学的対応という視点から，看護の展開に必要とされる医学的な基礎知識が選択的に示されている。既習知識の統合化と臨床医学の系統的な学習のために，最新の知見に基づいて解説されている。今改訂では第5章の冒頭に「A．本章で学ぶ歯・口腔疾患」を新設し，第5章で学習する疾患の全体像をつかめるように工夫をこらした。

第6章「患者の看護」では，第1〜5章の学習に基づいて，経過別，症状別，検査および治療・処置別，疾患別に看護の実際が提示されている。これらを看護過程に基づいて展開することにより，患者の有する問題が論理的・総合的に理解できるように配慮されている。とくに経過別については「A．疾患をもつ患者の経過と看護」として，事例を用いて患者の姿と看護を経過別に示すとともに，それらの看護と，疾患別の看護などとの関係を示してある。

第7章「事例による看護過程の展開」では，1〜3つの事例を取り上げ，看護過程に基づいて看護の実際を展開している。患者の有するさまざまな問題を提示し，看護の広がりと問題解決の過程を具体的に学習できるようにしている。

特論「口腔ケア」では，ケアに必要な基本的な視点と，さまざまな状態の患者への口腔ケアを解説している。

また，昨今の学習環境の変化に対応するために，成人看護学においても積極的に動画教材を用意し，理解を促すようにした。

今回の改訂によって看護の学習がより効果的に行われ，看護実践能力の向上，ひいては看護の質的向上に資することをせつに望むものである。ご活用いただき，読者の皆さんの忌憚のないご意見をいただければ幸いである。

2024年11月

著者ら

目次

序章 この本で学ぶこと
井桁洋子

歯・口腔疾患をもつ患者の姿 ……………… 2
本書の構成マップ …………………………… 4

第1章 歯・口腔の看護を学ぶにあたって
長浦真由美

A 医療の動向と看護 ………………………… 6
 1 歯・口腔疾患の動向 …………………… 6
  1 歯・口腔疾患の現状 ………………… 6
  2 歯科保健・医療の動向 ……………… 7
   ◆ 歯科の専門性 ……………………… 7
   ◆ 歯科医療への関心の高まり ……… 7
   ◆ 歯科口腔保健に関する施策 ……… 8
   ◆ 医科歯科連携の重要性 …………… 8
 2 看護師に求められること …………… 10
  1 外来での看護 ……………………… 10
  2 入院時の看護 ……………………… 10
  3 口腔ケア …………………………… 10
  4 全身疾患への対応 ………………… 11

B 患者の特徴と看護の役割 ……………… 11
 1 身体的な問題とその援助 …………… 11
  1 摂食・嚥下障害 …………………… 11
  2 言語障害 …………………………… 11
  3 呼吸障害 …………………………… 12
 2 心理・社会的問題とその援助 ……… 12
  1 治療への不安 ……………………… 12
  2 機能障害や顔貌の変化 …………… 12
  3 審美性の追求 ……………………… 13
 3 患者・家族への援助 ………………… 13

第2章 歯・口腔の構造と機能
島田康史・依田哲也

A 口腔 ……………………………………… 16
 1 歯 ……………………… 島田康史 16
  1 歯の萌出 …………………………… 16
  2 歯の種類 …………………………… 18
  3 歯式 ………………………………… 19
  4 歯の形態と構造 …………………… 20
 2 歯周組織 ……………………………… 22
 3 口蓋 …………………… 依田哲也 23
 4 舌 ……………………………………… 24
 5 口底 …………………………………… 24

B 口腔周囲 ………………………………… 25
 1 口唇 …………………………………… 25
 2 頰部 …………………………………… 26
 3 顎下部 ………………………………… 26

C 顎骨・顎関節 …………………………… 27
 1 上顎骨 ………………………………… 27
 2 下顎骨 ………………………………… 27
 3 顎関節 ………………………………… 28

D 口腔顎顔面の筋 ………………………… 29
 1 咀嚼筋 ………………………………… 29
 2 舌骨上筋群 …………………………… 29
 3 舌筋 …………………………………… 30
 4 顔面筋 ………………………………… 30

E 唾液腺 …………………………………… 30
 1 耳下腺 ………………………………… 30
 2 顎下腺 ………………………………… 31

③ 舌下腺 …………………………… 31　　④ 小唾液腺 …………………………… 31

第3章 症状とその病態生理

依田哲也・若林則幸

A 口腔症状 ……………………………………… 34
　1 痛み ……………………………… 依田哲也 34
　　1 歯痛 ……………………………………… 34
　　2 口腔粘膜の痛み ………………………… 35
　　3 顎部の痛み ……………………………… 35
　2 腫脹 ……………………………………… 35
　　1 口腔内の腫脹 …………………………… 35
　　2 口唇の腫脹 ……………………………… 35
　　3 顎下部の腫脹 …………………………… 36
　　4 頰部の腫脹 ……………………………… 36
　3 口腔出血 ………………………………… 36
　　1 局所的な要因による出血 ……………… 36
　　2 全身的な要因による出血 ……………… 37

4 歯の欠損 ………………………… 若林則幸 37
5 口臭 ……………………………… 依田哲也 38
6 口腔乾燥 ………………………………… 38
B 顎口腔機能障害 …………………………… 39
　1 呼吸障害 ………………………………… 39
　　■睡眠時無呼吸症候群 …………………… 39
　2 開口障害 ………………………………… 40
　3 咀嚼障害 ………………………………… 40
　4 嚥下障害 ………………………………… 41
　5 言語障害 ………………………………… 42
　　1 共鳴の異常 ……………………………… 42
　　2 構音障害 ………………………………… 43
　6 味覚障害 ………………………………… 43

第4章 検査と治療・処置

依田哲也・島田康史・栗林亜実・三浦雅彦・若林則幸・森山啓司

A 診察と診断の流れ ……………… 依田哲也 46
　1 医療面接 ………………………………… 46
　2 全身所見と局所所見 …………………… 46
　　1 全身所見 ………………………………… 46
　　2 顔面・頸部の所見 ……………………… 47
　　3 口腔の所見 ……………………………… 47
B 検査 ………………………………………… 47
　1 歯と歯周組織の検査 …………… 島田康史 47
　　1 歯の検査 ………………………………… 47
　　2 歯周組織の検査 ………………………… 48
　2 下顎運動検査 …………………… 依田哲也 48
　3 咀嚼機能検査 …………………………… 49
　　◆成分溶出量の評価 ……………………… 50
　　◆粉砕の程度の評価 ……………………… 50
　4 嚥下機能検査 …………………………… 50
　　◆スクリーニング検査 …………………… 50
　　◆嚥下機能評価検査 ……………………… 50
　5 口腔乾燥検査 …………………………… 51
　6 言語機能検査 …………………………… 52

7 味覚検査 ………………………………… 52
8 皮膚・粘膜感覚検査 …………………… 52
9 画像検査 ………………… 栗林亜実・三浦雅彦 53
　1 X線を用いる画像検査 ………………… 53
　　◆単純X線撮影 ………………………… 53
　　◆コンピュータ断層撮影（CT）検査 …… 55
　　◆歯科用コーンビームCT検査 ………… 56
　2 その他の画像検査 ……………………… 56
　　◆磁気共鳴画像（MRI）検査 …………… 56
　　◆超音波検査 ……………………………… 58
　　◆核医学検査 ……………………………… 58
10 血液・尿検査 …………………… 依田哲也 59
11 微生物学的検査 ………………………… 60
12 病理検査 ………………………………… 60
13 心理検査 ………………………………… 60
C 治療・処置 ………………………………… 61
　1 保存治療 ………………………… 島田康史 61
　　1 口腔清掃（口腔ケア） ………………… 61
　　　◆プラークコントロール ………………… 61

- ◆セルフケアの指導 …………………… 62
- ◆プロフェッショナルケア …………… 62
- ②齲蝕の治療 ……………………………… 63
  - ◆修復治療 ……………………………… 63
  - ◆歯内治療 ……………………………… 67
- ③歯周疾患の治療 ………………………… 70
- **2 口腔外科の治療** ………………依田哲也 72
  - ①抜歯 ……………………………………… 72
  - ②歯根端切除術 …………………………… 74
  - ③膿瘍切開 ………………………………… 75
- **3 補綴治療** ………………………若林則幸 75
  - ①歯質の欠損に対する補綴 ……………… 76
    - ◆クラウン ……………………………… 76
  - ②歯の欠損に対する補綴 ………………… 77
    - ◆ブリッジ ……………………………… 77
    - ◆インプラント ………………………… 77
    - ◆部分床義歯(パーシャル
      デンチャー) ………………………… 78
    - ◆全部床義歯(コンプリート
      デンチャー) ………………………… 79
  - ③顎顔面の欠損に対する補綴 …………… 80
    - ◆顎義歯 ………………………………… 80
- **4 矯正歯科治療** …………………森山啓司 80
  - ①不正咬合の分類と原因 ………………… 80
  - ②治療法 …………………………………… 82

第5章 疾患の理解

依田哲也・島田康史・原田浩之

- **A 本章で学ぶ歯・口腔疾患** ………依田哲也 86
- **B 歯の異常と疾患** …………………島田康史 88
  - 1 齲蝕および歯髄炎 ……………………… 88
  - 2 その他の硬組織疾患 …………………… 91
    - ①摩耗症，咬耗症，酸蝕症 ……………… 91
    - ②歯の着色・変色 ………………………… 91
    - ③歯の破折 ………………………………… 92
  - 3 歯の形成・発育異常 …………………… 93
    - ①萌出異常 ………………………………… 93
    - ②歯の形成異常 …………………………… 93
    - ③歯数の異常 ……………………………… 94
- **C 口腔領域の炎症** ……………………………… 95
  - 1 歯肉炎，辺縁性歯周炎 ………………… 95
    - ①歯肉炎 …………………………………… 95
    - ②辺縁性歯周炎 …………………………… 96
  - 2 根尖性歯周炎 ………………依田哲也 97
  - 3 急性歯槽骨炎 …………………………… 97
  - 4 智歯周囲炎 ……………………………… 97
  - 5 顎骨骨髄炎 ……………………………… 98
    - ①急性化膿性顎骨骨髄炎 ………………… 98
    - ②慢性顎骨骨髄炎 ………………………… 99
    - ③薬剤関連顎骨壊死(MRONJ) ………… 99
    - ④放射線性骨壊死 ……………………… 100
  - 6 口底炎 ………………………………… 100
  - 7 歯性上顎洞炎 ………………………… 100
- **D 口腔粘膜の疾患** ……………………………… 101
  - 1 潰瘍を主徴とする疾患 ……………… 101
    - ①アフタ性潰瘍 ………………………… 101
      - ◆孤立性アフタ ……………………… 101
      - ◆再発性アフタ ……………………… 101
      - ◆ベーチェット病 …………………… 102
    - ②壊死性潰瘍性歯肉炎 ………………… 102
    - ③結核性潰瘍 …………………………… 102
    - ④梅毒性潰瘍 …………………………… 103
    - ⑤外傷性潰瘍 …………………………… 103
      - ◆褥瘡性潰瘍 ………………………… 103
      - ◆リガ-フェーデ病 ………………… 103
      - ◆ベドナーアフタ …………………… 103
  - 2 白斑を主徴とする疾患 ……………… 103
    - ①白板症 ………………………………… 103
    - ②口腔扁平苔癬 ………………………… 104
    - ③口腔カンジダ症 ……………………… 105
  - 3 紅斑・びらんを主徴とする疾患 …… 105
    - ①紅板症 ………………………………… 105
    - ②地図状舌 ……………………………… 105
    - ③正中菱形舌炎 ………………………… 106
  - 4 水疱を主徴とする疾患 ……………… 106
    - ①ヘルペス性口内炎 …………………… 106

目次

- 2 口唇ヘルペス … 107
- 3 帯状疱疹 … 107
- 4 ヘルパンギーナ … 107
- 5 手足口病 … 108
- 6 尋常性天疱瘡 … 108
- 7 類天疱瘡 … 109
- 5 色素沈着を主徴とする疾患 … 109
  - 1 メラニン色素沈着症 … 109
  - 2 色素性母斑 … 109
  - 3 外因性色素沈着(外来性色素沈着) … 110
  - 4 黒毛舌 … 110
- 6 その他の粘膜疾患 … 110
  - 1 クインケ浮腫 … 110
  - 2 溝状舌 … 110
  - 3 HIV感染者にみられる粘膜疾患 … 111
  - 4 口腔粘膜に症状を示す血液疾患 … 111
- E 口腔領域の囊胞 … 111
  - 1 顎骨とその周囲に発生する囊胞 … 112
    - 1 含歯性囊胞 … 112
    - 2 歯原性角化囊胞 … 112
    - 3 歯根囊胞 … 112
    - 4 鼻口蓋管囊胞 … 113
    - 5 鼻歯槽囊胞 … 113
    - 6 術後性上顎囊胞 … 113
    - 7 単純性骨囊胞 … 114
  - 2 軟組織に発生する囊胞 … 114
    - 1 粘液囊胞 … 114
    - 2 類表皮囊胞, 類皮囊胞 … 115
    - 3 側頸囊胞 … 115
    - 4 甲状舌管囊胞 … 115
- F 口腔領域の腫瘍および腫瘍類似疾患 … 116
  - 1 良性腫瘍 … 116
    - a 歯原性腫瘍 … 116
      - 1 エナメル上皮腫 … 116
      - 2 歯牙腫 … 116
    - b 非歯原性腫瘍 … 117
      - 1 乳頭腫 … 117
      - 2 線維腫 … 117
      - 3 血管系・リンパ管系の腫瘍 … 118
        - ◆静脈奇形 … 118
        - ◆リンパ管奇形 … 118
      - 4 脂肪腫 … 118
      - 5 骨形成線維腫 … 119
  - 2 悪性腫瘍 原田浩之 119
    - ◆悪性腫瘍の治療 … 121
    - 1 舌がん … 122
    - 2 頰粘膜がん … 123
    - 3 下顎歯肉がん … 123
  - 3 腫瘍類似疾患 依田哲也 123
    - 1 エプーリス … 123
    - 2 義歯性線維腫, フラビーガム … 125
    - 3 歯肉増殖症 … 125
    - 4 外骨症 … 126
    - 5 線維性骨異形成症 … 126
    - 6 骨性異形成症 … 127
- G 歯と顎骨の外傷 … 127
  - 1 歯の脱臼・嵌入 … 127
  - 2 歯槽骨骨折 … 128
  - 3 顎骨骨折 … 128
    - 1 下顎骨骨折 … 128
    - 2 上顎骨骨折 … 129
- H 口腔領域の先天異常および発育異常 … 129
  - 1 小帯の異常 … 129
    - 1 舌小帯短縮症 … 129
    - 2 口唇小帯・頰小帯の異常 … 130
  - 2 口唇裂・口蓋裂 … 130
  - 3 顎変形症 … 132
- I 顎関節・咀嚼筋の疾患 … 135
  - 1 顎関節症 … 135
    - ◆咀嚼筋痛障害(顎関節症Ⅰ型) … 135
    - ◆顎関節痛障害(顎関節症Ⅱ型) … 135
    - ◆顎関節円板障害(顎関節症Ⅲ型) … 135
    - ◆変形性顎関節症(顎関節症Ⅳ型) … 136
  - 2 顎関節脱臼 … 136
  - 3 顎関節強直症 … 137
  - 4 咀嚼筋腱・腱膜過形成症 … 137
- J 唾液腺の疾患 … 138
  - 1 唾石症 … 138
  - 2 唾液腺炎 … 139
    - 1 流行性耳下腺炎 … 139
    - 2 急性化膿性唾液腺炎 … 139

- 3 小児慢性再発性耳下腺炎 ………………… 139
- 4 シェーグレン症候群 …………………………… 139
- 5 ミクリッツ病，IgG4 関連疾患 ………… 140
- 3 唾液腺良性腫瘍 …………………………………… 140
  - 1 多形腺腫 ……………………………………………… 140
  - 2 ワルチン腫瘍 ……………………………………… 141
- 4 唾液腺悪性腫瘍 …………………………………… 141
  - 1 粘表皮がん ………………………………………… 141
  - 2 腺様嚢胞がん ……………………………………… 141

- K 神経の疾患 …………………………………………… 142
  - 1 顔面神経麻痺 ……………………………………… 142
  - 2 三叉神経麻痺 ……………………………………… 142
  - 3 三叉神経痛 ………………………………………… 143
    - 1 典型的三叉神経痛 ……………………………… 143
    - 2 症候性三叉神経痛 ……………………………… 143
- L 歯科心身症 …………………………………………… 144
  - 1 舌痛症 ………………………………………………… 144
  - 2 非定型歯痛 ………………………………………… 144

第6章 患者の看護

舟橋佳世・角田由美子・山﨑美香・片岡志歩

A 疾患をもつ患者の経過と看護
…………………………… 舟橋佳世 148
- 1 急性期の患者の看護 ………………………… 148
- 2 回復期の患者の看護 ………………………… 149
- 3 慢性期の患者の看護 ………………………… 151
- 4 患者の経過と看護のまとめ ……………… 152

B 症状に対する看護 ……………………………… 154
- 1 口腔症状のある患者の看護 ……………… 154
  - a 痛みのある患者の看護 …………………… 154
  - b 腫脹のある患者の看護 …………………… 155
  - c 口腔出血のある患者の看護 …………… 157
  - d 歯の欠損のある患者の看護 …………… 158
  - e 口臭のある患者の看護 …………………… 158
  - f 口腔乾燥のある患者の看護 …………… 159
- 2 顎口腔機能障害のある患者の看護 … 161
  - a 呼吸障害のある患者の看護 …………… 161
  - b 開口障害のある患者の看護 …………… 163
  - c 味覚障害のある患者の看護 …………… 164
  - d 摂食・嚥下障害のある患者の看護 … 165
  - e 言語障害のある患者の看護 …………… 169

C 検査を受ける患者の看護 …… 角田由美子 171
- 1 検査前の看護 ……………………………………… 171
- 2 検査中の看護 ……………………………………… 172
- 3 検査後の看護 ……………………………………… 172
- 4 嚥下造影検査を受ける患者の看護 … 172

D 治療・処置を受ける患者の看護 ………… 173
- 1 診療の準備・介助 ………………… 山﨑美香 173
- 2 保存治療を受ける患者の看護 ………… 176
- 3 外来で外科的治療を受ける患者の看護
  …………………………………………………………… 179
  - a 治療前および治療中の看護 …………… 179
  - b 治療後の看護 …………………………………… 181
- 4 入院で手術を受ける患者の看護
  …………………………………………… 片岡志歩 182
  - a 手術前の看護 …………………………………… 182
  - b 手術後の看護 …………………………………… 183
- 5 補綴治療を受ける患者の看護
  …………………………………………… 山﨑美香 186
  - a 補綴物作成時の看護 ……………………… 186
  - b 補綴物完成後の看護 ……………………… 188
- 6 矯正歯科治療を受ける患者の看護 … 190
  - a 矯正装置装着前の看護 …………………… 191
  - b 矯正装置装着時の看護 …………………… 192
  - c 矯正装置装着後の看護 …………………… 193

E 疾患をもつ患者の看護 ………… 片岡志歩 196
- 1 口腔がん患者の看護 ………………………… 196
  - a 診断から治療開始まで …………………… 196
  - b 手術直後の看護 ………………………………… 197
  - c 手術後の回復期の看護 …………………… 200
  - d 手術後に放射線療法を受ける患者の
    看護 ……………………………………………………… 202
  - e 手術後に薬物療法を受ける患者の
    看護 ……………………………………………………… 206
  - f 継続看護 …………………………………………… 209
- 2 顎変形症患者の看護 ………………………… 210
  - a 手術前の看護 …………………………………… 210

b	手術後の看護	211	
3	顎嚢胞患者の看護	213	
a	手術前の看護	213	
b	手術後の看護	214	
4	唇顎口蓋裂患者の看護	216	

第7章 事例による看護過程の展開

瀬野知秋

A 放射線療法を受ける舌がん患者の看護 … 218
1 患者についての情報 … 218
2 看護過程の展開 … 221
3 事例のふり返り … 225

B 顎変形症患者の看護 … 225
1 患者についての情報 … 225
2 看護過程の展開 … 227
3 事例のふり返り … 232

特論 口腔ケア

雨宮輝美

A 口腔ケアの意義 … 234
B 口腔ケアの実際 … 234
1 口腔清掃の方法 … 234
2 口腔ケアの展開 … 235
C 患者の状態に応じた口腔ケア … 243
1 意識障害（開口障害）のある患者 … 243
2 気管挿管中の患者 … 245
3 麻痺のある患者（片麻痺の場合） … 247
4 認知症の患者 … 249
5 知的障害のある患者 … 250
6 免疫機能が低下している患者 … 251

- 動画一覧 … 254
- 索引 … 255

◎執筆協力　我満幸子（東京科学大学病院看護師長）

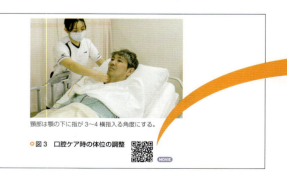

頸部は顎の下に指が3〜4横指入る角度にする。

○図3　口腔ケア時の体位の調整

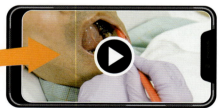

本文中または，巻末の動画一覧のＱＲコードから動画を視聴することができます

― 歯・口腔 ―

序章

この本で学ぶこと

歯・口腔疾患をもつ患者の姿

　この本では，歯・口腔に疾患をもち，その機能に障害のある患者に対する看護を学ぶ。歯・口腔に疾患をもつ患者とは，どのような人なのだろうか。ある患者の例について，考えてみよう。

　Aさんは，56歳の女性である。現在，介護系の施設で責任者を務めている。夫はすでに他界し，長女（28歳），長男（26歳）と同居している。若いときから飲酒の機会は多く，喫煙もしていた。40歳を過ぎてからは禁煙している。

　1か月前より，舌の右端から裏にかけてしみるような違和感をおぼえ，徐々に痛みを感じるようになった。様子をみていたが改善せず，出血もみとめるようになった。かかりつけ医に相談したところ，大きい病院での精査をすすめられ，大学病院を紹介された。大学病院を受診して生検を行い，舌がんと診断され，手術が必要となった。

　外来での手術の説明には，長女・長男も同席した。手術の内容，合併症，手術後のICUへの入室やその後の経過，入院期間などが主治医から説明された。Aさんは落ち着いて話を聞いていたが，長女はやや動揺した様子で，涙ぐむこともあった。長男は，とくに表情をかえずに話を聞いていた。Aさんも長女も，入院期間とその後の回復にかかる期間を，とくに気にしていた。主治医からの説明のあと，看護師から入院についての案内を行い，あわせて医師からの説明で疑問や心配なことはないか確認した。するとAさんは，長女の結婚式が予定されており，それまでに回復して出席できるかが気がかりであると話した。また，職場の責任者でもあり，予定どおりに仕事復帰ができない場合の心配もある様子だった。

　入院翌日に，右舌亜全摘，左前腕皮弁移植，右頸部郭清，気管切開術が行われた。手術後はICUに入室し，手術後3日目に一般病棟に帰室した。術後の経過は順調だったが，頸部郭清の影響で顔面の浮腫が強くみられていた。気管切開を行っていたため声が出せず，傷の痛みもあり筆談もまだつらい様子で，うまく訴えができない状況だった。長女と長男は手術当日から継続的に面会に来ており，顔のむくみを心配する様子がみられた。また，うまくコミュニケーションがとれないことで，Aさんと長女には少しいらだつ様子がうかがえた。

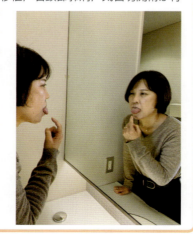

看護師になったとき，皆さんもAさんのような患者に出会うことがあるかもしれない。そのとき看護師である皆さんは，なにをすることができるのだろうか。

> **Aさんや家族に対して，看護師はなにをすることができるのだろうか。**
>
> - 舌がんという疾患を受けとめ，治療の必要性を理解し，手術という治療の選択ができるよう支援する。
> - 入院前からの情報をチームで共有し，Aさんが術後のボディイメージの変化や，生活・仕事への影響を受けとめ，現状に合わせたライフスタイルが考えられるよう継続的に支援する。
> - ライフイベントをひかえた家族の状況を理解し，家族が無理なくできる患者の支援についてともに考える。
> - 声が出ない状況でのコミュニケーションを工夫し，意思疎通がスムーズにできないストレスが，Aさんと家族にとって最小限になるよう支援する。
>
> ほかにも，なにができるかを考えてみよう。

Aさんのような患者に適切な看護を実践していくためには，歯・口腔疾患とその看護に関するさまざまな知識や技術，考え方を身につけていくことが大切である。

> **Aさんの看護を実践するために，次のことを学んでいこう。**
>
> - 歯・口腔の構造と機能
> - 歯・口腔疾患のおもな症状とその病態生理
> - 歯・口腔疾患に対して行われるおもな検査・治療・処置
> - 歯・口腔疾患の病態・診断・治療
> - 患者の身体面・心理面・社会面のアセスメント
> - 看護活動を展開するための方法論，看護技術

歯・口腔疾患には，齲蝕のイメージが大きいが，事例のような舌がん，歯肉がんなどの悪性疾患を含む多くの疾患がある。成人期は，社会的にも重要な役割を担い，また，多くのライフイベントがある時期であり，疾患が患者の生活に与える影響は大きい。患者の社会的背景やライフスタイルを考慮し，治療の選択ができるようケアする必要がある。口腔の健康は全身の健康の維持につながることを認識し，ケアを提供していくことが重要である。

歯・口腔疾患をもつ患者の看護にあたっては，さまざまな知識や技術が必要となる。これらを本書では次ページの「構成マップ」のように整理した。患者のかかえる思いを理解し，根拠をもって看護を実践できるように学習を進めてほしい。

本書の構成マップ

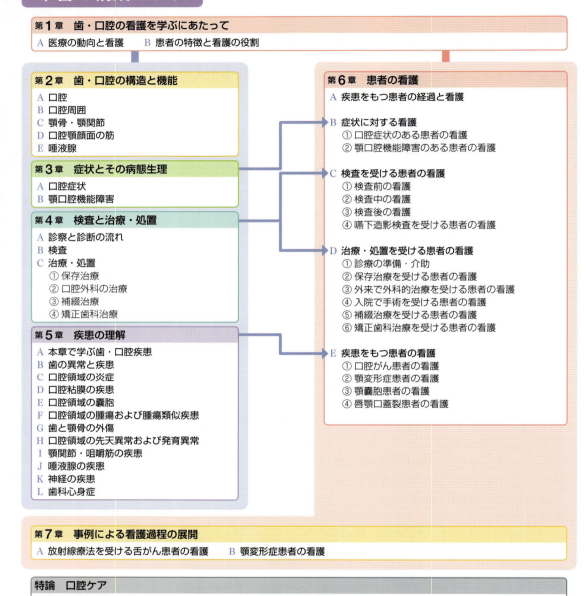

— 歯・口腔 —

第 1 章

歯・口腔の看護を学ぶにあたって

> **本章の目標**
> □ 歯・口腔疾患の現状と医療の動向を理解する。
> □ 歯・口腔疾患をもつ患者の，身体・心理・社会的特徴をつかむ。
> □ 患者の特徴をふまえ，看護の役割を学ぶ。

　歯・口腔は多種多様な機能と役割をもっている。口腔は，人が生きていくための栄養を摂取する器官であり，呼吸の道としての役割も果たす。また，他者とコミュニケーションをとるための会話を行う役割も担っている。口唇や頰部周囲の神経・筋肉は表情をつくり，感情や意志，人となりを他者に伝えている。すなわち，口腔は，人が基本的社会生活を送るうえで大切な器官の1つといえる。

A 医療の動向と看護

1 歯・口腔疾患の動向

1 歯・口腔疾患の現状

　歯・口腔疾患は，乳幼児から高齢者にいたるまで，どの年齢層にもみられる。歯・歯周組織・口蓋・口底・舌・口唇・頰部・上顎・下顎・顎関節・唾液腺などが疾患に罹患する部位となる。一般的な疾患としては，齲蝕・歯周疾患などが知られている。これら以外にも多岐にわたる疾患が存在し，その影響もさまざまであるが，世間一般にはあまり知られておらず，歯・口腔疾患全体に対する認知度は必ずしも高くない。

　先天異常に分類される口唇裂・口蓋裂などといった疾患は，出生直後から生命維持・栄養維持がむずかしい場合もあり，家族は多くの不安や複雑な感情をいだく。蜂窩織炎（蜂巣炎）は，発生部位や広がり方によっては，炎症が頸部にまで及び，呼吸困難を引きおこす危険がある。また，悪性腫瘍では，広範囲にわたって組織を切除したあとに血行再建が行われるため，機能障害などを伴い，社会生活に大きな支障をきたすことがある。そのほか，全身疾患や精神疾患の症状が口腔にあらわれることもある。

　近年は，顎関節の不快を訴える患者が多くなってきている。これには社会生活の変化や食生活の変化など，いくつかの要因が考えられている。また口臭に悩む人も少なくなく，検査や生活指導，カウンセリングが行われている。さらに，口腔の機能や審美性に対しての不定愁訴をもつ患者も増えている。これらの症状に対しては，身体面への対症療法以外に，カウンセリングやリラクセーションのほか，東洋医学治療なども行われている。

2 歯科保健・医療の動向

◆ 歯科の専門性

　歯科は，多くの機能と役割をもつ歯・口腔領域を扱う。また，対象とする年齢層や疾患の種類，治療内容などに応じて異なるアプローチが求められるため，いくつもの分野に区分されている。長年にわたり，それぞれの分野における専門性を追究して細分化しながら発展し，医療の質を高めてきた。現在では，外来の診療科が 20 前後に及ぶ医療施設もある（●表 1-1）。齲蝕や歯周病といった疾患に対応する診療科もあれば，外科治療や矯正，インプラント（人工歯根）などの治療を行う診療科，ほかに小児・高齢者といった患者の特性に合わせた治療を行う診療科などがある。このほかにも，義歯外来・アレルギー外来・口腔ケア外来など，さまざまな診療科がある。

◆ 歯科医療への関心の高まり

　歯科医療に対する関心や要望は以前と比較して，より高く広くなっている。これは，歯・口腔領域の健全な状態での維持が，「よりよい生活」を送るための重要な要素であるという認識が社会に広まった結果ともいえる。

　たとえば歯科治療に関しては，長年，形態の修復や機能の回復に焦点があてられていたが，近年はさらに審美性も求められるようになってきた。インプラント患者の増加や，30〜40 歳代の矯正歯科治療希望者の増加などもその一例であろう。

●表 1-1　歯科外来の診療科の例

診療科	特徴
むし歯外来	齲蝕や外傷，歯の神経・根の疾患（歯髄疾患・根尖性歯周炎）などの治療を行う。
歯周病外来	歯を支える組織が破壊される歯周疾患の治療を行う。
口腔外科外来	外科的処置を要する疾患全般（歯・歯周組織・顎関節・神経・唾液腺・口腔粘膜などの疾患，口腔領域の外傷・悪性腫瘍など）の治療を行う。
ペインクリニック	歯・口腔・顔面部における痛み・異常感覚・しびれ・異常運動・運動麻痺などの治療を行う。
矯正歯科外来	歯並びやかみ合わせの不正に対する矯正歯科治療や外科的矯正治療を行う。
インプラント外来	人工歯根を顎骨に埋め，この人工歯根によって支えられる補綴物を用いて口腔機能を回復する。
小児歯科外来	小児の歯・口腔疾患の予防と治療を行い，歯・口腔の正常な機能を育成する。
麻酔科外来	歯科治療に恐怖を感じる患者や全身疾患をもつ患者に対して，モニターによる全身管理，笑気・抗不安薬・静脈麻酔薬の投与による精神鎮静法，全身麻酔法などを行う。

◆ 歯科口腔保健に関する施策

わが国では，内臓疾患などと同様に，歯・口腔疾患に対する高い関心が示されるようになってきた。これは，政策として行われている継続的な啓蒙活動などにより，人生を健康に過ごすためには歯・口腔の健康が大切な要素であることに，人々が気づきはじめたためと考えられる。歯・口腔の健康に関する啓蒙活動として，以下の取り組みがあげられる。

▍8020 運動

1989(平成元)年に当時の厚生省(現在の厚生労働省)は，「8020(ハチマルニイマル)運動」を提唱した。これは 80 歳で 20 本の歯を保つことを目標とした「生涯を通じた歯の健康づくり」のための運動である。

8020 運動が開始された当初，「8020」を達成している 75 歳以上の後期高齢者は 10 人に 1 人にも満たない状況であったが，年々達成者の割合は増加し，2016(平成 28)年「歯科疾患実態調査」によると 75〜84 歳の 51% が達成しており，今後も増加していくものと予測されている。

▍健康日本 21

1 第一次 2000(平成 12)年には，21 世紀における国民健康づくり運動として「健康日本 21」が策定され，歯の健康に関する 13 項目について数値目標が示された。2011(平成 23)年にはその評価がまとめられ，5 項目で目標が達成され，7 項目で改善傾向がみとめられた。

2 第二次 2013(平成 25)年度には「健康日本 21(第二次)」として，①口腔機能の維持・向上，②歯の喪失防止，③歯周病を有する者の割合の減少，④乳幼児・学齢期の齲蝕のない者の増加，⑤過去 1 年間に歯科検診を受診した者の割合の増加，に関する 10 項目について，2022(令和 4)年度までに到達すべき新たな数値目標が掲げられた。2018(平成 30)年の中間報告では，そのうち 4 項目についてすでに目標が達成されていたため，目標値が引き上げられた。

最終報告書は 2022 年に公表され，②歯の喪失防止，④乳幼児・学齢期の齲蝕のない者の増加に関しては，改善傾向にあることが示された(○表 1-2)。また，③歯周病を有する者の割合の減少に関しては，20 歳代では目標が達成された。

3 第三次 さらに 2024(令和 6 年)度から開始された「健康日本 21(第三次)」では 2032 年に達成すべき目標が掲げられた。具体的には，①歯周病を有する者の減少を目標として，40 歳以上における歯周炎を有する者の割合を 40% とすることで，②よくかんで食べることのできる者の増加を目標として，50 歳以上における咀嚼が良好な者の割合を 80% とすること，そして③歯科検診の受診者の増加を目標として，過去 1 年間に歯科検診を受診した者の割合を 95% とすることが設定され，さらなる改善がめざされている。

◆ 医科歯科連携の重要性

歯・口腔疾患をもつ患者はもちろんのこと，それ以外の患者に対しても，

表 1-2 健康日本 21（第二次）最終報告

項目		中間報告時の実績値	目標値[*1]	最終評価時の実績値	最終評価
①口腔機能の維持・向上（60歳代における咀嚼良好者の割合の増加）		72.6%	80%	71.5%	かわらない。
②歯の喪失防止	80歳で20歯以上の自分の歯を有する者の割合の増加	51.2%	60%	—	評価困難[*2]。（国民健康・栄養調査などによれば，現時点で目標値に達していないが，改善している）
	60歳で24歯以上の自分の歯を有する者の割合の増加	74.4%	80%	—	評価困難[*2]。（国民健康・栄養調査などによれば，現時点で目標値に達していないが，改善している）
	40歳で喪失歯のない者の割合	74.3%	75%	—	評価困難[*2]。（国民健康・栄養調査などによれば，かわらない）
③歯周病を有する者の割合の減少	20歳代における歯肉に炎症所見を有する者の割合の減少	27.1%	25%	21.1%	目標値に達した。
	40歳代における進行した歯周炎を有する者の割合の減少	44.7%	25%	—	評価困難[*2]。（地域住民を対象とした歯科検診の結果によれば，19地域のうち13地域で増加し，6地域で減少していた）
	60歳代における進行した歯周炎を有する者の割合の減少	62.0%	45%	—	評価困難[*2]。（地域住民を対象とした歯科検診の結果によれば，18地域のうち9地域で増加し，9地域で減少していた）
④乳幼児・学齢期の齲蝕のない者の増加	3歳児で齲蝕がない者の割合が80%以上である都道府県の増加	26都道府県	47都道府県	44都道府県	現時点で目標値に達していないが，改善している。
	12歳児の一人平均齲歯数が1.0歯未満である都道府県の増加	28都道府県	47都道府県	37都道府県	現時点で目標値に達していないが，改善している。
⑤過去1年間に歯科検診を受診した者の割合の増加		52.9%	65%	—	評価困難[*2]。（都道府県におけるアンケートの結果によれば，10地域のうち8地域で微増していた）

[*1] 中間報告で当初の目標が達成された項目については目標値が引き上げられている。
[*2] 新型コロナウイルス感染症の影響で統計調査が中止となったため，最終評価は評価困難となった。
（健康日本21〔第2次〕最終評価報告書をもとに作成）

歯科医師が入院患者の口腔の管理を行うことが，在院日数の短縮や肺炎発症の抑制につながる。このような，口腔管理と全身管理の関係性とその重要性が広く知られるようになり，医科歯科連携の重要性が増している。また，病院に歯科専門職を配置することに加え，地域の実情をふまえて，病院と地域

の歯科がつながりをもつことが重要となっている。

2 看護師に求められること

　ここまで述べてきた疾患の動向をふまえると，歯・口腔疾患にかかわる看護師には，次のことが求められている。

1 外来での看護

　一般的に歯科治療は外来での治療が大部分を占める。患者は歯科専用の椅子に座って治療を受け，治療は口腔内の狭い部位での細かい作業となる。このとき歯科医師は治療に集中するため，看護師は的確に診療を介助するとともに，患者の全身状態を観察することが求められる。そして，患者の状態に変化があった場合は，いち早くそれを感じとり，すみやかに歯科医師に伝える必要がある。治療の安全と，患者および歯科医師が安心して治療に集中できる環境を確保するため，看護師には的確な診療の介助の知識・技術だけでなく，患者に関する観察力・洞察力が要求されている。

　そのほか，患者が治療後から次の受診までの間に感じる不安や，生活のなかでの不都合について支援も行っている。痛みや飲食後の出血への対処法，さらに口腔ケアの要点，入浴・飲酒に関する注意点など，患者の生活にそった説明が必要である。その際，処置内容に対応したパンフレットを用いて指導すると，患者・家族は帰宅後も繰り返し確認できるため効果的である。

　また，患者が地域で療養生活を継続するためには地域連携が必要であり，看護師はそのための取り組みを行っている。在宅療養支援に向けて患者の状態や家族環境などを把握し，制度の導入や利用に向けた介入が，看護師には求められている。

2 入院時の看護

　歯・口腔疾患の治療は，外来だけでなく，全身麻酔下における手術や悪性腫瘍に対する放射線療法・薬物療法などを行うために入院が必要となる場合もある。入院患者には，一般的に必要とされる術前・術後の看護に加え，手術によってそこなわれる機能のリハビリテーションや，口腔内の形態変化に伴う口腔ケア指導，退院に向けての日常生活支援を行う。また，顔貌の変化や機能障害に関する患者・家族への精神的支援，緩和ケアやそれに伴う患者・家族への精神的支援も必要となる。

3 口腔ケア

　歯・口腔疾患をもつ患者の多くは口腔ケアが必要であり，それに関心をもっているが，口腔ケアを行いたくても，疾患によりそれが妨げられている状態・状況である。患者の身近に存在する看護師は，患者の口腔内の病態を理解し，安全で最良の口腔ケアを提供できる方法を考え，実践・支援していくことが重要である。

4 全身疾患への対応

歯・口腔疾患をもつ患者は，糖尿病・高血圧症・脳血管障害・認知症などといった全身疾患をかかえていることも少なくない。そのため，全身疾患を有する患者に対する看護・技術も必要とされていることを忘れてはならない。

B 患者の特徴と看護の役割

歯・口腔疾患は多岐にわたり，乳幼児から高齢者までのあらゆる年齢層の人々が，種類や程度の異なるさまざまな疾患に罹患している。

1 身体的な問題とその援助

一般的に，齲蝕や歯周疾患は軽い疾患と受けとめられがちであり，痛みや出血などの症状があらわれないと受診行動につながらないことが多い。しかし，歯・口腔の疾患や治療は，身体機能にさまざまな障害をもたらす場合があり，障害への援助は看護師の重要な役割である。

1 摂食・嚥下障害

歯・口腔疾患，またはその治療により，摂食・嚥下障害が生じることがある。たとえば，齲蝕や口内炎では，痛みによって咀嚼障害が出現する。また，顎関節に障害がおこると，口が開きにくくなり，咀嚼障害や開口障害が生じる。舌に疾患があったり，舌がんの治療のために舌を切除したりすると，舌運動が制限されて食物を飲み込みづらい状態となり，嚥下障害が生じる。

このような障害に対して一時的に胃管を挿入して患部の安静を促したり，器具を用いて機能低下を防ぐ試みをしたりと，疾患・障害の部位や程度に応じて援助や機能訓練を行う。それぞれの患者の障害の部位・程度・内容を把握し，必要量のエネルギーを確保するために医療チームで検討し，支援していく必要がある。具体的な看護師のかかわりとして，機能訓練の指導，経口摂取による食事の介助，胃瘻および胃管からの食事注入指導などがあげられる。

摂食・嚥下障害は，生活の質を低下させるだけでなく，栄養障害の危険因子ともなる。そのため，歯・口腔疾患をもつ患者に対する援助にあたっては，まずは，「口から食物を摂取できるかどうか」を考えることが重要である。

2 言語障害

歯・口腔の先天性の異常や後天的な疾患，およびその治療により，言葉を発する機能に障害が生じることがある。他者との会話は，人が社会生活において信頼関係を築くための重要な手段である。そのため，言語障害は，患者の社会活動や精神活動にも影響を及ぼすことがある。

看護師は患者の障害の原因を理解し，リハビリテーションの支援を行う。たとえば，先天性の口唇裂・口蓋裂児の場合は，幼児期から専門の指導者のもとでリハビリテーションを行い，改善に努めることが重要である。また，舌がんの術後に発語の不明瞭さが確認できた場合も，同様のリハビリテーションの指導を行う。

3 呼吸障害

口腔は，人が呼吸をする際に空気を吸い込み，また吐き出す器官であり，気道の一部といえる。そのため，口腔の疾患や治療は呼吸にも影響する。

口腔領域の手術では，全身麻酔や手術侵襲の影響で創部周辺の腫脹や粘膜の浮腫が生じ，それに伴い気道が狭くなり呼吸が抑制される。また，手術直後は唾液や血液が口腔内に貯留するが，口腔内創部や粘膜の違和感，咽頭部感覚の鈍麻により，飲み込む動作や頰や舌を使って喀出することが困難な状態になる。

一般に麻酔から覚醒した直後は，上記の状態に加えて口腔内の乾燥が著明であり，会話・嚥下がしづらくなる。その後は時間の経過とともに，少しの体動や深呼吸により痰や咳嗽が誘発される状態になるなど，呼吸に影響する身体状態の変化がおこる。

看護師は，手術を受けた患者の身体の状態を理解し，安全を確保しつつ，経鼻エアウェイの使用や気管カニューレの挿入などにより，呼吸障害に対する効果的な援助を提供する。このように，手術後の看護にあたっては，呼吸管理の知識をもち，観察力を高めておくことが大切である。

2 心理・社会的問題とその援助

1 治療への不安

多くの患者が，歯科治療に対してなんらかの不安や恐怖心をいだいている。それにより治療中に身体的症状が引きおこされることがある。近年は，なんらかの精神問題やストレスをかかえている人が多くなっており，患者の安全を確保するためには，治療前から患者にかかわり，患者の状態を把握し，治療中の患者の全身状態を観察する必要がある。

2 機能障害や顔貌の変化

疾患やけがにより歯・口腔領域の機能障害や顔貌の変化が生じた場合，患者は精神的に大きな打撃を受け，社会生活に対して前向きになれないことがある。また，発声・発語の不明瞭さや，顔の表情の減少，歯肉の欠損による輪郭の変化などにより，自己の考えや感情を伝えることを躊躇する場合があり，これは社会生活を狭めることにつながる。

たとえば舌がんの手術後は，切除部位や範囲によっては言語障害，摂食・嚥下障害が生じる場合がある。言語障害があると，コミュニケーションの手

段である会話がスムーズにできず，人間関係構築の壁となることもある。そして，社会生活への復帰にあたり，勤務先の部署の異動が必要になったり，場合によっては転職をせざるをえないこともある。また，摂食・嚥下障害があると，固形物の飲み込みが困難となり，食事中に食物が口からこぼれやすくなる。そのため，外食や他人との食事に支障をきたすことも考えられる。

このように，疾患が治癒したとしても，患者は機能障害や顔貌の変化に伴う課題をかかえながら社会生活を送ることになる。医療者は，患者の社会生活への復帰に向けて，医療チームとして診療開始直後から患者・家族を支援する必要がある。

3 審美性の追求

近年，インプラントを希望する患者が増加している。また，不正咬合や先天異常・発育異常の小児の治療が主流であった矯正歯科治療において，成人に達した年齢層の人々が治療を希望することが多くなっている。これは，口もとが整っていることが，自分自身の「見た目」（審美性）に関する安心感や満足感にもつながるからである。

3 患者・家族への援助

歯・口腔疾患には，高度な機能障害が残る症例や，治療が長期にわたる症例がある。患者・家族は，経済的な負担や，言語障害，摂食・嚥下障害，顔貌の変化などの日常生活に支障をきたす障害による負担をかかえながら社会生活を送ることになる。そのため，これらの負担をわずかにでも軽減できるように，社会資源に関する情報を提供する必要がある。

現在，社会的支援として，自立支援医療制度と身体障害者手帳の交付，介護保険制度が設けられている。

①**自立支援医療**　自立支援医療制度は，「障害者の日常生活及び社会生活を総合的に支援するための法律」（障害者自立支援法）の成立により自立支援医療・障害者医療費公費負担を2006（平成18）年に一元化したものである。そのうちの育成医療は，身体に障害のある18歳未満者で，その身体障害を除去・軽減する手術などの治療によって確実に効果が期待できる者に対して，市町村が医療費の一部を支給する制度である。また，18歳を過ぎると更生医療が適応されることもあり，歯・口腔領域では唇顎口蓋裂患児などが適応となる。ただし，指定自立支援医療機関での治療のみが対象となる。

ごくまれに，この制度の存在そのものや，育成医療が18歳未満に適用される制度であることを認識していないケースがある。入院時や外来受診時に，患者・家族が認識している情報の内容を確認し，必要に応じて情報を提供する。

②**身体障害者手帳の交付**　身体障害者手帳は身体の機能に一定以上の障害があると認められた人に交付される手帳である。歯・口腔にかかわる障害として「音声機能・言語機能または咀嚼機能の障害」があり，身体障害者手帳

の交付対象となっている。適応疾患や診断基準に制限があるため，これらの情報も，外来受診時・退院指導時に提供する必要がある。

　これらの制度の利用に関しては，各自が行政に申請する必要がある。そのため患者・家族には，自発的な行動や地域行政からの情報収集が大切であることを説明する。

　病状の改善や失われた機能の回復は，きわめて重要である。しかし，それにとどまらず，社会資源の活用は，社会生活を送る患者・家族の負担を少しでも軽減する制度であり，権利であることを理解して援助をしていく必要がある。患者・家族は疾患・治療に意識が集中している場合があるため，看護師からの情報提供や支援は非常に重要である。

work 復習と課題

❶ 歯・口腔の健康と疾患について，近年の動向をまとめなさい。
❷ 歯・口腔疾患による身体的問題，心理・社会的な問題が，患者の生活に及ぼす影響について述べなさい。
❸ 歯・口腔疾患患者の看護の役割についてまとめなさい。

― 歯・口腔 ―

第 2 章

歯・口腔の構造と機能

| 本章の目標 | □ 歯・口腔の構造と機能について学び，歯・口腔疾患との関係を理解する。
□ 口腔内にある器官のはたらきと，それぞれの連携について理解する。
□ 歯・口腔のおもな機能である，咀嚼・嚥下・味覚・発音などについて理解する。 |

A 口腔

1 歯

歯 tooth は食物を咀嚼するための器官ではあるが，それ以外にも嚥下や発音でも機能しており，その役割は大きい。また，歯の形態と歯並びは，顔貌の審美性にも関与している。

歯は，上顎骨と下顎骨より萌出し，それらに支えられ，上顎と下顎の歯がかみ合うように，位置関係を保ちながらアーチ状に配列している。上顎と下顎をかみ合わせた状態の静的な接触や，さまざまな顎の動きによる対抗する歯の接触状態を，**咬合**という。また，歯の並んでいる状態を**歯列**といい，アーチ状に配列することから，その歯並びの形態を**歯列弓**ともいう。正常な咬合では，上顎歯列が下顎歯列を被覆するように配列している（●図2-1）。

1 歯の萌出

歯には，**乳歯**と**永久歯**がある。乳歯は上顎・下顎にそれぞれ10本，計20本であり，永久歯はそれぞれ16本，計32本である。歯の萌出時期は，歯の種類や性別によって異なり，さらに個人差も大きい（●表2-1，2-2）。

● **乳歯の萌出**　乳歯の萌出は生後8か月ごろから始まり，3歳ごろにすべての乳歯が萌出し，乳歯列が完成する。

● **永久歯の萌出**　永久歯は，乳歯の脱落後，あるいは乳歯列の後方に，5～6歳ごろから萌出が始まる。大臼歯は乳歯列の後方に萌出する。第一大臼歯は6歳ごろに萌出する最初の永久歯であり，6歳臼歯とよばれることがある。

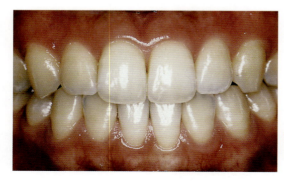

●図2-1　歯のかみ合わせ
上顎歯列が下顎歯列を被覆している。

表2-1　日本人乳歯の標準萌出時期（上段は上顎歯，下段は下顎歯）

歯の種類	標準萌出期間 男児	標準萌出期間 女児
乳中切歯	7か月～11か月 5か月～9か月	7か月～11か月 6か月～9か月
乳側切歯	9か月～1歳2か月 9か月～1歳3か月	9か月～1歳1か月 9か月～1歳2か月
乳犬歯	1歳2か月～1歳8か月 1歳2か月～1歳9か月	1歳3か月～1歳9か月 1歳4か月～1歳9か月
第一乳臼歯	1歳1か月～1歳7か月 1歳1か月～1歳6か月	1歳1か月～1歳7か月 1歳1か月～1歳7か月
第二乳臼歯	2歳0か月～2歳11か月 1歳11か月～2歳7か月	2歳1か月～2歳10か月 1歳11か月～2歳7か月

（日本小児歯科学会：日本人小児における乳歯・永久歯の萌出時期に関する調査研究Ⅱその1乳歯について．小児歯科学雑誌，57(1)：45-53，2019，一部改変）

表2-2　日本人永久歯の標準萌出時期（上段は上顎歯，下段は下顎歯）

歯の種類	標準萌出期間 男子	標準萌出期間 女子
中切歯	6歳6か月～7歳10か月 5歳6か月～7歳0か月	6歳3か月～7歳7か月 5歳5か月～6歳7か月
側切歯	7歳6か月～9歳2か月 6歳3か月～8歳3か月	7歳2か月～8歳8か月 6歳3か月～7歳8か月
犬歯	9歳10か月～12歳1か月 9歳2か月～11歳3か月	9歳2か月～11歳4か月 8歳8か月～10歳5か月
第一小臼歯	9歳1か月～11歳7か月 9歳5か月～11歳6か月	8歳11か月～11歳0か月 9歳1か月～11歳1か月
第二小臼歯	10歳3か月～13歳2か月 10歳4か月～13歳0か月	10歳1か月～12歳11か月 10歳2か月～13歳1か月
第一大臼歯	5歳11か月～8歳7か月 5歳10か月～7歳6か月	5歳10か月～8歳4か月 5歳6か月～7歳0か月
第二大臼歯	12歳1か月～14歳5か月 11歳3か月～13歳10か月	11歳9か月～14歳3か月 11歳2か月～13歳10か月

（日本小児歯科学会：日本人小児における乳歯・永久歯の萌出時期に関する調査研究Ⅱその2永久歯について．小児歯科学雑誌，57(3)：363-373，2019，一部改変）

　永久歯列の完成時期は，第二大臼歯の萌出が完了する12歳以降であるが，個人差が大きい。また，第三大臼歯は18歳ごろに萌出することから智歯，あるいは親知らずとよばれるが，形成されずに欠如したり，顎骨内に埋伏したまま萌出しないこともある❶。

●**歯の形成**　歯の形成は上顎と下顎の顎骨内で歯胚として始まり，それが石灰化しながら歯の形態となって萌出する。1つの歯胚からは1つの歯が発生し，乳歯の歯胚と永久歯の歯胚は，それぞれ別に形成が始まる。歯胚の形成が始まる時期は，乳歯では胎生7～10週，永久歯では胎生3.5か月～生後9か月である。

　歯はヒドロキシアパタイトというリン酸カルシウムが沈着することで**石灰**

NOTE
❶埋伏したまま萌出しない歯を埋伏歯という。

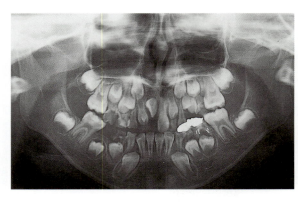

⯈図2-2 混合歯列期のX線像
顎骨内で永久歯が形成されながら萌出過程にある。

化し，硬組織となる。石灰化は乳歯では胎生4～6か月，永久歯では出生時から生後3年にかけて（第三大臼歯を除く）継続的に行われる。したがって，歯は萌出する前から形成や石灰化が始まっているため，胎生期の母体の健康状態や，乳幼児期の健康状態によって，歯の正常な形成や石灰化が阻害されることがある。

●**乳歯から永久歯への交換**　乳歯から永久歯への交換は，乳歯の歯根が吸収されて自然に脱落することにより行われる。永久歯の萌出時期は歯の種類によって異なることから，乳歯と永久歯が混在する時期がある。これを**混合歯列期**という。歯のはえかわる順番が歯並びに影響することがあるため，混合歯列期に乳歯の健康状態を保つことは，永久歯の正常な歯列を形成するために重要である（⯈図2-2）。

2　歯の種類

　歯は形態と機能によって**前歯**と**臼歯**に大別され，前歯には**切歯**と**犬歯**があり，また臼歯には**小臼歯**と**大臼歯**がある（⯈図2-3）。前歯は歯列前方に位置し，咀嚼の際に食物をつかんだり，切断したりするのに適した形態をしている。また前歯の形態と色は，顔貌の審美性に大きく影響する。臼歯は歯列後方に位置し，食物をすりつぶすのに適した形態をしている。

　歯の外側を，前歯では唇側，臼歯では頰側といい，また内側を，前歯では口蓋側，臼歯では舌側という。歯の先端部を，前歯では切縁，臼歯では咬合面という。

●**切歯**　歯列において最前方部に位置し，中切歯，側切歯がある。乳歯列では，それぞれ，乳中切歯，乳側切歯という。シャベル状であり，食物をかみ切るのに適した形態をしている。また，発声において重要である。

●**犬歯**　切歯の側方にあり，先端がとがった形をしており，糸切り歯とよばれることがある。乳歯の犬歯を乳犬歯という。すべての歯のなかで最も長い歯根をもち，食物をつかんだり，引き裂いたりするのに適している。また歯を咬合させた状態で，下顎を側方に移動させる際に方向をガイドする重要な役割がある。

●**小臼歯**　犬歯と大臼歯の間に位置し，形態は犬歯と大臼歯の中間的であ

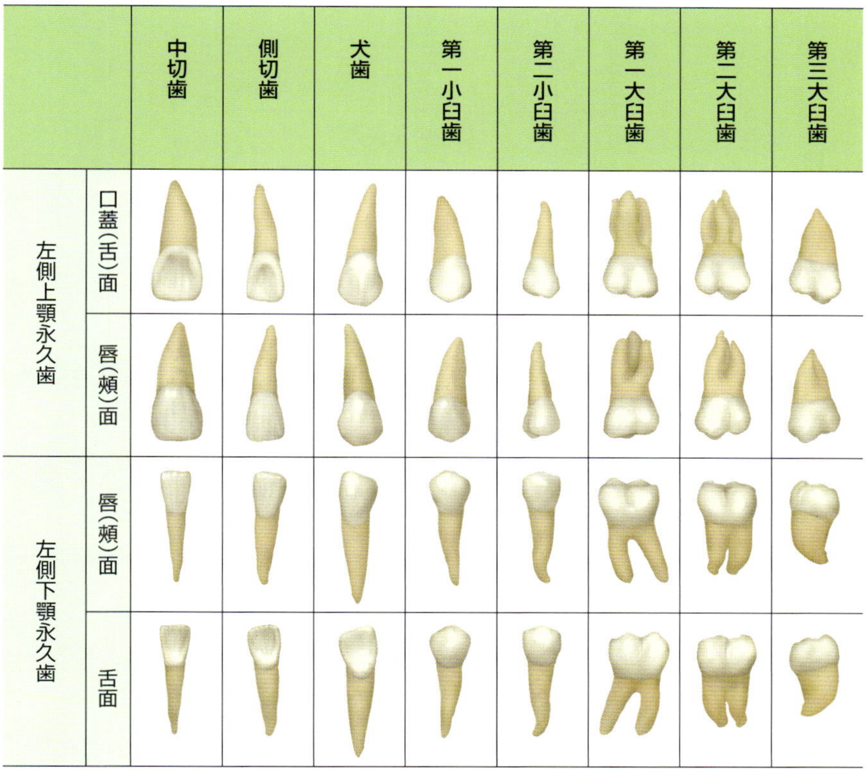

		中切歯	側切歯	犬歯	第一小臼歯	第二小臼歯	第一大臼歯	第二大臼歯	第三大臼歯
左側上顎永久歯	口蓋（舌）面								
	唇（頬）面								
左側下顎永久歯	唇（頬）面								
	舌面								

○図2-3　歯の種類と形態

り，機能も食物を引き裂いたりすりつぶすのに適している。第一小臼歯と第二小臼歯がある。乳歯にはみられない。

● **大臼歯**　歯列の最後方に位置する歯で，永久歯列では，第一大臼歯，第二大臼歯，第三大臼歯がある。乳歯列では，第一乳臼歯と第二乳臼歯がある。食物を小さく粉砕し，すりつぶすのに適した形態をしており，咬合面が広い。複数の歯根で顎骨に固定されている。

3　歯式

歯の種類やその位置を客観的にあらわすために，**歯式**が用いられる。代表的なものに，ジグモンディ Zsigmondy 法と，FDI（Fédération Dentaire Internationale）方式がある（○図2-4）。

● **ジグモンディ法**　わが国の保険診療に採用されている表記法であり，歯の種類を1から8の数字であらわし，それに上下左右❶を組み合わせている。乳歯では数字ではなく，AからEまでのアルファベットを用いる。

● **FDI方式**　2桁の数字であらわすもので，1の位は中切歯から後方歯を順に1から8の数字であらわし，10の位は歯の上顎および下顎における位置を示している。10番から20，30，40番をそれぞれ永久歯列の右上，左上，左下，右下にふり分け，また50番から60，70，80番を，乳歯列の右上，左上，左下，右下にふり分ける。

NOTE
❶歯式における左右は，いずれの方式でも患者から見た場合の左右になる。

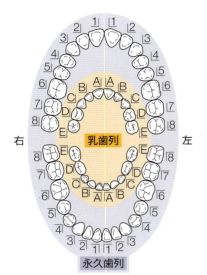

○図2-4　乳歯列・永久歯列の歯式
ジグモンディ法では，1歯ずつ示すときは|1のように示し，複数の歯を示すときは1|12のようにあらわす．

たとえば，永久歯の左上犬歯は，ジグモンディ法では|3，FDI方式では23になる．また乳歯の左下側切歯は，ジグモンディ法では|B，FDI方式では73になる．

4　歯の形態と構造

　歯は**歯冠**と**歯根**からなり，歯冠は顎骨から萌出して食物を切断粉砕する際に機能するのに対し，歯根は顎骨に埋没しており，咀嚼による咬合力を顎骨に伝えて歯を支えている．歯冠と歯根の境界を**歯頸**(歯頸部)という．

　歯冠には咬頭(山)や隆線(もりあがり)，小窩(へこみ)，裂溝(みぞ)があり，歯の機能に適した特徴的な形態を形成している(○図2-5, 2-6)．

　歯の組織は，**エナメル質**，**ゾウゲ(象牙)質**，**セメント質**の3種類の硬組織と，軟組織である**歯髄**からなる(○図2-7)．

● **エナメル質**　歯冠部の最表層の組織で，人体の組織のなかで最もかたい組織である(モース硬度[1]で6〜7)．おもに，無機質であるヒドロキシアパタイトからなり，ごく少量の有機物質を含んでいる．透明感があり，知覚はない．

● **ゾウゲ質**　歯のなかで最も大きな組織であり，歯冠から歯根の全長に広がっている．ゾウゲ質の歯冠部はエナメル質に，歯根部はセメント質におおわれている．

　ゾウゲ質の成分組成はエナメル質とは大きく異なり，骨やセメント質に近い．約65〜70％が無機質で，その多くはヒドロキシアパタイトである．また約18％が有機質で，そのほとんどはコラーゲンであり，さらに約12％の水を含んでいる．色は不透明な白色であるが，個人差があり，やや黄色みを帯びていることが多い．

NOTE

[1] モース硬度
　鉱物などのかたさを1〜10であらわす指標で，数値が大きいほどかたいことを示す．

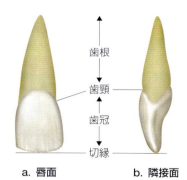

図2-5 上顎切歯

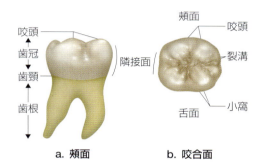

図2-6 下顎大臼歯

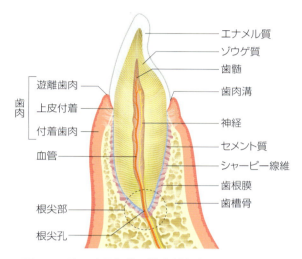

図2-7 歯と歯周組織の構造(断面)

　加齢によって構造やかたさに変化が生じ，また変色もおこる。そのため，透明なエナメル質を通して歯の色が黄色みを帯びたように見える。内部には歯髄腔があり，感覚神経や血管を含む歯髄組織を取り囲んでいる。ゾウゲ質の内部には，ゾウゲ細管という管状の構造が無数にあり，歯髄からゾウゲ質の表層部までを連続して貫いている。ゾウゲ質が露出したり，けずれたりすると，刺激が歯髄に伝達されて痛みを感じる。

●**セメント質**　セメント質は歯根のゾウゲ質表層を取り囲む薄い組織である。セメント質はゾウゲ質よりもややわらかい組織であり，約45〜50％の無機質(ヒドロキシアパタイト)と，50〜55％の有機物質と水から構成されている。後述する歯周組織の歯根膜にみられるシャーピー Sharpey 線維が，セメント質に入り込むことで，歯と歯周組織を結合している。歯根膜は歯槽骨に結合しているため，歯はセメント質と歯根膜を介して顎骨に結合し，支えられている。

●**歯髄**　歯髄腔に存在する軟組織であり，血管や神経，リンパ管を含んでいる。歯髄には歯髄細胞・ゾウゲ芽細胞，リンパ球やマクロファージ，樹状細胞などの免疫担当細胞があり，知覚に鋭敏である。ゾウゲ芽細胞は歯髄に特有な細胞であり，ゾウゲ質を形成しつづけるので，歯髄腔の体積は加齢によって減少し，ゾウゲ質は厚みを増していく。

　ゾウゲ芽細胞の細胞体は，歯髄外側のゾウゲ質付近に並んでおり，そこからゾウゲ芽細胞突起という突起状の構造がゾウゲ細管の内部に侵入している。

そのため，歯髄とゾウゲ質には連絡があり，ゾウゲ質に生じた齲蝕や切削などの刺激を歯髄に伝達している。

歯髄の血管や神経，リンパ管は，歯根の先端（**根尖**）の小孔（**根尖孔**）を通して歯周組織と連絡している。そのため，齲蝕の進行や外傷によって歯髄に炎症が生じると循環障害がおこりやすく，炎症が進行すると自然回復がおこりにくい。また，歯髄は硬組織に囲まれた閉鎖的な環境であるので，炎症によって内圧が上昇すると，痛みが激しくなる。なお，歯髄の炎症は根尖孔から根尖部歯周組織に広がり，顎骨内に波及することもある。

2 歯周組織

歯周組織 periodontal tissue は歯の支持組織であり，**歯肉・歯根膜・歯槽骨**から構成されている（21ページ，図2-7）。

● **歯肉**　上皮と結合組織からなる軟組織であり，歯の歯頸部を取り囲み，歯槽骨を被覆している。歯頸部を取り囲み，歯面から遊離している部分を**遊離歯肉**，その根尖側で歯に結合している歯肉を**付着歯肉**という。

健康な歯肉は薄いピンク色であり，歯周疾患（歯周病）などの炎症が生じると濃いピンク色になり出血しやすくなる。また，歯肉にメラニン色素が沈着して褐色になることもある。

遊離歯肉と歯の間には健康な状態でも 0.5〜2 mm 程度のみぞが存在し，これを**歯肉溝**という。炎症により遊離歯肉が腫脹すると歯頸部をおおうことになり，歯肉溝は結果的に深くなる。このような状態の歯肉のみぞを歯肉ポケットという。

また，歯周疾患によって付着歯肉の結合が崩壊すると，歯根膜と歯のセメント質との結合まで炎症が波及して，歯頸部のみぞは深くなる。このようなポケットの形成を歯周ポケットいい，歯周ポケットの深さは歯周疾患の進行を示す重要な指標となる。

歯周疾患によって歯周組織が崩壊すると，歯肉は退縮し，歯は歯根部まで露出することもある。そのため，若年者の歯は短く，高齢者の歯は長く見えるようになる。

● **歯根膜**　歯根膜は歯根の周囲を取り囲み，歯と歯槽骨を結合する厚さ 0.2〜0.3 mm の線維性結合組織である。歯槽骨とセメント質双方に**シャーピー線維**を介して結合しており，歯を保持している。

歯根膜は，咬合時の圧力に対して歯と歯周組織を保護するクッションのはたらきも担い，健康な状態でも歯に力が加わると歯はわずかに動揺する。また，歯根膜には神経も分布しており，圧力・温度・接触・痛みなどを感じ，歯と歯周組織を保護するためのセンサーとして機能している。

● **歯槽骨**　上下顎骨のうち，歯を取り囲み支持している骨を，**歯槽骨**という。歯が入り込むソケットを形成しており，解剖学的には上顎骨では歯槽突起，下顎骨では歯槽部に相当するが，上顎骨および下顎骨の本体と歯槽突起に明瞭な境界は存在しない。

歯槽骨の辺縁は，歯頸部のやや根尖側に位置するが，加齢によって退縮する。歯周疾患の進行は歯槽骨や歯根膜を破壊するため，中等度以上に進行した歯周疾患では歯の支持が失われ，歯の動揺が顕著になる。

3 口蓋

口蓋 palate は口腔と鼻腔・上顎洞とを分けている部位で，歯列に囲まれた空間である固有口腔の天蓋に相当する（◎図 2-8）。前方の骨のある部分を**硬口蓋**，後方の骨がなく可動性のある部分を**軟口蓋**という。口蓋粘膜には小唾液腺（◎30 ページ）である口蓋腺や，味覚を感知する味蕾も広く分布している。口蓋の知覚を支配する神経は三叉神経の枝である翼口蓋神経が主であるが，味覚は顔面神経の枝である大錐体神経によって支配されている。

1 **硬口蓋** 正中には口蓋縫線がある。その両側には横口蓋ヒダが形成され，口蓋縫線の前端は切歯乳頭となっている。

2 **軟口蓋** 軟口蓋の後方の正中部には口蓋垂が突出している。口蓋垂からは口蓋舌弓と口蓋咽頭弓の 2 対のヒダが外下方に形成され，両弓の間に口蓋扁桃がある。

● **軟口蓋の機能** 軟口蓋の粘膜下には口蓋帆挙筋・口蓋帆張筋・口蓋咽頭筋・口蓋垂筋・口蓋舌筋があり，嚥下や発音に重要なはたらきをする。軟口蓋によって，鼻から抜く音（マ行など）と抜かない音（パ行・バ行など）を出し分けている。

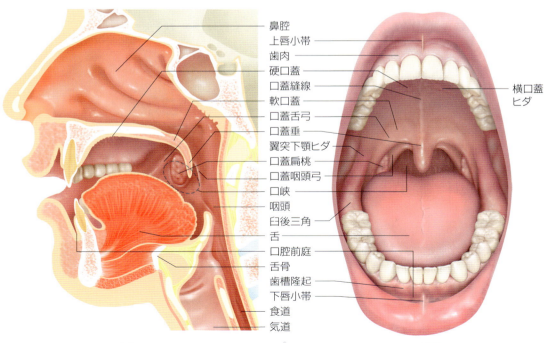

a. 正中断面図　　b. 前面

◎図 2-8 口腔

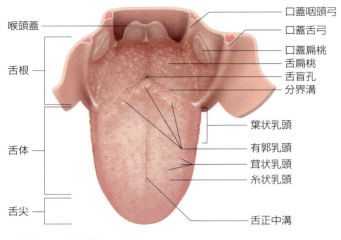

○図 2-9　舌の背面

4 舌

　舌 tongue は筋肉の突起物で，表面を口腔粘膜がおおっている。舌筋（○30ページ）は内舌筋と外舌筋から構成されている。

　舌の上面を**舌背**，両脇を**舌縁**，下面を**舌下面**という。舌背には分界溝というV字形のみぞがある。分界溝より後方を**舌根**とよび，前方で可動性のある部分を**舌体**，舌体のさらに先を**舌尖**という（○図 2-9）。分界溝の後方には舌扁桃がある。

● **舌乳頭**　舌には，舌乳頭とよばれる小突起がある。舌背には糸状乳頭・茸状乳頭があり，分界溝の前部には8～10個でやや大型の有郭乳頭がある。舌縁後方にはヒダ状の葉状乳頭がある。糸状乳頭の先端は角化しており白く見える。茸状乳頭と有郭乳頭の側面には味覚を感知する**味蕾**がある。

● **舌の神経支配**　舌体部では，知覚は下顎神経（三叉神経の第3枝），味覚は鼓索神経（顔面神経の枝），運動は舌下神経支配である。舌根部の知覚・味覚は舌咽神経支配，運動は舌下神経支配である。

● **舌の機能**　舌は，口に入った食物の温度や性質を瞬時に感じとり，咀嚼時には食物を歯と歯の間に移動あるいは保持させ，咀嚼した食物を集めて咽頭・食道へ送り込む嚥下運動にも関与する。

　なお，舌扁桃や有郭乳頭を舌がんではないかと心配して受診する人もいるが，これらは健常な組織である。

5 口底

　舌と下顎骨との間の部分を口底 floor of the mouth といい，正中には舌小帯がある（○図 2-10）。その左右には舌下小丘とよばれる小隆起がある。舌下小丘は顎下腺管（○31ページ）の開口部であり，顎下腺と一部の舌下腺の唾液を

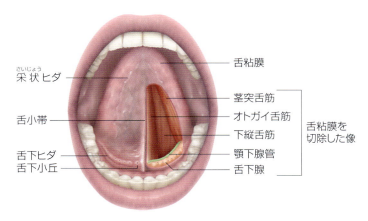

◯図2-10　舌下面と口底

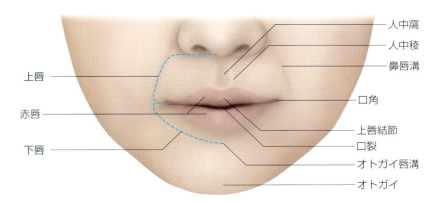

◯図2-11　口唇各部の名称

排出する。その後方には舌下腺の唾液を排出する舌下ヒダがある。

口底の粘膜下には顎下腺管・舌下腺のほかに，舌神経や舌下動・静脈が走行し，オトガイ舌筋・オトガイ舌骨筋・顎舌骨筋がある。

B 口腔周囲

1 口唇

口唇 lip は口腔の前方にあり，上唇と下唇で構成されている（◯図2-11）。上唇と下唇の間隙を口裂といい，口裂の外側隅を口角という。口唇の内側は口腔粘膜，外側は皮膚で，その移行部を赤唇という。上唇皮膚部の正中には人中とよばれる縦のみぞがあり，真ん中のへこみを人中窩，人中の外側の高まりを人中稜という。頰との境界には鼻唇溝がある。

上唇と下唇の皮膚下層には口輪筋があり，頰筋などの顔面筋（表情筋）が付

着している。内側の粘膜正中には**上唇小帯**と**下唇小帯**という粘膜のヒダがある（⊙23ページ，図2-8）。

口唇の知覚は三叉神経支配，運動は顔面神経支配である。

● **口唇の機能**　口唇は，開くことで食物を体内に取り込む摂食を可能にし，また，吸う・吹く・すすることにも関与する。閉鎖することで食物を口腔内に保持し，嚥下に際しては口腔内を陰圧にする。また唾液の蒸発を防止して口腔粘膜の湿潤を保つほか，パ行・バ行・マ行などの口唇音の発音を可能にする。

2 頰部

前方を口唇，上方を眼窩，後方を耳下腺，下方を下顎骨下縁で囲まれた部位を **頰部** buccal region という。外面を皮膚，内面を頰粘膜でおおわれ，その間に顔面筋が存在する。口腔前庭の後外側壁にも相当し，柔軟な組織であり，顔の表情をつくる。頰粘膜には耳下腺乳頭があり，耳下腺でつくられた唾液が流出する。

3 顎下部

顎下部 submandibular region は頸部の一部である。下顎骨下縁より下方で，前方を顎二腹筋前腹，後方を顎二腹筋後腹，内側を顎舌骨筋で囲まれた**顎下三角部**をいう（⊙図2-12）。顎下部には顎下腺，顎下リンパ節，顔面動・静脈が存在する。顎下部の前方正中側で，左右の顎二腹筋前腹と舌骨で囲まれた部位をオトガイ下部という。

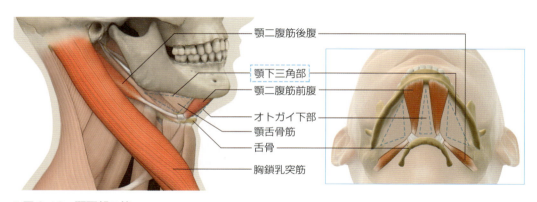

⊙図2-12　顎下部の筋

C 顎骨・顎関節

1 上顎骨

　上顎骨 maxilla は，**上顎体・前頭突起・頬骨突起・歯槽突起・口蓋突起**の 5 つの部分から構成されている（◯図 2-13-a）。上方は眼窩の下壁，つまり眼窩底となり，外方は頬骨，後方は蝶形骨の翼状突起が付着する。上顎体の前面で眼窩下縁の約 1 cm 下に眼窩下孔があり，眼窩下神経❶と眼窩下動・静脈が走行している。正中側は鼻腔の側壁を形成し，鼻腔の下縁を梨状口といい，正中の骨の突起を前鼻棘という。

　上顎骨の中には**上顎洞**があり，鼻腔とつながっている。上顎洞の底部は歯根と近接している。口蓋突起には切歯孔があり，切歯管が開口する。切歯管❷内には，鼻口蓋動・静脈と鼻口蓋神経が通る。

> **NOTE**
> ❶ 眼窩下神経
> 　三叉神経の第 2 枝である上顎神経は，眼窩に入ったのち眼窩下神経とよばれる。眼窩下孔を通過して顔面へといたる。
> ❷ 切歯管
> 　胎生期の鼻口蓋管に相当する。

2 下顎骨

　下顎骨 mandibule は前方の**下顎体**と後方の**下顎枝**に分けられる（◯図 2-13-b）。

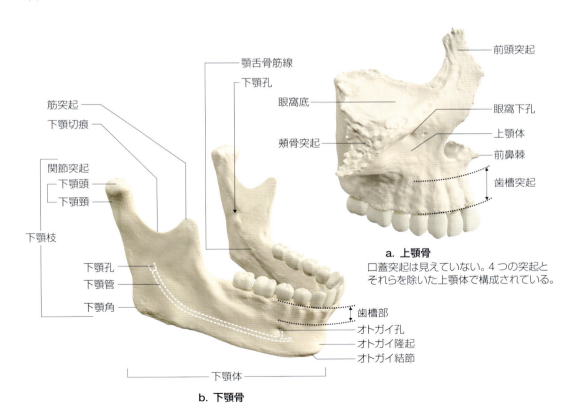

a. 上顎骨
口蓋突起は見えていない。4 つの突起とそれらを除いた上顎体で構成されている。

b. 下顎骨

◯図 2-13　上顎骨（半面）と下顎骨

● **下顎体** 上方には歯が植立しており，その周囲の骨を**歯槽部**という。また，前方正中下の軽度の突出をオトガイ隆起といい，その両側にオトガイ結節がある。下顎第一小臼歯と第二小臼歯の間の下方にはオトガイ孔がある。

● **下顎枝** 上前部には側頭筋の付着する筋突起があり，下顎切痕をはさんだ後方に関節突起がある。関節突起の頂部を**下顎頭**，その下の細い部分を**下顎頸**といい，外側翼突筋が付着している。下顎枝の下後端を**下顎角**といい，咬筋が付着する。

下顎枝の内面には下顎孔がある。下歯槽神経と下歯槽動・静脈は下顎孔から下顎骨内に入り，下顎管を通ってオトガイ孔に達し，骨外に出るとオトガイ神経とオトガイ動・静脈とよばれる。

3 顎関節

下顎骨の下顎頭と側頭骨の下顎窩を連結する関節を顎関節 temporomandibular joint という（◯図 2-14）。下顎窩の前方に関節隆起，その外側に関節結節があり，外側靱帯が付着している。

下顎頭と下顎窩の関節面の表層は線維軟骨でおおわれ，関節面間には線維性結合組織である**関節円板**❶が介在し，関節腔を上関節腔と下関節腔に分けている。両関節腔内は関節液（滑液）で満たされている。関節円板の後方は円板後部組織という静脈に富んだ組織があり，前方は外側翼突筋の上部と連続している。

下顎頭は，小開口時には回転する（蝶番運動）が，大開口時には前方に滑走して下顎窩を逸脱し，前方の関節隆起の下まで移動する（滑走運動）。

> **NOTE**
> ❶顎関節と胸鎖関節，肩鎖関節，下橈尺関節にみられる構造で，関節の運動性を高めるのに寄与している。

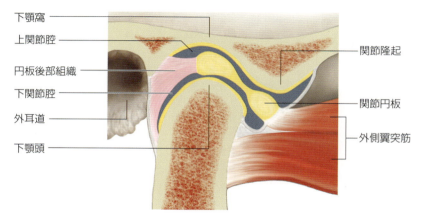

◯図 2-14 顎関節の構造

D 口腔顎顔面の筋

1 咀嚼筋

　下顎を挙上（閉口）させるはたらきのある**咬筋・側頭筋・内側翼突筋**，および下顎を前方に移動させる**外側翼突筋**を総称して咀嚼筋 masticatory muscles という（◯図 2-15）。すべて，三叉神経の第3枝である下顎神経によって支配される。

　咬筋は頬骨弓から，内側翼突筋は蝶形骨の翼状突起からおこり，下顎枝を内側と外側からはさむように走行して，それぞれ下顎角の咬筋粗面と翼突筋粗面に停止する。また側頭筋は広く側頭骨側頭窩からおこり，筋突起に停止する。

　咀嚼筋は強力な筋で，閉口による最大咬合力は中切歯で約 15 kg，犬歯では約 27 kg，第一小臼歯では約 40 kg，第一大臼歯では約 60 kg になる。

2 舌骨上筋群

　オトガイ舌骨筋（舌下神経支配），**顎舌骨筋**（三叉神経第3枝[1]の枝の顎舌骨筋神経支配），**顎二腹筋**（前腹は顎舌骨筋神経支配，後腹は顔面神経支配），

> **NOTE**
> [1] 下顎神経ともいう。

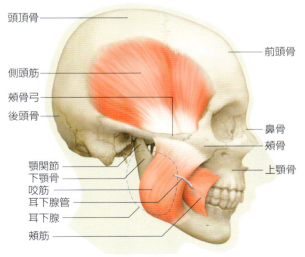
a. 咬筋と側頭筋

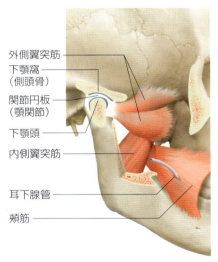
b. 内側翼突筋と外側翼突筋

咬筋，側頭筋，頬骨弓と下顎の一部を除去してある。

◯図 2-15　咀嚼筋と骨

茎突舌骨筋(顔面神経支配)を総称して舌骨上筋群 suprahyoid muscles という(◯図2-16)。

これらの筋が収縮すると，舌骨が固定されているときには下顎を引き下げて開口運動となり，下顎が固定されているときには舌骨を引き上げて嚥下運動に関与する。

3 舌筋

舌筋 muscles of tongue は，舌の外部からおこり舌の内部で終わる**外舌筋**と，舌内で起始・停止する**内舌筋**に分けられる。いずれも舌下神経支配である。

外舌筋には茎突舌筋・舌骨舌筋・オトガイ舌筋などがあり(◯25ページ，図2-10)，舌の前後左右の運動にかかわる。内舌筋には縦舌筋・横舌筋・垂直舌筋などがあり，舌の形をかえる際に収縮する。

4 顔面筋

顔面筋 facial muscles は，顔面の皮膚に付着して広がる薄い筋群をさし，喜怒哀楽などの表情をつくりだすことから，表情筋ともよばれる。表情だけでなく吸啜や会話運動にもかかわっている。顔面神経の支配を受けている。

口裂周囲には，上唇と口角を上方や外側に挙上させる上唇挙筋・小頬骨筋・大頬骨筋・口角挙筋，下唇と口角を下垂させる口角下制筋・下唇下制筋，口角を外側に引く頬筋・笑筋，口裂を閉じたり突き出したりする口輪筋，オトガイの皮膚を上方に引くオトガイ筋がある。

E 唾液腺

唾液腺 salivary gland は，**大唾液腺**(耳下腺・顎下腺・舌下腺)と**小唾液腺**に分けられる(◯図2-16)。

● **唾液の作用**　唾液腺で生成・排出される唾液は，成人で通常1〜1.5 L/日になる。唾液は，水分による潤滑・洗浄作用のほか，成分であるムチンによる食塊形成作用，アミラーゼによる消化作用，リゾチームやラクトフェリン，ヒスタチンによる抗菌作用，ヒスタチンなどによる傷を治す作用，歯を再石灰化する修復作用，酸性になった食後の口腔内を中性に戻す中和作用などを有している。さらさらした漿液性の唾液と，より粘稠度の高い粘液性の唾液がある。

1 耳下腺

耳下腺 parotid gland は，耳前部で咬筋の表側にあり，下顎枝の後縁をまわり込んでいる最も大きな唾液腺である。浅葉と深葉に分かれ，その間を顔面

E. 唾液腺

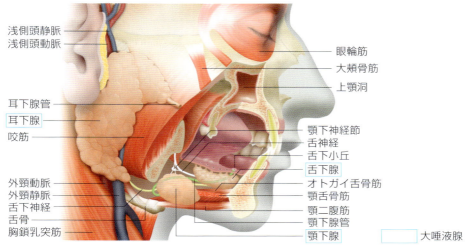

○ 図2-16 大唾液腺

神経の分枝が走行している。排泄管は**耳下腺管**（ステノン Stenon 管[1]）とよばれ，耳下腺の前上方から発して咬筋の表面を走行し，頬筋を貫いて上顎第二大臼歯相当の頬粘膜にある耳下腺乳頭に開口して，唾液を排出する。漿液性の唾液で，食事などの刺激時に排出される唾液の50%以上が耳下腺からのものである。

> **NOTE**
> [1] ステノン管を発見したステンセンをフランス語でStenonと表記する。ステンセン管ともよばれる。

2 顎下腺

顎下腺 submandibular gland は，顎下三角にある2～3cm大の唾液腺である。排泄管は**顎下腺管**（ワルトン Warton 管）とよばれ，顎舌骨筋の後方をまわって口底の舌下小丘に開口する。粘液と漿液の混合腺で，食事などの刺激がないときの唾液の65%を排出する。

3 舌下腺

舌下腺 sublingual gland は，口底の顎舌骨筋上に横たわっている粘液腺で，小舌下腺と大舌下腺がある。小舌下腺の多数の小導管は舌下ヒダに沿って口底に開口しているが，一部は顎下腺管にも開いている。大舌下腺からは大舌下腺管が出て，顎下腺管とともに舌下小丘に開口する。

4 小唾液腺

小唾液腺 minor salivary gland は，口腔粘膜下に多数存在する直径1～2mmの唾液腺である。それぞれに固有の導管が粘膜に開口しており，唾液を排出する。部位によって，口唇腺・頬腺・舌腺・口蓋腺とよばれる。

work 復習と課題

❶ 乳歯・永久歯の種類と萌出時期を示しなさい。
❷ 歯の解剖図を断面で示し,各部位の名称を記しなさい。
❸ 口腔の機能をまとめなさい。
❹ 顎骨と筋肉とを列記し,その関連について述べなさい。

― 歯・口腔 ―

第3章

症状とその病態生理

第3章 症状とその病態生理

本章の目標
- ☐ 歯・口腔疾患に伴うおもな症状とその発生機序・病態生理について学ぶ。
- ☐ 顎口腔機能障害について理解する。
- ☐ 各症状と他臓器との関連について理解する。

A 口腔症状

1 痛み

痛みは「実際の組織損傷や潜在的な組織損傷に伴う，あるいはそのような損傷の際の言葉として表現される，不快な感覚かつ感情体験」[1]と定義されており，非常に主観的なものである。

● **分類** 痛みは発生機序により侵害受容性疼痛・神経障害性疼痛・心因性疼痛に分類される。

①**侵害受容性疼痛** 組織を傷害する危険から身をまもる警告，ないしは傷害されたことを認知するための痛みである。組織の侵害受容器が機械的刺激・熱刺激・炎症に反応して，ニューロンによって脳に伝えられる。

②**神経障害性疼痛** 痛みを伝える神経の損傷や疾患によって生じる痛みで，各組織の侵害受容器は関与しない。電撃性で刺すような痛みを特徴とする。

③**心因性疼痛** 明らかな身体的原因がなく，その発生に心理・社会的因子が関与している痛みである。

さらに，痛みは**自発痛**❶と**誘発痛**に分けることもできる。誘発痛には圧痛・接触痛・咬合痛・顎運動痛・冷水痛などがある。

1 歯痛

歯痛は狭義には歯の痛みであるが，歯周組織の痛みも歯痛と感じるため，広義には歯周組織の痛みも含む。自発痛のほか，冷水痛・温水痛・咬合痛がみられる。

● **原因** 歯痛の原因となる歯の疾患には，ゾウゲ質齲蝕，歯髄炎，根尖性歯周炎，歯の破折がある。また，歯質の欠損がなく，冷刺激などで誘発される痛みを**知覚過敏**という。

器質的な異常がみられない歯や抜歯した部位に発生する痛みを**非定型歯痛**（**特発性歯痛**）といい，心因性疼痛と考えられている。また，歯とは離れた組織である咀嚼筋の痛みが原因で異所性に歯痛を呈することがあり，これを**関連痛**という。心臓疾患が原因のこともある。

> **NOTE**
> ❶自発痛
> 動かしたり圧迫したりしなくても生じる痛みをいう。

---

1) International Assotiation for the Study of Pain 著，日本ペインクリニック学会用語委員会訳：国際疼痛学会痛み用語 2011 年版リスト.

2 口腔粘膜の痛み

ヘルペス性口内炎や帯状疱疹などでは粘膜に強い痛みがおこる。また，アフタ，不適合な義歯による褥瘡，外傷などでも痛みが生じるが，自発痛よりも誘発痛が多い。

口腔粘膜の扁平上皮がんは，初期には約半数の患者が軽い痛みを感じる程度だが，進行すると多くの患者が**がん性疼痛**とよばれる激しい自発痛を訴える。

3 顎部の痛み

歯周炎や智歯周囲炎が進行して急性顎骨骨髄炎などになると，顎部が激しく痛み，発熱・腫脹を伴う。三叉神経痛では電撃様疼痛が発作的におこる。顎関節症では咀嚼筋痛や顎関節痛が生じ，痛みにより開口障害を伴うことがある。

2 腫脹

腫脹とは，身体の表面や組織が増大した状態である。炎症反応などによる細胞浸潤，充血，滲出液貯留などのため容積が増大したものを反応性腫脹といい，原因を除去するともとに戻る。急性炎症では一般的に，痛みや熱感を伴って急激に腫脹する。

化膿性炎症が皮下や粘膜下に限局し，膿で満たされた腔を形成した状態を**膿瘍**という。膿瘍が形成されると波動を触れるようになり，膿瘍が自壊すると排膿して腫脹は縮小する。

一方，腫瘍などにより細胞の数が増大したり，細胞自体が大きくなったりしたものを実質性腫脹または腫大という。一般的に無痛性で，良性腫瘍や嚢胞では数年から数十年にわたってゆるやかに発育するが，悪性腫瘍では数週間から数か月の短期間で増大するものが多い。

1 口腔内の腫脹

歯肉では辺縁性歯周炎・根尖性歯周炎・智歯周囲炎などの歯性炎症による腫脹が一般的であるが，悪性腫瘍やエプーリスによる腫脹もある。口底部には唾液の漏出によって魚の浮袋のような腫脹を呈することがあり，ガマ腫（114ページ）とよばれる。

下顎骨の小臼歯部相当の舌側歯肉に生じるこぶ状の下顎隆起や，口蓋正中の口蓋隆起，上顎歯槽部の頰側の骨隆起は病的なものではないので，支障がなければ放置してかまわない。

2 口唇の腫脹

口腔内の慢性炎症が原因となるアレルギーなどにより口唇が腫脹する肉芽腫性口唇炎や，機械的刺激や薬物・食物のアレルギー反応として口唇に血管

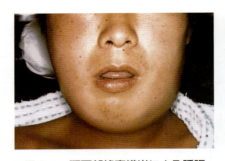

●図 3-1　顎下部蜂窩織炎による腫脹
左側智歯周囲炎に伴って下顎から顎下部にかけて腫脹がみられる。

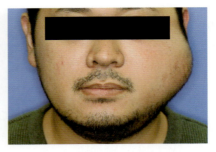

●図 3-2　左咬筋炎による腫脹
左頰部の腫脹がみられる。

神経性の浮腫を突然おこすクインケ浮腫が知られている。

3　顎下部の腫脹

　智歯周囲炎では，筋隙や骨膜を通って智歯周囲の組織にも炎症が波及し，頰部や顎下部も腫脹することがある（●図 3-1）。

　唾石症で顎下腺の導管に唾石があると，唾液の流出が阻害されて顎下腺の腫脹がおこることがある。これを唾腫という。また，智歯の抜歯などで骨膜の間隙から顎下部の皮下に空気が迷入すると皮下気腫を生じる。腫脹部を押すとパチパチといった特徴的な音がする。

4　頰部の腫脹

　智歯周囲炎などの歯性感染症が骨膜や筋隙に波及して，下顎骨体部や咬筋周囲に及ぶと，頰部の腫脹をきたす（●図 3-2）。流行性耳下腺炎などによる耳下腺の腫脹の場合は両側性である。咬筋腫瘍や咬筋肥大症でも頰部の腫脹がみられる。

3　口腔出血

1　局所的な要因による出血

　抜歯や歯肉切開などの外科処置は，当然出血を伴う。とくに下顎の埋伏智歯の処置やインプラント手術では，下顎骨内の下歯槽動脈を損傷して出血することがある。動脈性の出血は噴水様で，鮮血である。局所圧迫により止血する。

　辺縁性歯周炎で歯肉に炎症があると，歯みがきで出血することがあるが，通常は自然止血する。

　良性腫瘍では自然出血することは少ないが，妊娠性エプーリス（●125 ページ）ではしばしば出血がみられる。分娩後には病変も出血も消退することが多い。

　悪性腫瘍で浅いびらん面の場合は，にじみ出るような出血のみられること

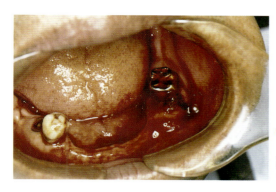

◯図3-3 真性多血症による抜歯後の出血
「5抜歯窩からの出血がみられる（手術翌日）。

があり，綿状の局所止血薬などの圧迫によって止血する。進行がんの潰瘍部からは，動脈性の出血により短時間に大量の出血がみられることがあり，緊急の処置が必要なこともある。

2 全身的な要因による出血

口腔出血には全身的な疾患が関与している場合がある。おもな疾患には次のようなものがある。
(1) 貧血：再生不良性貧血・悪性貧血など
(2) 多血症：真性多血症（◯図3-3）
(3) 腫瘍：白血病
(4) 先天性血管異常：遺伝性出血性末梢血管拡張症
(5) 後天性血管異常：IgA血管炎（ヘノッホ-シェーンライン紫斑病）
(6) 血小板異常：先天性血小板機能異常症・後天性血小板機能異常症・免疫性血小板減少性紫斑病
(7) 先天性凝固異常：血友病A・血友病B・フォン-ビルブランド病・無フィブリノゲン血症
(8) 後天性凝固異常：播種性血管内凝固症候群 disseminated intravascular coagulation syndrome（DIC）

上記の疾患がある場合や，抗凝固薬・抗血小板薬を服用していると，不適合な義歯による軽微な外傷や，歯肉炎でも出血しやすくなり，また抜歯などの外科手術後に止血しにくくなるので留意する。

4 歯の欠損

● 原因　歯の欠損のおもな原因は齲蝕と歯周疾患である。齲蝕がある場合，修復処置または根管治療と歯冠修復を行うが，齲蝕を繰り返すとさらに歯質が失われ，最終的に抜歯となる（◯図3-4）。齲蝕治療を行ったあと，歯根部が破折して抜歯となることも少なくない。一方，歯周疾患に罹患すると歯槽骨が吸収され，重篤になると歯周組織の慢性的な炎症や歯の動揺を呈して抜歯となる。上記以外の原因として，外傷，先天性欠如，腫瘍切除に伴う抜歯

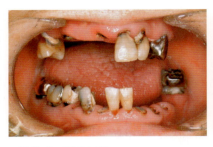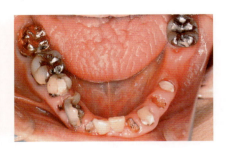

◯図3-4 歯の欠損
齲蝕が原因で複数の歯もしくは歯の歯冠部を喪失した症例。歯の修復や保存治療，補綴治療などが必要である。

がある。
● **歯の喪失の影響** 歯を喪失すると，咬合と咀嚼機能の低下，残った歯の移動や挺出❶，発音障害・嚥下障害・外観の障害の原因となるほか，二次的には筋肉や骨格の変化，顎関節機能の障害，社会活動への障害がおこる。さらに，歯を喪失したことによる心理的な負担も指摘されている。これらは補綴治療によって回復をはかることが望ましい。

歯の欠損は先進国では減少傾向にあり，2022(令和4)年の「歯科疾患実態調査」によると，わが国の75歳から79歳までの1人平均残存歯数は18.1本である。同じ年齢層で20歯以上の自分の歯を有する者は同年で55.8%であり，これは2005(平成17)年の27.1%から大幅に増加している。

> **NOTE**
> ❶挺出
> 　歯が歯の先端方向へ移動することである。歯は，上下の歯がかみ合うことで位置を保っているが，かみ合う歯を失うと下の歯は上にのび，上の歯は下にのびる。

5 口臭

呼気を他人が悪臭と感じたときに，これを**口臭**と定義し，大きく，生理的なものと病的なものに分けられる。

①**生理的口臭** 起床時や緊張時，飲食後，加齢などにより生じ，誰にでもみられる。

②**病的口臭症** 原因のうち，口腔に由来するものとして，重度の齲蝕や歯周疾患・口腔乾燥・口腔がんなどがある。頻度としては舌苔❷由来が最も多いので，舌を診察して舌苔の有無を確認するとよい。そのほか，副鼻腔炎・咽頭食道憩室・呼吸器疾患によるもののほか，肝不全では肝性口臭という腐卵臭，尿毒症ではアンモニア臭，糖尿病でアセトン臭を発することがある。胃疾患の関与は低い。

③**仮性口臭症** また，実際には悪臭ではないのに，そう思い込んでしまう仮性口臭症であることも多い。ガスクロマトグラフィー❸などの口臭測定器で客観的に診断することも有用である。

> **NOTE**
> ❷舌苔
> 　舌表面に付着したよごれのことである。舌粘膜からはがれた細胞や，細菌，食物残渣などによって生じる。
> ❸ガスクロマトグラフィー
> 　混合物の中の化学成分を分離して分析する機器のこと。

6 口腔乾燥

唾液の分泌が減少すると，口腔粘膜の保湿低下により口渇感が生じ，咀

嚼・嚥下・会話に支障をきたす。また，唾液の成分による抗菌作用や中和作用・潤滑作用・消化作用も低下するので，齲蝕・粘膜炎・歯周疾患・義歯維持不良・消化不良をきたすことにもなる。

●**原因** シェーグレン症候群・移植片対宿主病(GVHD)・サルコイドーシス・後天性免疫不全症候群(エイズ)・悪性リンパ腫・放射線療法・加齢などによる唾液腺自体の機能障害により，唾液分泌量が低下する。また，高血圧薬・向精神薬・抗アレルギー薬・抗てんかん薬・認知症薬などによりムスカリン受容体が刺激されないことでも，唾液の生産が減少する。これを**薬物性口腔乾燥症**という。ほかにも糖尿病の影響などによる**全身性口腔乾燥症**がある。

また，唾液は正常に分泌されているにもかかわらず，口呼吸などで蒸発してしまう**蒸発性口腔乾燥症**や，実際には乾燥していないのに乾燥の自覚が強い心因性のものもある。

●**治療** 副交感神経を刺激して唾液の分泌を促すためには，おいしく食べてストレスを軽減するとよい。また，よくかんだり，唾液腺をマッサージしたりすることも効果的である。薬物性口腔乾燥症では，同効能のほかの薬物に変更するとよい。シェーグレン症候群や放射線療法による口腔乾燥症では，薬物療法も効果的である。蒸発性口腔乾燥症では，就寝中の口呼吸を防止するために口唇をテープでとめるなどの方法もある。保湿剤も有用である。

B 顎口腔機能障害

1 呼吸障害

●**原因** 呼吸が障害されると呼吸困難になり，進行すると呼吸不全へと移行する。**呼吸障害**の原因は，肺性，心性，閉塞性，代謝性，心因性，神経・筋疾患性，血液性などに分類される。

歯・口腔領域では閉塞性のものが多く，直接的な原因としては，腫脹や出血・分泌物などによる閉塞がある。また，睡眠時無呼吸症候群なども原因となる。いずれも原因の除去により治療を行い，緊急時には気管切開や気管挿管を行う。

睡眠時無呼吸症候群

睡眠時無呼吸症候群 sleep apnea syndrome(SAS)は，10秒以上の無呼吸が1時間の睡眠中に5回以上出現する状態とされている。日中に眠くなり，睡眠障害による高血圧症，脳・心臓の疾患，神経の障害も引きおこす。

睡眠時無呼吸症候群には，鼻腔や咽頭部などの上気道の狭窄による閉塞型と，脳機能の障害による中枢型がある。多くは閉塞型であり，閉塞の要因としては肥満・鼻疾患・顎骨の形態異常などがある。

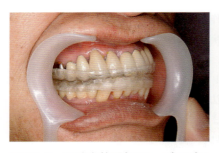

図3-5 口腔内装置(スリープスプリント)
下顎が前方に保持され，舌根沈下を防ぐ。

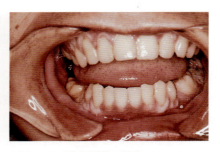

図3-6 炎症性開口障害
|8 抜歯後の感染に伴って，開口障害と口底蜂窩織炎による舌の挙上がみられる。

● **診断** 睡眠ポリグラフィを身体に一晩装着し，睡眠中の脳波・呼吸などを計測して行う。

● **治療** 治療は，肥満が主原因であれば減量を行う。ただし，肥満解消までに時間を要する場合があることから，まず咽頭部の閉塞を改善する治療が優先される。重症例では経鼻持続陽圧換気(nasal CPAP)が用いられる。中等度症例では口腔内装置を就寝中に装着して，下顎を前方に保持することで舌根の沈下を防止する(図3-5)。顎骨の形態異常の場合には，下顎骨前方移動術を行うこともある。多くは上顎骨前方移動術を併用する。

2 開口障害

開口障害とは，狭義には最大開口が制限された状態をいい，広義には曲がって開く，スムーズに開かないなどの質的な開口障害も含むことがある。おおむね，上下中切歯間距離で40 mm未満を障害とするが，正常な開口距離には身長や性などによる個人差がある(49ページ)。

● **原因** 関節リウマチ・乾癬性顎関節炎・腫瘍などに伴う顎関節腔内の線維性・骨性強直によるものや，化膿性顎関節炎・外傷性顎関節炎のような顎関節の関節包の障害によるもの，骨折などにより顎関節の動きが制限されて生じるものがある。

また，智歯周囲炎などの歯性炎症が咀嚼筋や筋膜に波及して筋炎や筋膜炎となり，筋の伸展が阻害されることも原因となる(図3-6)。咀嚼筋の腱や腱膜の過形成症では，筋周囲の腱や腱膜の過形成により筋の伸展が阻害される。顎関節症の咀嚼筋痛障害でも開口障害を呈する。

そのほか，てんかん・破傷風・テタニーによる神経性の開口障害や，放射線療法後などに生じる粘膜や皮膚の瘢痕による開口障害もある。

3 咀嚼障害

顎運動によって食物を粉砕し，唾液と混合して嚥下しやすい食塊とする過程を**咀嚼**という。咀嚼のためにはまず，口唇・頬・舌が協調して食物を歯の

上にのせることが必要である。また，咀嚼は，顎の開閉口運動や，前後・左右の運動が複雑に組み合わされて行われる。これらの器官や運動が障害されると**咀嚼障害**が生じる。

● 原因　咀嚼障害の原因は次のように大別される。
（1）組織の欠損：先天性または後天性に歯・顎骨・頰・舌などが欠損すると咀嚼できない。
（2）咬合異常：歯の位置異常や，歯槽骨・顎骨の変形や偏位により歯のかみ合わせがずれると，食物を切断したりすりつぶしたりできない。
（3）顎運動の障害：咀嚼筋・神経・顎関節の異常があると咀嚼できない。
（4）痛み：歯髄炎・辺縁性歯周炎・根尖性歯周炎などによる歯痛，骨折・粘膜損傷・口内炎などの痛みがあると，咀嚼できない。

4　嚥下障害

　食物が認知されて口の中に取り込まれ，口腔・咽頭・食道を経て，胃へ送り込まれる一連の過程を**摂食・嚥下運動**とよぶ。①先行期（認知期），②準備期，③口腔期，④咽頭期，⑤食道期の5期に分類されており，このなかで食物を口腔から胃まで運ぶ③口腔期（第1相），④咽頭期（第2相），⑤食道期（第3相）を**嚥下運動**という（●図3-7）。

● 原因　嚥下運動のいずれの時期が障害されても**嚥下障害**が生じる。また，咀嚼障害による食塊形成障害によってもおこる。

　①口腔期の障害　食塊の輸送が困難な場合があげられる。食塊を咽頭方向に輸送するためには，舌の動き，口蓋の形態，下顎固定，口唇閉鎖が重要である。しかし，重度の口内炎・口底炎・腫瘍や，手術による組織欠損・瘢痕などがある，食塊の輸送が妨げられる。

　②咽頭期の障害　咽頭期の運動は反射的な不随意運動である。障害の原因としては，咽頭の炎症・腫瘍，進行性麻痺，脳血管障害，破傷風，手術後の変形などがあり，食塊の咽頭通過障害，食塊の鼻腔への流入，気管内への誤

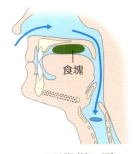

a. 口腔期（第1相）
舌により食塊が咽頭へと送られる。

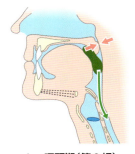

b. 咽頭期（第2相）
軟口蓋が鼻咽腔を閉鎖して嚥下圧が生じ，食塊が食道へと送られる。

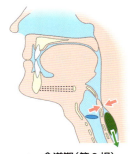

c. 食道期（第3相）
食道の入口は閉鎖し，食塊の逆流を防ぐ。食道の蠕動運動により食塊が胃へと送られる。

●図3-7　嚥下運動（嚥下の3相）

嚥が生じる。
　③**食道期の障害**　原因として，食道の炎症・瘢痕・腫瘍，およびその手術後，外部からの圧迫などがある。

5 言語障害

●**分類**　言語障害とは，言語の適切な理解や表現が困難な病態(状態)をいい，音声機能の障害である**発音障害**と，言語機能の障害とがある。
　①**発音障害**　発声・発語器官のどこかに異常が生じたために正しい発音ができなくなる構音障害や共鳴の異常のほか，聴覚障害を原因とする構音障害，話し方の流暢性とリズムの障害である吃音症などがある。
　②**言語機能の障害**　大脳にある言語中枢に異常が生じたために言葉を使うことができなくなる失語症や言語発達障害が含まれている。
●**発声・構音のしくみ**　肺から出た呼気が声帯を振動させて生じる喉頭原音は鼻咽腔で鼻腔と口腔に分けられ，口腔・咽頭の形態変化により一定の語音になる。この過程を**構音**あるいは**調音**という。
　日本語音は母音(あいうえお)，子音＋母音(かきくけこ……，らりるれろ，わ)，一部が子音＋半母音＋母音(きゃ，きゅなど)，および唯一の子音(ん/n/)によって構成されている。子音は，音が発生する場所(構音点)と，発生する方法(構音方法)によって分類される(表3-1)。

1 共鳴の異常

　身体の中で声が反響することを**共鳴**といい，反響する空洞部分を共鳴腔という。共鳴腔には口腔や鼻腔などがある。
　①**口腔共鳴の異常**　顎骨に変形・欠損などが生じ，共鳴腔である口腔の形態が変化することによる異常で，母音あるいは摩擦音にひずみが生じる。
　②**鼻腔共鳴の異常**　口蓋裂・軟口蓋欠損，咽頭部の神経麻痺などでは，鼻腔・口腔の遮断不全による開鼻声(/i/や/u/)，呼気の漏出による子音のひずみが生じる。また，鼻炎・上顎洞がんなどによる鼻腔閉鎖では，閉鼻声や鼻

表3-1 日本語子音の分類

		構音点					
		口唇音	歯音	歯茎音	硬口蓋音	軟口蓋音	咽頭音
構音方法	破裂音	[p] パ行 [b] バ行		[t] タ行 [d] ダ行		[k] カ行 [g] ガ行	
	通鼻音	[m] マ行		[n] ナ行		[ŋ] ガ行	
	摩擦音	[ø] フ [w] ワ	[s] サ行 [z] ザ行	[ʃ] シャ行 [ʒ] ジャ行	[ç] ヒャ行 [j] ヤ行		[h] ハ行
	破擦音		[ts] ツ [dz] ザ行	[tʃ] チャ行 [dʒ] ジャ行			
	弾音			[r] ラ行			

腔の通過障害が生じる。

2 構音障害

構音に関与する器官の異常と，構音点の異常に分けられる。

①**構音器官の異常**　口唇の異常は口唇の欠損・瘢痕・神経麻痺などによって生じ，口唇音・母音にひずみが生じる。舌の異常では，舌が口蓋に接触して発生する歯音・歯茎音・硬口蓋音・軟口蓋音などに障害がおこる。これらの語音は全語音の約 80% に相当する。おもな症状は，語音の省略，ほかの音への置換，ひずみなどである。

②**構音点の異常**　上顎・硬口蓋・軟口蓋の欠損あるいは変形によって構音点が移動すると，歯音・歯茎音・硬口蓋音・軟口蓋音にひずみが生じる。歯や歯列の異常，反対咬合（◎132 ページ）では，歯音・歯茎音に異常があらわれるが，比較的軽度である。

6 味覚障害

唾液に溶解した各種物質が，味蕾を構成する**味細胞**を刺激し，舌の前 2/3 の味蕾からの興奮は鼓索神経を，舌の後ろ 1/3 の味蕾からのものは舌咽神経を，軟口蓋の味蕾からのものは大錐体神経を介して中枢に送られ，大脳皮質に投射されることで味を感じる。

● 味覚　**味覚**には甘味・塩味・酸味・苦味・うま味がある。以前は，味覚の種類ごとの感度が舌の部位によって異なるといわれていたが，近年の研究では否定的である。味覚の刺激により唾液・胃液・膵液などの消化液の分泌が促進され，抗利尿ホルモンやインスリンなどのホルモンの分泌も行われる。

● 原因　加齢・貧血などによる舌乳頭の萎縮・消失や，唾液分泌の低下，カンジダ症，放射線・抗がん薬などによるがん治療，亜鉛の不足❶，降圧薬・向精神薬・抗菌薬・抗アレルギー薬などの薬物による作用，歯周疾患，心因性などがあげられるが，原因不明のものある。

なお，味が通常と異なって感じられる病態を**異味症**という。

NOTE
❶亜鉛の摂取不足のほか，薬剤による吸収阻害，疾患による過剰な排泄なども亜鉛不足の原因となる。

work　復習と課題

❶ 口腔顎顔面にみられるおもな症状をあげ，説明しなさい。
❷ 口腔の機能障害について説明しなさい。
❸ 口腔の症状や障害と，疾患の関連について述べなさい。

— 歯・口腔 —

第 4 章

検査と治療・処置

> **本章の目標**
> ☐ 歯・口腔疾患の診察の方法について理解する。
> ☐ おもな検査法の目的・意義・方法および適応疾患について学ぶ。
> ☐ おもな治療法の目的・方法および注意事項を理解し，看護に必要な知識を習得する。

A 診察と診断の流れ

1 医療面接

　医療面接とは，患者や家族の訴えを聞き，必要に応じて検査を行い，情報を収集して診断し，治療方針を説明し同意を得る，一連の診療行為をいう。
　医療者はまず，自分の名前を名のってから，患者の氏名・年齢・職業・紹介状を確認する。患者の言葉や所見だけでなく，患者の風貌や態度にも注意をはらう。

● **主訴**　最初に聞き出す情報は主訴である。主訴とは，患者が医療機関を受診する動機となった症状や最も苦痛となっていることである。カルテには患者自身の言葉を用いて記載する。
　なお，「歯周病を治してほしい」のように自己診断で疾患名を言う患者がいるが，これは主訴ではない。患者が，自分では歯周病と思う動機となった症状を確認する。また，「義歯を入れてほしい」というのも主訴ではない。かめない，見た目が気になるなどといった，義歯が必要と感じた理由を聞き出す。

● **現病歴・既往歴**　主訴の確認後に，主訴がいつから始まってどのように変化したか，また治療を受けている場合は，その内容と結果について聴取する。のちの治療や検査のために，アレルギーの有無や手術歴，麻酔歴，輸血歴なども重要な情報である。喫煙や飲酒などの習慣も聴取する。家族歴は先天性疾患や遺伝性疾患ではとくに重要であるが，患者の体質を知るうえでも有用なことがある。

2 全身所見と局所所見

1 全身所見

　歯・口腔疾患は，口腔に限局したものだけでなく，悪性腫瘍・感染症・血液疾患・アレルギー疾患など全身に関係する疾患もあるため，全身所見の確認は重要である。
　体格や栄養状態，精神状態，皮膚の状態，体温・脈拍・血圧・呼吸・意識

といったバイタルサインを確認し，緊急を要する状態であれば，まずその対応を行う。

2 顔面・頸部の所見

全身所見につづいて，顔面・頸部の状態を観察する。観察すべき項目とそれに関連する疾患・障害の一部を次に示す。
(1) 左右の非対称性：顎変形症など
(2) 腫脹の有無：さまざまな腫脹性疾患
(3) 皮膚の色調変化：貧血・炎症・色素沈着を合併する疾患
(4) 皮膚の弛緩：循環障害・栄養障害・顔面神経麻痺
(5) 下顎開閉口運動時の左・右側への偏位，運動制限：顎関節症

左右の非対称や腫脹がある場合は，その大きさと圧痛の有無，かたさを調べ，それが骨の変化によるものか，筋などの軟組織によるものかを判断する。また，皮膚の感覚の異常の有無も調べる。皮下気腫の触診では，プツプツとした泡のはじけるような感覚が得られる。

そのほかに，顎下や頸部リンパ節，唾液腺の腫脹・圧痛の有無も，腫瘍や炎症の診断に有用である。顎関節疾患では，関節突起の動きや，顎運動時の痛み・関節雑音の有無を確認する。

3 口腔の所見

歯・歯周組織の状態，口腔粘膜の色，腫脹の有無，表面の性状，かたさ，波動や硬結の有無，圧痛の有無などを観察する。また，粘膜の乾燥状態や，顎下腺の圧迫による唾液の排出の有無，唾液の色・性状も見る。口唇や舌の運動性も確認する。

B 検査

1 歯と歯周組織の検査

1 歯の検査

歯については，次のことを検査する。
(1) 歯の数・形・色
(2) 歯列，歯の萌出・欠損・位置の状態
(3) かみ合わせ（咬合）の状態
(4) 齲蝕・摩耗・破折などの有無
(5) 補綴物や歯冠修復物の有無およびその状態
(6) 歯の清掃状態，歯間部への食片圧入の有無

これらの検査は，デンタルミラーや探針を使って行う（◎図4-1）。X線写

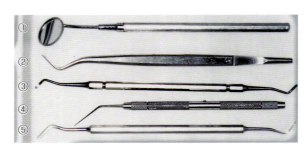

◐ 図 4-1　歯科診療の基本器材
①デンタルミラー：歯の舌面などの観察のほか，頰や舌をよける際にも用いる。
②ピンセット：小さな器材の保持にも用いるので先端は細い。
③エキスカベーター：歯に付着した異物などの除去に用いる。
④探針：小窩・裂溝など細部の異物の除去や検査に用いる。
⑤充塡器：セメントやペースト状の材料の運搬に用いる。

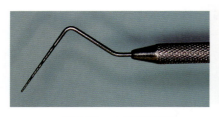

a. 歯周ポケット測定用探針
歯周ポケットに挿入する部分に 1 mm おきに目盛りがついている。

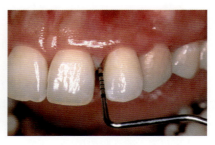

b. 歯周ポケット測定用探針による測定

◐ 図 4-2　歯周ポケットの測定
（写真提供〔b〕：東京科学大学 青木章氏）

真を併用すると，齲蝕や補綴物，歯冠修復物の有無だけでなく，歯髄の生死までを，おおむね診査することができる。歯の痛みの有無を検査する際には，その痛みが自発痛なのか，誘発痛なのかについても検査する。

2　歯周組織の検査

歯周組織については，次のことを検査する。
(1) 歯肉の色・形
(2) 歯頸部付近のプラーク（歯垢）の付着状態
(3) 歯周ポケットの深さ，排膿の有無，歯周ポケット測定時の出血の有無
(4) 付着歯肉の幅
(5) 歯槽骨の吸収の程度
(6) 歯の動揺の程度

これらの検査には，デンタルミラーや探針，ピンセットなどの基本器材のほかに，歯周ポケット測定用の探針などが用いられる（◐図4-2）。また，X線検査も行われる。プラークの付着状態についてはプラーク染色液を使用して調べる（◐図4-3）。歯肉の痛みは，自発痛・誘発痛の有無を診査する。

2　下顎運動検査

下顎の開口運動の評価の1つとして，簡易的には最大開口時の上下の中切

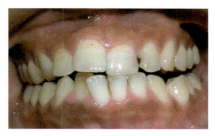
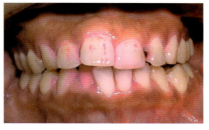

a. 染色前　　　　　　　　　　b. 染色後

● 図4-3　染色液によるプラークの付着状態の検査

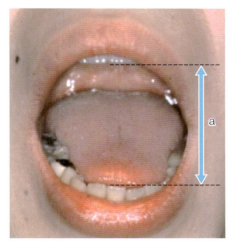
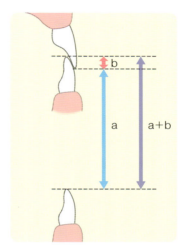

● 図4-4　最大開口距離の測定
上下の中切歯間距離(a)に閉口時の中切歯の重なり(b)を合計した数値(a+b)が，下顎の最大開口距離となる。

歯間距離を測定する（● 図4-4）。日本人成人の平均は，男性52 mm，女性48 mmである。おおむね手の人差し指・中指・薬指の3本が縦に並んで入るかが目安となる。

　ただし，歯の重なりが大きい過蓋咬合である場合は，同じ上下の中切歯間距離を確保するために，そのぶん大きく下顎を動かす必要がある。そのため，正確な下顎の最大開口運動量は，上下の中切歯間距離に上下の歯の重なり（オーバーバイト）を加えた数値で評価する必要がある（● 図4-4）。

　下顎の前後や左右側方の運動は，上顎の中切歯正中に対する下顎の中切歯正中の移動距離を測定して評価する。

　そのほかに，下顎運動軌跡の検査として，ゴシックアーチ描記法や下顎運動路解析がある。

3 咀嚼機能検査

　咀嚼機能検査では，指定したいくつかの食物に対する咀嚼難易度を，ア

ンケート形式で評価する方法が用いられる。しかし，被検者の意思が介入する可能性があり，客観的とはいいがたい。

客観的な評価方法には，咀嚼による成分溶出量を評価するものと，食物の粉砕能力を評価するものがある。そのほかに，咬合力や舌圧の検査も咀嚼能力の参考になる。

◆ 成分溶出量の評価

グルコースを含んだグミゼリーを咀嚼させ，溶出するグルコース濃度を測定する方法である。2gのグミゼリーを20秒間，唾液を飲み込まないようにして咀嚼させたあと，10 mLの水で含嗽してグミゼリーと水を濾過用メッシュの上に吐き出させる。メッシュを通過した溶液中のグルコース濃度を，専用の機器を用いて測定する。より正確な値を求めるためには数回の測定が推奨されている。グルコース濃度100 mg/dL未満を咀嚼機能低下とする。

◆ 粉砕の程度の評価

特別な機器を必要としない方法である。咀嚼能率検査用グミゼリーを30回咀嚼させたあとガーゼに吐き出させる。グミゼリーの粉砕の程度を，10段階(0〜9)にスコア化した視覚資料と比較することで咀嚼能率を評価する。スコアが0, 1, 2の場合，咀嚼機能低下とする。この方法は，多数の被検者を同時に検査する際に有効である。

4 嚥下機能検査

◆ スクリーニング検査

嚥下障害のスクリーニングのために，次の検査を行う。

① 反復唾液嚥下テスト repetitive saliva swallowing test(RSST) 唾液の嚥下を30秒間繰り返させて，喉頭隆起を触診して喉頭の挙上運動の回数を評価する。2回以下で異常とする。

② 水飲みテスト water swallowing test(WST)，改訂水飲みテスト modified water swallowing test(MWST) 水飲みテストでは，水30 mLをむせることなく5秒以内に飲み干せるかを判定する。30 mLの飲水が危険な場合には，改訂水飲みテストとして3 mLの冷水が嚥下可能か，また，むせ・呼吸切迫・湿性嗄声がないかを5点満点で評価する。

③ フードテスト food test(FT) スプーン1杯(3〜6 g)のプリンを舌背に置いて嚥下させ，その状態を評価する。

◆ 嚥下機能評価検査

スクリーニング検査で嚥下障害をみとめた場合には，次の検査を行う。

① 嚥下造影検査 videofluoroscopic examination of swallowing(VF) 造影剤を嚥下させて，その状態をX線透視装置で観察し，舌背・咽頭・喉頭の動

きや，誤嚥の有無などを評価する。

②嚥下内視鏡検査 videoendoscopic examination of swallowing（VE） 内視鏡を用いて，早期咽頭流入，嚥下反射のタイミング，咽頭残留・喉頭流入・誤嚥の有無を観察する。

③嚥下圧検査 測定用プローブを鼻から食道まで挿入して，各部位の嚥下圧の値や発生のタイミングを観察する。

5 口腔乾燥検査

　口腔の乾燥状態の直接的な評価は，口腔粘膜湿潤度検査により行う。唾液分泌検査や，唾液腺機能検査も間接的な指標になる。

①口腔粘膜湿潤度検査 口腔水分計を用いて粘膜の静電容量❶から湿潤度を計測する。口腔水分計のセンサーを舌尖から約 10 mm の舌背中央部にあてる。このとき，センサーが被験面に均一に接触するように 200 g 程度の力で押しあて，測定値が表示されるまで 2 秒程度保持する（●図 4-5）。測定は 3 回行い，中央値で評価する。測定値が 27.0 未満を口腔乾燥とする。唾液を吐き出すのが困難であるなど，能動的な唾液分泌検査が不可能な場合でも実施でき，口腔内の湿潤状態を包括的に評価するうえで有効な検査である。

②唾液分泌検査 測定機器がない場合は，一定時間内の唾液の分泌量を測定して，唾液腺の機能から口腔乾燥を間接的に評価する。サクソンテストやガムテストがある。唾液の分泌量が正常であっても，口呼吸などによる蒸発が乾燥をまねくこともあるので留意する。

　①**サクソンテスト** あらかじめ重量をはかった乾燥ガーゼを一定の速度で 2 分間かませたあと，ガーゼの重量増加を調べる。重量増加が 2 g 以下を口腔乾燥とし，重量増加が 2 g 以下❷を唾液分泌低下とする。ガーゼの大きさにより唾液の吸収量が異なるため注意が必要である。

　②**ガムテスト** ガムを 10 分間かませ，その間に分泌された唾液をすべてコップなどに吐き出させ，全量を計測する。10 mL 以下を唾液分泌低下とする。

③唾液腺機能検査 唾液腺造影，口唇腺病理組織検査，唾液腺シンチグラフィがある。

NOTE
❶**静電容量**
　その物質がどれだけ電荷をたくわえることができるかという量をさす。水は体表の物質と比べて静電容量が大きいため，口腔に水分が多いほど静電容量が大きくなる。

NOTE
❷タイプⅢ医療ガーゼ，7.5 cm^2，12 折，乾燥重量 2 g を使用した場合の重量である。

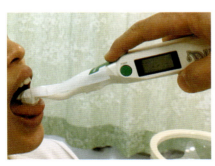

●**図 4-5　口腔粘膜湿潤度検査**
口腔水分計を舌にあてて測定する。

6 言語機能検査

共鳴の異常と構音障害の診断のためには，次のような検査が行われる。

1 共鳴の異常に関する検査(鼻咽腔閉鎖機能検査) 次の検査がある。
(1) 鼻咽腔ファイバースコープによる検査
(2) 軟口蓋造影側方頭部 X 線写真撮影
(3) ストロー吹き
(4) ステンレス板による呼気鼻漏出検査

2 構音に関する検査 次の検査がある。
(1) 発語明瞭度・会話明瞭度検査：100 単音(発語明瞭度)・会話(会話明瞭度)を録音して，複数の判定者が 5 段階評価で明瞭度を判定する。
(2) 電気的パラトグラフィ：電極を配列した人工口蓋を口蓋に装着させ，連続した音声を発声させる。パネルに表示される，舌と口蓋の接触状況を確認する。

7 味覚検査

味覚検査には次のようなものがある。

1 電気味覚検査 舌や口蓋に電極をあてて微弱な電流を流し，徐々に電流を強くして，金属味を感じさせる検査である。味覚神経の左右差を確認する。電気味覚計を用いて行う(●図 4-6)。

2 濾紙ディスク法 甘味(スクロース〔ショ糖〕)・塩味(食塩)・酸味(酒石酸)・苦味(キニーネ)の 4 つの味の溶液を直径 5 mm の濾紙にしみ込ませて，舌(鼓索神経支配または舌咽神経支配)，口蓋(大錐体神経支配)の各部位に置く(●図 4-7)。味を感知するか否かを，5 段階の濃度で評価する。

8 皮膚・粘膜感覚検査

口腔の皮膚や粘膜の感覚検査としては次のようなものがある。

1 表在感覚検査 皮膚や粘膜の触覚・痛覚・温度覚を刺激して，左右を

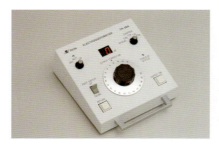

●図 4-6 電気味覚計
(写真提供：RIONET)

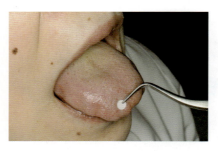

●図 4-7 濾紙ディスク法

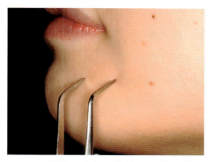 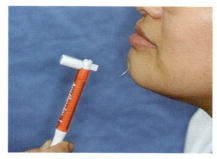

a. ピンセットによる2点識別検査　　b. SWテスターを用いた触覚検査

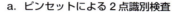

○図4-8　皮膚感覚検査

比較する。

②**2点識別検査**　閉眼した状態で，皮膚の2点をピンセットなどで同時に刺激し，2点と感じる最小距離を評価する（○図4-8-a）。通常，顔面の皮膚では5～10 mm以上の間隔であれば2点と識別できる。個人差があるので左右差を確認する。

③**精密触覚機能検査**　先端に太さの異なるフィラメントのついた10本のSWテスターで皮膚や粘膜を順次刺激し，触覚閾値を測定する（○図4-8-b）。障害を受けていない対側の部位を対照部位とし，比較を行う。両側の障害がある場合は，同側の上顎と下顎間などで比較する。

9　画像検査

1　X線を用いる画像検査

◆ 単純X線撮影

人体の観察したい部位に対してX線を照射し，人体構造の投影画像を得る方法を**単純X線撮影**という。

歯科口腔領域で利用される単純X線撮影の多くは，**口内法X線撮影**または**パノラマX線撮影**であり，いずれも歯科特有の，歯と顎を見るための撮影法である。

①**口内法X線撮影**　口腔内にセンサーを置く撮影方法である。歯や歯槽骨の状態を詳細に描出できるため，歯科では最も一般的に使用されている。センサーの大きさは4 cm×3 cmほどであるため，上下顎すべての歯を撮影するためには，10または14部位に分割して撮影する（○図4-9）。

②**パノラマX線撮影**　パノラマX線装置のX線管と検出器が被写体の周囲を同期回転することにより，上下顎骨全体のパノラマ像（展開像）を得ることができる（○図4-10）。歯と顎全体を1回の撮影で観察することができ，歯周炎や齲蝕だけではなく，炎症・囊胞・腫瘍などの顎骨病変，外傷による骨折や埋伏歯などの精査などのために広く利用されている。またパノラマX

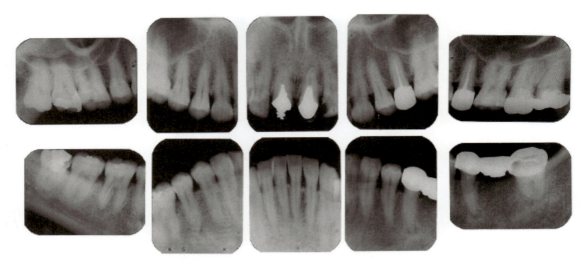

○図 4-9　口内法 X 線像
1回の撮影で観察できる範囲は3〜4歯程度であり，この写真では上下の歯列を10部位に分割することですべての歯を観察した。

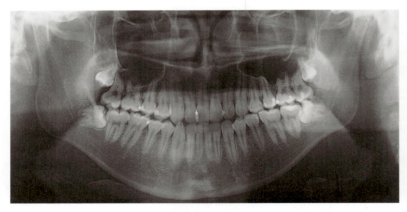 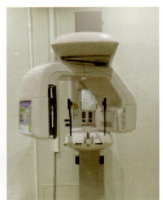

○図 4-10　パノラマ X 線像と撮影装置
上下顎骨全体と歯をパノラマ像（展開像）で観察することができる。

線装置を用いて顎関節の撮影も可能である。

3 頭部 X 線撮影　頭蓋顔面骨全体の像を得るための撮影法であり，頭部後前方向撮影法（正面像），頭部側方向撮影（側面像）に加えてウォーターズ Waters 撮影法などがある。ウォーターズ撮影法は，センサーに対して前額面を約45度後方に倒して撮影するもので，副鼻腔の観察に適しており，上顎洞炎の診断などに使用される（○図 4-11）。

また**頭部 X 線規格撮影法**（セファログラフィー）は撮影条件を規格化した撮影法で，頭部の正面像と側面像が得られる（○図 4-12）。撮影時にはイヤーロッドとよばれる棒を外耳道に入れ，頭部を固定する。得られる画像の拡大率はつねに1.1倍となる。歯科では，矯正治療において顔面頭蓋の計測およびその分析に使用される。

B. 検査　55

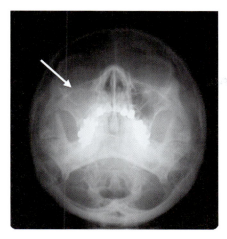

○図 4-11　ウォーターズ像（右側上顎洞炎症例）
副鼻腔の観察に適している。上顎洞は通常内部に空気が存在するためX線透過性であるが，右側の上顎洞は炎症のためX線不透過性で白く見えている（矢印）。

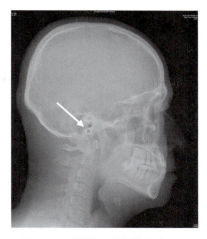

○図 4-12　頭部X線規格写真
矢印は頭部固定のために外耳道に挿入されたイヤーロッドを示している。

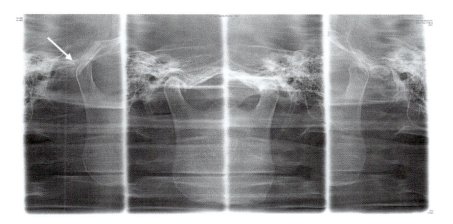

○図 4-13　顎関節パノラマ 4 分割像
左より右側開口時，閉口時，左側閉口時，開口時の顎関節を撮影している。下顎頭（矢印）の形態をよく観察することができる。

4　**顎関節 X 線撮影**　従来は，側斜位経頭蓋撮影法や眼窩下顎枝方向撮影法などが利用されてきた。近年ではパノラマX線撮影装置で撮影できる**顎関節パノラマ 4 分割法**が多用されている（○図 4-13）。

◆ コンピュータ断層撮影（CT）検査

　薄いX線束により人体を多方向から走査（スキャン）し，精密な断面像を得る撮影法を**コンピュータ断層撮影** computed tomography（**CT**）という。CTは，骨・軟組織の病変の広がりや内部構造，周囲組織との関係を 3 次元的に評価することができる（○図 4-14）。そのため，炎症・腫瘍・囊胞・外傷と

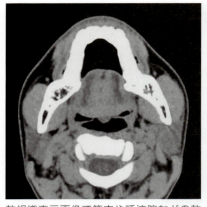 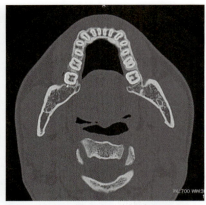

軟組織表示画像で筋肉や唾液腺などの軟組織を見ることができる。　骨表示画像で下顎骨の輪郭や歯牙が明瞭に見られる。

◖ 図4-14　CT 横断像（下顎骨レベル）

いったさまざまな病変の診断や，歯科インプラントの治療のための検査などに利用される。

　CT では，多断面画像再構成法とよばれる画像処理によって任意の断面をつくることができる。顎骨の CT では，歯列弓に沿った断面像（歯列平行断像）や歯列弓に直交する断面像（歯列直交断像）が広く利用されている（◖図4-15）。これらはデンタル CT またはデンタルスキャンとよばれており，歯科特有の画像処理法である。

◆ 歯科用コーンビーム CT 検査

　円錐状の X 線を照射しながら頭部のまわりを1回転することで，全体の二次元データを得る撮影法を，**歯科用コーンビーム CT** という。近年開発された歯科専用の CT で，一般歯科医院にも設置可能な小型の撮影装置である。現在では，パノラマ装置にその機能を付加した併用機が広く普及している。CT と同様に歯や顎骨を三次元的に観察することができ，少ない被曝線量で高解像度の画像が得られる（◖図4-16）。顎や歯を観察するのに適しているため，歯科用インプラントの診査，埋伏歯の抜歯，歯内治療などによく用いられている。

　歯科用コーンビーム CT は，軟組織の描出能は低い。そのため広範囲に及ぶ顎骨の腫瘍や囊胞性病変，軟部組織に及ぶ病変などの検査には CT や MRI を使用する。

2　その他の画像検査

◆ 磁気共鳴画像（MRI）検査

　生体内組織の水素原子核（プロトン）の核磁気共鳴現象を利用して人体の断面像を表示する検査法を，**磁気共鳴画像** magnetic resonance imaging（**MRI**）**検査**という。臨床医学のあらゆる領域において，CT とともに広く利用されて

B. 検査　57

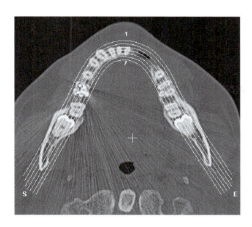
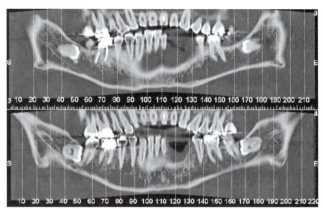

a. 歯列平行断像

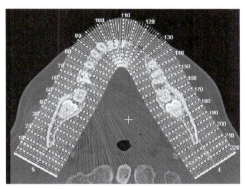
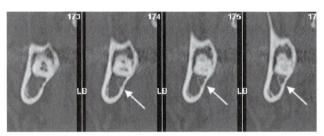

b. 歯列直交断像

● 図 4-15　下顎骨の CT 再構築像
下顎骨の幅や形態，下顎管の位置（矢印）などを正確に診断できる。

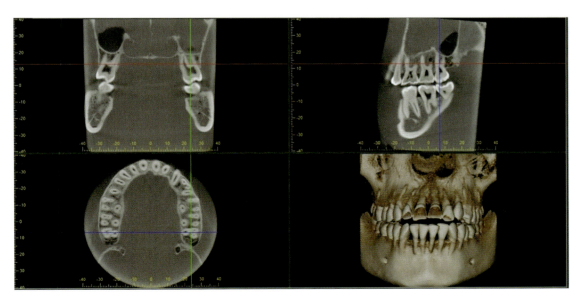

● 図 4-16　歯科用コーンビーム CT 像
小型の撮影装置ではあるが，歯や顎骨の任意方向の断面像が得られる。

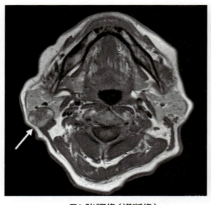
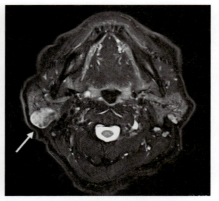

a. T1強調像（横断像）　　　b. T2強調像（横断像）

▶図4-17　MRI像
右耳下腺腫瘍の症例である。耳下腺などの軟組織の腫瘍（矢印）の輪郭や内部性状をよく観察することができる。

いる。MRIはCTとは異なり，検査にX線などの放射線を使用しないため，患者は被曝しない。また，検査時間は長いが，軟組織分解能はCTよりもはるかに高い。撮影条件をかえることで，水が黒く見え，構造がわかりやすいT1強調画像と，水が白く見え，腫瘍や炎症が見やすいT2強調画像が撮影でき，両者を撮影することで相補的に情報を得ることができる。

　口腔顔面領域では，CTと同様に，悪性腫瘍・炎症・嚢胞の診断に利用される。唾液腺などの軟組織の病変は，軟組織分解能が高いMRIにより最もよく描出され，内部性状も知ることができる（▶図4-17）。また顎関節の関節円板は軟骨でできており，MRIでしか見ることができないため，顎関節疾患の診断にも広く利用されている。

◆ 超音波検査

　超音波断層撮影法とは，生体表面から超音波を発信し，臓器や組織の表面から生じた反射波（エコー）を受信してこれを画像化するものであり，これを用いた**超音波検査**は**エコー検査**ともよばれる。MRIと同様に放射線を使用しないため患者の被曝はなく，簡便かつ非侵襲的に画像を得ることができるが，骨の内部は観察できない。口腔顔面領域では，唾液腺・リンパ節・舌などの病変に適用される。

◆ 核医学検査

　特定の臓器や病巣に親和性をもつ物質に放射性同位元素 radioisotope（RI）を結合させた医薬品を患者に投与したあと，その物質の生体内での分布をもとに病変の診断を行う方法を**核医学検査**という。体内から放出される単一のγ（ガンマ）線を検出器で画像化する検査法をシンチグラフィといい，口腔顔面領域では骨シンチグラフィや唾液腺シンチグラフィなどが用いられる。ほかに，陽電子（ポジトロン）を放出するRIを用いる**陽電子放射線断層撮像** posi-

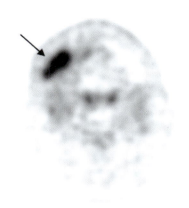 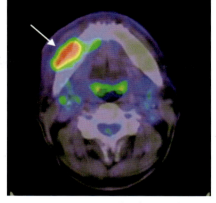

a. PET像　　　　b. PETとCTの重ね合わせ画像

○図4-18　PET像（右下顎歯肉がん症例）
右下顎歯肉がん（矢印）が描出されている。

tron emission tomography（**PET**）**検査**などがある（○図4-18）。

　核医学検査は，組織の機能や代謝の異常を画像化するものであり，X線写真やCT，MRIなどの形態画像ではとらえられない病変を検出することが可能である。とくにフッ素（F）を放射性同位体（18F）に置換したフルオロデオキシグルコース（^{18}F-FDG）という放射性医薬品を用いるFDG-PET検査は，悪性腫瘍の診断に有用である。口腔がん症例に対し，その病期診断や治療効果判定，遠隔転移の診断，治療後のフォローアップなどのために利用されている。

10 血液・尿検査

● **全身状態の評価**　抜歯などの外科的処置に際して，肝機能・腎機能・栄養状態・貧血などの全身的な状態を評価することは重要である。そのために次の検査が行われる。

（1）血球検査：赤血球数・ヘモグロビン量・ヘマトクリット値など
（2）血液生化学的検査：総タンパク質・アルブミン・A/G比・血中尿素窒素〔BUN〕・クレアチニン・尿酸・電解質・アスパラギン酸アミノトランスフェラーゼ〔AST〕・アラニンアミノトランスフェラーゼ〔ALT〕・γグルタミルトランスフェラーゼ〔γ-GT〕・アルカリフォスファターゼ〔ALP〕・総ビリルビン・直接ビリルビンなど
（3）尿検査：尿量・タンパク質・糖・ケトン体・ビリルビン・ウロビリノーゲン・pH・比重・潜血など

● **感染症の検査**　全身麻酔や入院に際しては，B型肝炎に対するHBs抗原検査，C型肝炎に対するHCV抗体検査，ヒト免疫不全ウイルス（HIV）感染症に対するHIV検査，梅毒に対する梅毒血清反応（TPHA法など）も必要である。

　顎骨骨髄炎などの細菌感染症では，炎症の重症度の評価のために，末梢血

液像・白血球数・赤血球沈降速度・C反応性タンパク質(CRP)などの検査が有用である。
●**診断のための検査** そのほか，味覚障害の原因特定のためには血液中の亜鉛や銅の濃度を測定する必要がある。シェーグレン症候群(○139ページ)の診断には血清中の抗Ro/SS-A抗体，抗La/SS-B抗体を測定する。また舌痛症(○144ページ)の鑑別として，鉄・ビタミンB_{12}などの血液検査も有用である。

11 微生物学的検査

　細菌・真菌・ウイルスなどの同定のためには，微生物学的検査を行う。検体を採取する際はなるべく雑菌が混入しないように，閉鎖膿瘍であれば穿刺吸引を行い，血液では直接採血用ボトルに採取する。開放膿瘍では滅菌棒で採取する。採取した検体に対し，目的とする微生物に応じた各種染色法により微生物を同定する。あるいは培地に塗布して培養し，生理・生化学的性状から同定する。同定した微生物に対して薬剤感受性試験を行い，感受性が高く副作用の少ない抗菌薬を選択する。
　歯科における感染根管治療などでは，根管内に滅菌ペーパーポイントを挿入して内容物を採取し，微生物が培養されるかを確認する。

12 病理検査

　腫瘍などに対しては次の検査を行う。
　[1]**生検・手術材料検査** 生体から組織を切り取って病理組織学的に検査することを**生検**(バイオプシー，生体組織検査)という。各種病変の鑑別診断や，悪性腫瘍の組織型・悪性度の診断，放射線療法や化学療法の組織学的効果の判定のために行われる。また，手術による摘出物に対しても，組織型の確定や，病変の進展範囲・状態の判定のために病理組織学的検査が行われる。
　[2]**術中迅速病理診断** 深部組織などのために術前の生検が困難な場合には，手術中に一部の組織を採取して病理組織学的検査を行う。腫瘍が良性か悪性か，リンパ節に転移していないかなどについて，病理医が短時間で診断する。
　[3]**細胞診** 細胞を採取して，悪性か否かを顕微鏡で調べる検査である。深部の組織を針で吸引する穿刺吸引細胞診と，組織表面をブラシでこすって細胞を採取する擦過細胞診がある。細胞診は生検に比べ簡便で患者への負担も軽い。ただし，少数の細胞のみを顕微鏡で観察する検査であり，組織診断よりは診断の精度が低くなる。

13 心理検査

　歯科心身症が疑われる際などには次の検査を行う。

1 人格検査法 舌痛症や非定型歯痛をはじめとする歯科心身症(●144ページ)などに対して行う。

①**質問紙法** 質問用紙と回答用紙を被検者に渡して記載してもらう。統計学的に信頼性があり，客観的なデータを把握できる。矢田部-ギルフォード性格検査(Y-Gテスト)やミネソタ多面人格目録(MMPI)などがある。

②**投影法** 漠然とした形や言語を見せたときの被検者の反応・解釈を分析して，行動や性格の無意識な部分を把握するロールシャッハテストや，樹木を描かせるバウムテストなどがある。

2 知能検査 疾病逃避や治療に対する抵抗などの再評価，患者への説明・同意のために知能の評価も有用なことがある。ウェクスラー成人知能検査(WAIS-III)や児童向けウェクスラー式知能検査(WISC-IV)などがある。

C 治療・処置

1 保存治療

　齲蝕と歯周疾患(歯周病)は口腔領域における頻度の高い疾患であり，歯が失われるおもな原因となっている。また，齲蝕と歯周病のほかにも，破折や外傷などさまざまな原因によって歯を失う。歯の喪失を防ぐために行われる治療を，**保存治療**という。保存治療には，**修復治療・歯内治療・歯周治療**がある。また，齲蝕や歯周疾患は，それぞれ原因となる細菌の増殖によって発症するため，口腔の清潔を維持する口腔清掃(口腔ケア)は，これらの疾患の予防や進行抑制に有効である。

1 口腔清掃(口腔ケア)

　口腔清掃には，歯科医師や歯科衛生士が中心となって行うプロフェッショナルケアと，自分で行うセルフケア(ホームケア)がある。歯科医院などの医療施設で歯科医師や歯科衛生士が行う口腔清掃をPTC(professional tooth cleaning)といい，とくに機械的にプラークを除去する処置をPMTC(professional mechanicaltooth cleaning)という。

◆ プラークコントロール

　プラークの付着を抑制するために行う口腔清掃や処置を，**プラークコントロール** plaque control という。齲蝕や歯周疾患の治療では，患者自身が口腔清掃を行うことが最初のステップとなる。

　プラークコントロールが適切に行われていれば，初期の齲蝕は再石灰化し，また初期の歯周疾患は治癒させることができる。また，プラークコントロールが不十分だと，治療を行っても疾患が再発する。したがって，疾患の再発を予防し，治療後の良好な予後のために，プラークコントロールはきわめて

重要である。いずれも患者自身の日常的なセルフケアが必須であり，セルフケアが不十分だと，治療効果は期待できない。

◆ セルフケアの指導

　セルフケアを行うための口腔清掃指導では，歯に付着したプラークを染め出す染色液を用いる。プラークの付着部位を確認することにより，適切なセルフケアへと導くことができる。

　まず，患者の歯全体に染色液を塗布し，うがいや水洗を行ったあとに歯の部位に染め出されたプラークの付着部位を確認する。その際，鏡などを用いて患者とともにプラークが付着した部位を確認する（●49ページ）。次に，患者が日常的に行っている方法でブラッシング（歯みがき）をさせてプラークの除去状態を観察し，ブラッシング後にもプラークが付着している部位について，適切なブラッシング法を指導する。

　ブラッシングの方法はさまざまであり，患者に適した方法をすすめる必要がある（●236ページ）。なお，歯間部のプラークは通常のブラッシングでの除去がむずかしく，必要に応じてデンタルフロスや歯間ブラシの併用を指導する。

　高齢者の多くは歯肉退縮により歯根面が露出しており，歯根面にプラークが付着しやすい（●図4-19）。また，運動機能の低下によりセルフケア能力が低下しており，口腔内が不潔になりやすい。口腔内に付着した細菌によって誤嚥性肺炎をおこすことがあるため，セルフケアがむずかしい患者に対しては，介護者への口腔清掃指導も必要になる。

◆ プロフェッショナルケア

　歯科医院などで歯科医療従事者が行う専門的な口腔清掃を，プロフェッショナルケアという。定期的にプロフェッショナルケアを行うことは，齲蝕や歯周疾患の予防に効果的である。プロフェッショナルケアを行う間隔は，患者の口腔内状況，齲蝕や歯周疾患のリスク，健康状態，セルフケアの状態を考慮して決める必要がある。一般的に，健常な人であれば3か月から6か月に1度行う。

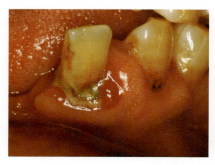

●図4-19　歯根部が露出した歯に付着したプラーク

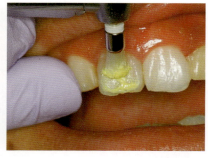

●図4-20　ブラシコーンと歯面清掃用ペーストによる歯面付着物の除去

プロフェッショナルケアには，ハンドスケーラーや超音波スケーラーを用いる。また，マイクロモーターハンドピースにブラシコーンやラバーカップを装着して回転させ，歯面清掃用ペーストを用いて行う方法（◯図4-20）や，炭酸水素ナトリウム（重曹）の粉末を吹きつけるエアブレイシブも用いられる。

スケーリングとルートプレーニング（SRP）

唾液に含まれるミネラルが，プラークや歯のよごれとともに歯面に付着した石灰化物を**歯石**といい，細菌が付着しやすく，歯周疾患を悪化させる原因になる。歯石は歯周ポケット中の歯根にも固着することから，ブラッシングでは除去不可能であり，プロフェッショナルケアによる除去を行う必要がある。歯石の除去をスケーリングといい，また歯根面の病的に変性したセメント質を除去して平滑化させる処置をルートプレーニングという。

2 齲蝕の治療

齲蝕の治療方法は，再石灰化治療や修復治療，歯内治療があり，齲蝕の進行状態によって異なる。再石灰化治療は C_0 のような，初期段階の齲蝕で歯に欠損がみられない場合が適応であり，口腔清掃の徹底やフッ化物の塗布などを行いながら，齲蝕によって脱灰した歯質を再石灰化させる。

齲蝕が進行して C_1，C_2 になると細菌感染による歯質の崩壊が生じており，このような場合は歯質を除去して修復治療を行う必要がある。

しかし，口腔清掃状態が良好な場合は齲蝕の進行が停止することがあり，C_1 のような初期の齲蝕の場合は経過観察することもある。

齲蝕がさらに進行して C_3，C_4 になると，細菌感染は歯の歯髄組織まで及んでおり，歯内治療が適応となる。顎骨まで炎症が及んでいる場合や，歯の残存量が少なく保存治療では治癒が見込めない場合には，抜歯が必要になることもある。

◆ 修復治療

齲蝕に罹患した歯質を除去し，歯の欠損部（齲窩）を修復材料で封鎖して，歯の形態と機能を回復する治療を，修復治療という。

感染歯質の除去

齲蝕に罹患して細菌が侵入した歯質は，脱灰による崩壊が著しいため保存しても再生が困難である。そのため齲蝕の再発を予防するためにも，細菌感染した歯質の除去が行われる。歯の切削には，エアタービンやマイクロモータに装着して使用する回転切削器具が用いられる（◯図4-21）。このほかに，スプーン・エキスカベーターなどの手用切削器具が使用される。

修復の際，細菌感染した歯質を残してしまうと，齲蝕が再発するリスクが高くなるため，細菌感染した歯質の識別が必要となる。齲蝕検知液による染色や，かたさ・色などを参考にしながら確認する。

歯髄保護

齲蝕が進行して深くなると歯髄に近接し，修復治療を行っても歯に痛みや炎症がおこりやすくなる。また，齲蝕や歯の切削によって歯髄が部分的に露

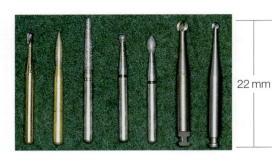

◉図4-21 歯の切削に使用されるバー・ポイント類

出すると歯髄炎をおこしやすくなり，歯髄を保護するための処置が必要になる。歯髄を保護するための処置として，裏層，間接覆髄，直接覆髄がある。

1 裏層 歯髄に加わる外部からの温熱刺激や機械刺激を遮断するために行う処置であり，グラスアイオノマーセメント（◉66ページ）のような刺激を遮断する効果が高い材料を層状に詰めて，修復物との間に介在させる。

2 間接覆髄 残存するゾウゲ質がきわめて薄く，歯髄の露出（露髄）や歯髄の刺激が疑われる場合，歯髄の鎮静をはかる目的で行う治療である。水酸化カルシウム系セメントやグラスアイオノマーセメントが用いられる。なお，裏層と間接覆髄の明瞭な違いはなく，実際の臨床では区別が困難なことが多い。

3 直接覆髄 明らかに露髄した齲蝕に行う処置であり，露髄面に水酸化カルシウム系セメントやMTAセメントを塗布し，露髄面の修復と歯髄の保護をはかる。直接覆髄材を塗布したあとに，グラスアイオノマーセメントなどで被覆する。

窩洞形成

齲蝕を除去し，使用する修復材料が脱落しないよう，また修復後に周囲から二次齲蝕が発生しないように欠損部の形態を修正する必要がある。このような目的のために歯に形成された欠損の形態を，**窩洞**という。

窩洞形態は，使用する修復材料や修復法によって異なる。歯質に接着する修復材料を使用する場合は，歯質の切削量が少なくなり，窩洞形態は小さくなる（◉図4-22-a）。通常は，細菌感染した歯質を除去した形が窩洞形態になる。

一方，歯質に接着しない修復材料を使用する場合や，口腔外で作成した修復物を装着する場合などは，修復物が窩洞内に入るように，また脱落しないように，窩洞に特別な形態を与える必要がある。したがって，歯の切削量が多くなり，窩洞形態は大きくなる（◉図4-22-b）。健全なゾウゲ質を切削する場合には痛みがあり，局所麻酔の注射が必要になる。

欠損部の修復

修復法には，直接法と間接法がある。

直接法は，修復材料を直接，口腔内の窩洞に詰めて成形する方法である。通常は1回で治療が完了する。

間接法は，窩洞形成後に歯の型をとり（印象採得），型（印象）に石膏を流し

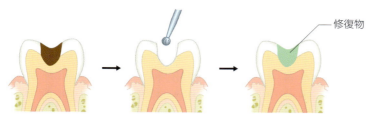

a. 接着材を使用した修復を行う場合

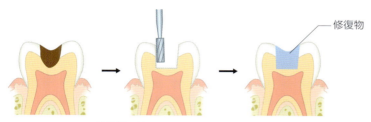

b. 接着材を使用しない修復を行う場合

▶図4-22 窩洞形成

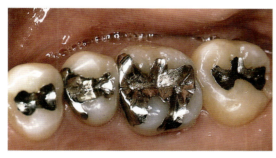

▶図4-23 インレー
金属の修復物を用いている。

て模型を作製し，模型上で修復物を製作する方法である。模型上で作製した修復物は，次回に患者が来院したときに装着する。患者は2回来院する必要があるが，歯の大きな欠損や，複雑な形態の修復物を作製する場合は，模型上で修復物を作製できる利点がある。

　修復物の形態と大きさは，齲蝕の範囲と残存歯質の量によって異なり，以下のものがある。

　①**インレー**　窩洞が小さく，修復物の周囲を取り囲むように歯質が残されているものである(▶図4-23)。

　②**アンレー**　インレーよりも大きく，咬頭を被覆する修復物である。部分被覆冠ともいう。

　③**クラウン**　歯冠部全体を被覆する修復物である。全部被覆冠ともいう(▶76ページ)。

■ 修復材料

● **直接法の修復材料**　直接法で使用する材料は，コンポジットレジン，グラスアイオノマーセメント，アマルガムがある。わが国を含む先進国ではコンポジットレジンの使用頻度が高い。

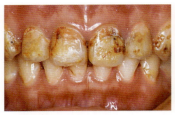 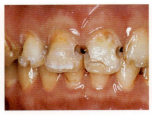 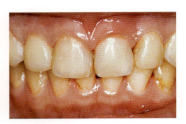

①治療前　　　　　　　　②齲蝕罹患歯質の除去後　　　③治療後

▶図4-24　コンポジットレジンによる前歯の修復例（直接法）

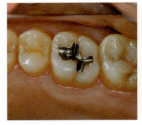 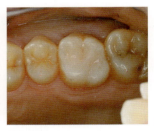

①治療前　　　　　　　　②治療後

▶図4-25　コンポジットレジンによる臼歯の修復例（金属修復をレジンにかえた場合）

1 コンポジットレジン　コンポジットレジン❶は歯質接着性を有しており、歯に強固に接着させることができるため、齲蝕を取り除いた形をそのまま窩洞にして修復することができる。また、歯の色に近い色調であり、審美的であることも大きな利点である。近年では、コンポジットレジンの審美性を高めるため、さまざまな色調が用意され、患者の歯に合わせて修復を行うことが可能である。

コンポジットレジンの強度は高く、前歯にも臼歯にも使用される（▶図4-24、4-25）。

2 グラスアイオノマーセメント　グラスアイオノマーセメントは、材料からフッ素が放出され、齲蝕を抑制する効果と歯を再石灰化する作用が高いという特性を有している。歯質への接着性を有してはいるが、コンポジットレジンよりは低く、また強度もコンポジットレジンよりも低い。そのため、おもに咬合力が強くかからない部位や、齲蝕になるリスクが高い部位に使用される。

3 アマルガム　アマルガムは、銀・スズ・亜鉛などからなる合金粉末を、水銀で練ることによって硬化させるものである。安価で強度が高いが、水銀による生体への影響や環境汚染の問題から、わが国や欧米諸国での使用は激減しており、用いることはほとんどない。

● **間接法の修復材料**　間接法修復に用いられる材料には、金属、セラミックス、コンポジットレジンなどがある。金属として、わが国の保険診療で採用されている金・銀・パラジウムなどからなる銀色の合金（金銀パラジウム合金）のほか、金合金などが用いられる。また、歯の色に近い色調で審美的な修復材料としては、セラミックスや、セラミックスの微粒子を高分子材料

NOTE

❶レジン

樹脂のことであるが、歯科で用いるのは合成樹脂である。齲蝕の治療に用いるコンポジットレジンの場合、合成樹脂に無機の粒子を70％程度混合し、強度を高めている。

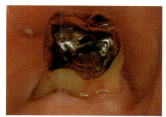
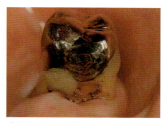

①塗布前　　　②塗布3か月後

▶図 4-26　齲蝕の進行抑制処置
サホライド®液歯科用38%の塗布による歯根面齲蝕の黒変

でかためるコンポジットレジンが使用される。とくに前歯では，ポーセレンやコンポジットレジンを使用したクラウンが広く用いられている。

　間接法により修復物を装着する際にはセメントが使用される。セメントにはさまざまな種類があるが，通常はグラスアイオノマーセメントやレジンセメントが用いられている。

齲蝕の進行抑制処置

　齲蝕の進行や患者の健康状態などの事情により，齲蝕治療が適切に行えない場合には，齲蝕の進行を抑制する効果がある薬剤を，齲蝕の病巣部に塗布する処置を行うことがある。

　齲蝕の進行抑制剤として，フッ化ジアンミン銀を主成分とする，サホライド®液歯科用38%を使用する。銀による殺菌効果とフッ化物による再石灰化により，高い齲蝕抑制効果が得られるが，塗布すると齲蝕は黒変し，審美的外観をそこねてしまうという欠点がある。

　この薬剤は，開発当初は，乳歯の齲蝕の進行抑制を目的として広く使用されたが，その後，歯が黒変することから使用頻度が低下した。しかし近年は，高齢者の歯根面齲蝕の予防や進行抑制のために使用頻度が上昇している（▶図 4-26）。

◆ 歯内治療

　齲蝕が進行して細菌の侵入が歯髄にまで及ぶと，歯髄炎となり（▶88ページ），齲蝕は激しい痛みを伴うようになる。炎症のある歯髄の除去や根管内の感染部の除去などを行う治療を歯内治療という。歯髄を部分的に除去する治療を**断髄法**，歯髄を全部取り除く治療を**抜髄法**という（▶図 4-27-a, b）。また，歯髄炎が進行して歯髄が壊死し，病変が根尖部から顎骨内の歯周組織にまで及んでいる場合には，**感染根管治療**を行う（▶図 4-27-c）。これらの治療に際しては，治療を無菌的に行い，歯の内部の細菌感染を予防すること，また，術野を確保し，器具や薬剤から口腔粘膜を保護するために，**ラバーダム防湿法**を用いる（▶図 4-28）。

断髄法

　歯髄の感染や炎症の範囲が歯髄の一部である場合に，歯髄を部分的に除去し，健全な歯髄の保存をはかることを目的として行われる。残った歯髄の活性を保つ生活断髄法と，失活（▶89ページ）させる失活断髄法がある。現在行われているのは，生活断髄法がほとんどである。

第4章 検査と治療・処置

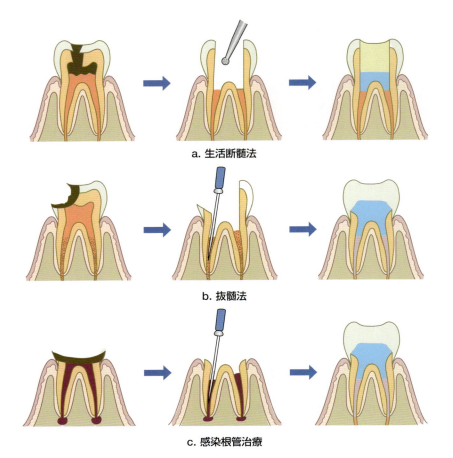

a. 生活断髄法

b. 抜髄法

c. 感染根管治療

○ 図4-27 歯内治療

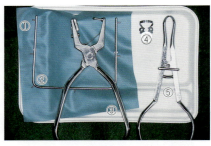

a. ラバーダム防湿に使用される器具
①ラバーダムシート，②フレーム，③ラバーダムパンチ，④クランプ，⑤クランプフォーセップス(鉗子)

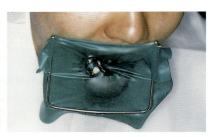

b. ラバーダムを患者に装着した状態

○ 図4-28 ラバーダム防湿法

1 **生活断髄法** 乳歯や若年者の永久歯に対して行われることが多い。歯に局所麻酔を行ったあとに，炎症をおこした歯髄組織を除去し，残存する歯髄面に水酸化カルシウム系セメントやMTAセメントなどの薬剤を塗布し封鎖する。歯髄を部分的に保存することにより，乳歯では永久歯の萌出時期に

おける歯根吸収や，永久歯ではゾウゲ質の形成と歯根の完成など，歯髄のさまざまな機能を維持することができる。

2 失活断髄法　歯髄を失活させる薬剤（失活剤）を塗布したのち，歯髄の一部を除去する方法である。歯髄の機能を維持できないことから，現在はほとんど行われない。

抜髄法

歯髄をすべて除去する治療法であり，多くは局所麻酔下で歯髄を除去する**直接抜髄法**によって行われる。失活剤を使用して，歯髄を失活させたあとに除去する方法を**間接抜髄法**という。

歯髄の除去には抜髄針（クレンザー）やリーマー，ファイルといった器具を用いる（◯図 4-29）。根管内を確実に洗浄し，細菌が再び侵入して感染源にならないように緊密に封鎖するためには，根管の形態を根尖まで整える必要がある。この処置を根管拡大といい，リーマーやファイルを用いて行う。また，根尖部まで充填するために歯の長さを計測する処置を根管長測定といい，歯の電気抵抗値（インピーダンス）を利用した装置が広く用いられている。

根管拡大のあとに根管内を洗浄し根管洗浄を行う。根管洗浄には低濃度の次亜塩素酸ナトリウムを用いることが多い。その後必要に応じて根管内に薬剤を入れて封鎖する（根管貼薬）。根管貼薬には，通常，水酸化カルシウム剤が用いられる。薬剤を入れないで封鎖する術式も多く行われている。

痛みや炎症などの症状が消失したあとに，根管内を充填材料で封鎖する（根管充填）。根管充填には，ガッタパーチャポイントと根管充填用セメント（シーラー）を併用する（◯図 4-30）。根管充填を行ったあとに，X線写真を撮影して根管充填の状態を確認する（◯図 4-31）。

感染根管治療

歯の根管内の汚染部を除去して根管洗浄を行い，細菌が消失したあとに根管充填を行う。根管拡大，根管長測定，根管洗浄，根管充填の術式は，抜髄法とほぼ同じである。ただし，歯の痛みや炎症がなくなり，根管の細菌が消失するまで繰り返し根管洗浄を行い，根管内を無菌化したあとに根管充填を行うため，抜髄法よりも治療回数が多くなる傾向がある。

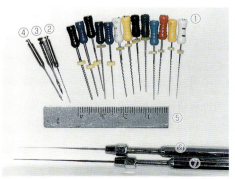

◯図 4-29　歯内治療に使用される器具

①ファイル
②エンジンリーマー
③ピーソーリーマー
④ゲーツグリッデンドリル
⑤スケール
⑥抜髄針（クレンザー）
⑦ブローチ

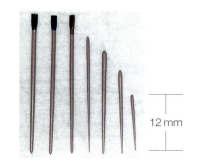

◯図 4-30　ガッタパーチャポイント

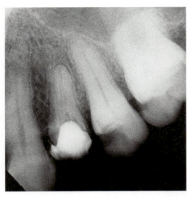
①治療前

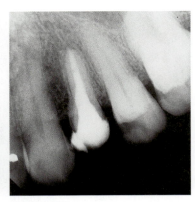
②根管充塡後

○図4-31　根管充塡のX線像

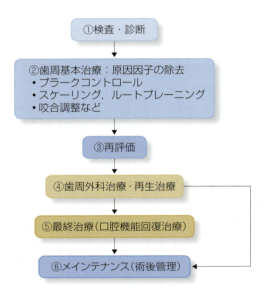

○図4-32　歯周疾患の治療の流れ

3　歯周疾患の治療

　歯周疾患に対する治療を歯周治療という。
　歯周疾患の治療は，①検査と診断，②歯周基本治療，③再評価，④必要に応じて歯周外科治療または再生治療，⑤最終治療（口腔機能回復治療❶），⑥メインテナンス（術後管理）という流れで行われる（○図4-32）。歯周疾患が進行し，治療を行っても咬合機能の回復と治癒が見込まれない歯は抜歯になる。

■歯周基本治療

　歯周基本治療の目的は，①急性症状の抑制，②炎症の除去，③プラークコントロールの確立，④外傷性因子の除去，⑤咬合の安定化を行うことである。
　プラークコントロールでは，歯みがきなどの口腔清掃指導のほか，スケーリングとルートプレーニングを行う。

NOTE
❶咬合治療，矯正治療，修復・補綴治療をさす。

咬合が歯周組織に外傷性にはたらき，歯周疾患を悪化させることがあり，その場合は咬合により歯にかかるストレスを改善するための治療を行う。歯周炎による炎症や痛みが強く急性化している場合や，特定の原因菌が疑われる場合は，抗菌薬の投与を行う。

再評価

歯周基本治療を行ったあとに，歯周組織の検査を再度行い，治療効果を確認して最初に立案した治療計画を再検討する。歯周治療の各段階で，今後の治療計画を立案するために行う評価を再評価という。再評価では，歯周ポケットの深さや歯肉からの出血，歯の動揺度，プラークの付着状態などを評価する。

歯周外科治療

再評価の結果に基づき，残存する歯周ポケットが深く，歯周基本治療では歯石やプラークの除去が困難であり，また歯周病変部の改善が必要な部位に対しては，歯周外科治療を行うことがある。歯周外科治療には，歯周ポケット掻爬術，新付着術，歯肉切除術などがある。

1 **歯周ポケット掻爬術と新付着術** 歯周ポケット掻爬術は，盲嚢掻爬あるいはキュレッタージともよばれる。鋭匙型のスケーラーを用いて，歯周ポケットを形成するポケット内面の上皮や肉芽組織を局所麻酔下で除去する。

新付着術（ENAP）は，鋭利なメスを用いて歯肉辺縁からポケット底へ向けてポケット上皮を切除し，歯肉を縫合して再付着をはかる。

2 **歯肉切除術** 歯周ポケットを除去するために，歯周ポケットを形成する歯肉を切除する外科処置である。歯周組織の崩壊が軽度な場合に行う。

3 **歯肉剝離掻爬術（フラップ手術）** ポケットを形成する歯肉を歯根面から剝離し，病変部を直視できる状態にし，スケーリングやルートプレーニングを行い不良肉芽を除去したあとに，剝離した歯肉弁を戻して縫合する。必要に応じて，歯槽骨の形態を整えたり，自家骨や人工骨の移植を行うこともある。

4 **歯周組織再生誘導術と骨再生誘導術** 通常の歯周外科治療を行っても，セメント質の新生を伴った結合組織性の新付着は得られないことが多い。歯槽骨や歯根膜，セメント質を新生するために，特殊な膜を用いて外科処置を行うもので，GTR（guided tissue regeneration）法とよばれる。また，インプラント治療を目的に歯槽骨の再生を行うものを，骨再生術（GBR〔guided bone regeneration〕法）という。また，骨形成を促進する特殊なタンパク質（エムドゲイン®）を使用する方法もある。これらの治療法はすべての症例に対して有効なのではなく，治療効果が期待できる症例を選んで行う必要がある。根分岐部の病変や，限局的な垂直性骨吸収に有効である。

5 **その他の外科処置** 歯周組織の形態を改善するために，歯肉歯槽粘膜形成術が行われる。そのほかに，小帯切除術・開窓術・遊離歯肉移植術などがある。

2 口腔外科の治療

歯・口腔の疾患には，損傷・骨折，口腔粘膜疾患，顎関節疾患，囊胞，腫瘍，また唇顎口蓋裂や顎変形症など，外科的処置を要するものがある。

ここでは，さまざまな疾患に共通する治療である，抜歯・歯根端切除術・膿瘍切開について述べる。なお，特定の疾患に対する治療については，第5章で取りあげる。

1 抜歯

抜歯とは，歯と歯槽骨の間に介在している歯根膜（歯周靱帯）を断裂し，歯を弛緩・動揺させて抜去することである。

抜歯は，齲蝕・歯周疾患が進行して保存治療では治癒が見込めない歯や，外傷などにより歯根破折した歯，歯列矯正治療のために抜去を必要とする歯などに対して行われる。

■禁忌

心臓疾患・重度糖尿病・血液疾患などの全身疾患を有する患者や，妊娠初期および末期の妊婦では，抜歯や浸潤麻酔によるストレス・侵襲を契機に重篤な状態になったり，急変したりする可能性があるので注意する。急性智歯周囲炎などの急性期の化膿性炎症の原因歯では，抜歯が刺激となって炎症を悪化させる可能性がある。悪性腫瘍内に植立する歯では，抜歯刺激により腫瘍を急激に増大させたり，腫瘍細胞を播種させたりする危険がある。

■抜歯手技

1 普通抜歯 抜歯鉗子（ヘーベル hebel）・抜歯挺子（エレベーター elevator）・鋭匙を用いる（○図 4-33）。そのほか，デンタルミラー・歯科用ピンセットを用意する（○48ページ，図 4-1）。

(1) 歯根膜の切断：歯根膜を切断する。
(2) 歯の脱臼：抜歯鉗子で歯頸部をしっかりとつかんで，揺さぶりと回転作用により歯槽骨から脱臼させる。または，挺子を歯と歯槽骨の間に挿入

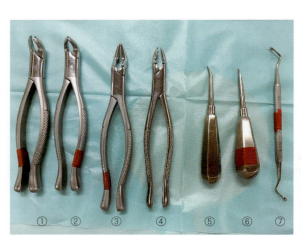

○図 4-33 抜歯器具
抜歯鉗子（①下顎大臼歯用，②下顎小臼歯用，③上顎前歯用，④上顎大臼歯用）
抜歯挺子（⑤曲，⑥直）
⑦鋭匙

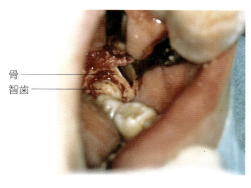

○図 4-34 埋伏歯の抜歯のための骨削除
歯肉を剝離し,下顎埋伏智歯周囲の骨を削除したところである。

して,くさび・回転・梃子作用により脱臼させる。
(3) 搔爬:抜歯後にできた骨欠損(抜歯窩)に感染性の肉芽組織がある場合には,鋭匙で搔爬する。
(4) 歯槽骨の整復と消毒:抜歯による力で歯槽骨が開大するため,手指で圧迫して整復する。抜歯窩が大きい場合には縫合し,創と血餅(凝血塊)の安定をはかる。最後に消毒綿球や生理食塩水などで術野を消毒・洗浄し,止血のために抜歯部位でガーゼをかんでもらう。ガーゼは通常,15分ほどで除去する。

② 難抜歯・埋伏抜歯　歯根が肥大している歯や,複根歯で根尖が開いている歯,歯根と歯槽骨が癒着している歯,粘膜下や骨内に埋伏している歯の抜去に際しては,粘膜切開・骨削除・歯根分割が必要となる(○図4-34)。そのため,メス・骨ノミ(マイセル)・骨槌(マレット)・切削器具(歯科用タービンなど)・切削バー・縫合器具一式(有鉤ピンセット・持針器・針・縫合糸)を用いる。

抜歯の術中合併症

● **デンタルショック**　抜歯中,またはそれ以外の歯科治療に際して,患者が極度の精神的緊張状態となることがある。なかには,局所麻酔や歯の切削などによる痛みのために迷走神経反射がおこり,顔面蒼白・冷や汗・血圧低下・徐脈・意識消失などの症状を呈し,ショックにいたることもある。これを**デンタルショック** dental shock という。

デンタルショックを予防するためには,抜歯前に治療内容をよく説明して患者の不安を取り除くとともに,術中も患者の様子を注意深く観察する必要がある。ショックがおきた場合には次のような対応をする。
(1) ただちにデンタルチェアを水平にし,下肢をやや上げる。なお,以前は頭部を10〜15度下げたトレンデレンブルグ体位をとらせていたが,内臓が胸部を圧迫して呼吸を抑制することがあるため用いられなくなった。
(2) 呼吸の障害となる口腔内のガーゼなどの遺物は除去し,唾液を吸引する。
(3) 衣服をゆるめ,胸部と腹部をらくにする。
(4) 意識低下・舌根沈下があれば下顎を前方に挙上させて気道を確保する。
(5) 必要に応じて酸素吸入や点滴を行う。血圧低下が改善されなければアドレナリンを投与する。

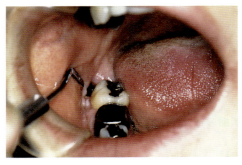

○図4-35　ドライソケット
埋伏智歯の抜歯後3日目で，血餅のない抜歯窩が見える。

（6）呼吸・心停止の場合は救命処置を行う。
● **そのほかの術中合併症**　抜歯に際しては，隣在歯の脱臼や，周囲軟組織の損傷，骨ノミによる異常骨折，大開口による顎関節脱臼，上顎臼歯抜去による上顎洞穿孔，上顎洞・口底への歯の迷入，下歯槽神経損傷，血管損傷による異常出血，抜去歯の誤嚥，エアータービン切削器具による気腫などの危険性があるので留意する。

抜歯の術後合併症

● **異常出血**　抜歯後数時間たっても止血しなかったり，一度止血したあとに再び出血したりすることがある。局所的な原因としては，抜歯窩内の炎症性肉芽組織の搔爬が十分でないことや，血管の損傷などがある。圧迫止血を確実に行い，それでも止血しない場合は，抜歯窩の再搔爬，酸化セルロースの塡塞，縫合で対処する。

　異常出血の全身的な要因として，血液疾患，とくに血小板減少性紫斑病と白血病，肝疾患，腎疾患などがある。抗血栓療法を受けている患者も止血しにくい。

● **ドライソケット**　抜歯窩の血餅が感染あるいは過度な含嗽などにより流失し，骨が露出した状態を**ドライソケット** dry socket という（○図4-35）。高度の痛みがある。抜歯後疼痛の代表的な病態である。

　処置としては，①抜歯窩の再搔爬，②歯科用包帯剤（サージカルパック）の塡塞，③粉末の局所麻酔薬の塗布と軟膏ガーゼによる塡塞などが行われる。

● **抜歯後感染**　①既存の感染症の再燃，②異物の混入，③骨削除物の残存，④出血に伴う大量の血餅，⑤副腎皮質ステロイド薬の長期服用や糖尿病などの全身的要因などによって，感染症をおこすことがある。抗菌薬の投与とともに，原因・誘因への対応が必要である。

● **神経麻痺**　通常の抜歯で神経麻痺がおこることは少ないが，下顎埋伏智歯抜歯では，抜歯後腫脹による神経圧迫や術中の神経損傷により，下歯槽神経麻痺あるいは舌神経麻痺が生じることがある。末梢神経障害の修復作用のあるビタミンB_{12}製剤などの投与や，鍼治療，ソフトレーザー，神経縫合術などで対応する。

2　歯根端切除術

　歯根端切除術は，通常の歯内療法では根尖部病変が治癒しない場合や装着

C. 治療・処置　75

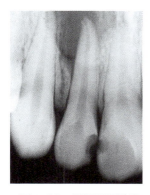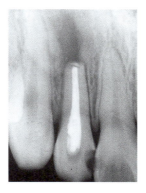

○図 4-36　歯根端切除術
左は手術前で，右は手術後 6 か月である。2|根尖部の X 線透過像は縮小しており，治癒過程にある。根管充填が行われている。

○表 4-1　補綴治療の分類

対象	補綴装置	固定性・可撤性
歯質の欠損	クラウン	固定性
歯の欠損	ブリッジ	
	インプラント	
	部分床義歯	可撤性
	全部床義歯	
顎顔面の欠損	顎義歯	

されている補綴物を除去できない場合や，顎囊胞などに根尖部が含まれている場合などに適用される。

歯肉切開・剝離を行ったうえで根尖部歯槽骨を除去し，歯根の先端を切断して病巣とともに除去する（○図 4-36）。根尖切除後には歯内治療を行う（○67 ページ）。ただし，補綴物装着歯などで歯冠方向からの根管充填ができない場合は，根尖方向から充填する，逆根管充填を行う。創は閉鎖する場合と抗菌薬入りガーゼなどを填塞して開放創とする場合がある。

3 膿瘍切開

膿瘍の周囲に発赤・発熱・痛みを伴う場合は切開して排膿することで症状が軽減する。膿瘍の局在が不明な場合には，CT・MRI・超音波検査などによって確認する。

浸潤麻酔のあと，メスや剪刀などで開いて排膿させ，ドレーンを留置する。抗菌薬も投与する。ドレーンは 1〜2 日で撤去する。

3　補綴治療

補綴治療は，歯質や歯，顎骨などの欠損を人工的に補う方法である。補綴治療の多くは，印象採得❶・咬合採得から得られる模型をもとに，歯科技工士が技工室で製作する補綴装置を口腔内に装着して行う。

● **種類**　補綴装置には，歯質の欠損部を補うクラウン，歯の欠損部を補うブリッジ・インプラント・部分床義歯・全部床義歯，顎骨やその周囲組織と歯の欠損部を補う顎義歯などがある（○表 4-1）。また，補綴装置は，歯科医療者以外は取り外すことができない固定性補綴装置と，患者自身で取り外しが可能な可撤性補綴装置に分けられる。

● **目的と治療効果**　さまざまな補綴治療に共通する目的と治療効果として，咀嚼機能の回復と，失われた歯質および歯の形態の回復があり，副次的な効果として，発音機能の改善，口腔感覚の改善，心理面の支援がある。

NOTE
❶印象採得
歯，顎堤（○77 ページ），顔面などの形態を記録することをさす。さまざまな印象材を用いて陰型を製作し，これに石膏などを流し込んで模型をつくることが一般的である。近年は口腔内スキャナーを用いてデジタルデータを採得する方法も用いられるようになった。

1 歯質の欠損に対する補綴

歯質の欠損に対する補綴とは，齲蝕などにより歯質の一部を失った歯を被覆する治療法である．齲蝕が比較的軽度であれば，修復処置（○63ページ）を行い，齲蝕が歯髄まで達していれば歯内治療を実施したあと，クラウンによる歯冠修復を行う．

ここではクラウンを用いた治療について述べる．

◆ クラウン

歯冠全体を被覆する補綴物を**クラウン**とよぶ．クラウンは，生活歯❶および失活歯のいずれに対しても適用される．

クラウンをかぶせる歯を支台歯という．支台歯とするには適切な形態を必要とするため，治療により切削して支台歯形成を行う．欠損が大きい場合は，支台歯形成を行う前に支台築造（コア築造）を行う（○図4-37-①，②）．その後，印象採得を行ってクラウンを製作し，合着する（○図4-37-③，④）．

クラウンは材料の違いにより以下のように分類される．

1 セラミッククラウン　ジルコニアなどの高強度のセラミックから製作したクラウンである（○図4-37）．セラミックブロックを削り出すCAD/CAM❷システムにより製作するため，印象採得して技工室で製作するだけでなく，光学的に印象採得して診療室で製作することも可能である．技工室で製作する場合には，削り出したクラウンに別のセラミックを築盛して，色調と形態を調整することができる．前歯部・臼歯部のいずれにも適用され，金属を用いないため色調の再現性は最もすぐれている．健康保険は一部の限られた材料と補綴部位にのみ適用される．

2 全部鋳造冠　金属の鋳造により製作したクラウンである（○図4-38）．臼歯部に用いる．破折や摩耗がおこりにくいが，金属色が露出するため外観上は不利である．健康保険が適用される金属と，健康保険が適用されない金合金などの金属があるが，咬合機能の回復に差はないと考えられている．

3 レジン前装冠　金属の鋳造冠の唇側面に歯冠色のレジンを築盛して製

> **NOTE**
> ❶生活歯
> 　歯の中にある，神経を含む軟組織である歯髄が存在する歯（天然歯）をさす．

> **NOTE**
> ❷CAD/CAM
> 　コンピュータによる設計・製造をいう．

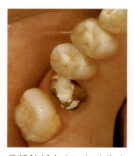
①齲蝕が大きいため歯内治療ののち，支台築造を行う．

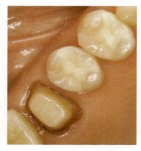
②支台築造後，支台歯形成を行う．

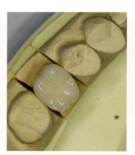
③印象採得し，技工室でセラミッククラウンを製作する．

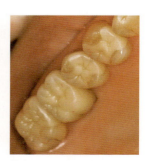
④クラウンを口腔内に合着する．

○図4-37　セラミッククラウンの製作から装着まで

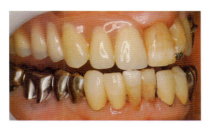

◯図 4-38　全部鋳造冠
7654に全部鋳造冠が用いられている。上顎には部分床義歯が装着されている。

作したクラウンである。目にふれる部分はレジンでおおわれるため，前歯部にも用いることができる。健康保険が適用されるが，長期的な使用により前装レジンの摩耗や剝離，着色が生じることがある。

　4　**陶材焼き付け鋳造冠（メタルボンドクラウン）**　金属の鋳造冠にセラミックの一種のポーセレンを焼き付けて製作したクラウンである。ポーセレンは化学的に金属と接着しており，唇側面だけでなく歯面全体に焼き付けることが可能である❶。前歯部と臼歯部のいずれにも適用され，後述するブリッジとしても広範囲に用いられる。健康保険は適用されない。

NOTE
❶全体に焼きつけることをフルベークという。

2　歯の欠損に対する補綴

　齲蝕や歯周疾患を原因とする歯の喪失は，中年から高齢者までの多くの国民において，依然として多くみられる。喪失した歯は人工歯やインプラントで補われる。以下の補綴装置・方法があり，喪失した歯の部位と数によって選択される。

◆ ブリッジ

　ブリッジとは，複数のクラウンと，欠損部のポンティック（人工歯）とを連結して一体となった固定性の補綴装置である（◯図 4-39）。欠損部の隣在歯を支台歯とする複数のクラウンが中間部のポンティックをはさむ構造が一般的であり，齲蝕のない健全な歯を切削し，支台歯とすることもある。

　クラウンおよびポンティックの材料の種類は，歯質の欠損に対する補綴に用いるクラウンと同様である。

　ポンティックの底面と顎堤❷粘膜との間には食物残渣やプラークが停滞しやすく，歯ブラシだけでなく歯間ブラシやデンタルフロスを使用した口腔清掃を行うことが望ましい。

NOTE
❷顎堤とは，歯を喪失したあとに顎骨と粘膜によって形成される堤状の高まりのことである。

◆ インプラント

　顎骨に埋入したチタン製の**インプラント**（人工歯根）を支台としたクラウンである（◯図 4-40）。インプラントはねじ型が多く，骨性癒着を獲得して顎骨に固定される。インプラントの埋入手術後，骨との一体化と粘膜の治癒が得られたならば，クラウンを装着する。

　インプラントはブリッジと比較すると天然歯を切削しないことが利点であるが，骨量が不足する場合は埋入がむずかしくなるため，適応症は比較的限定される。健康保険の適用はなく，費用は高額になる。

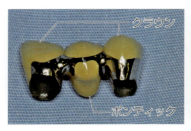
a. ブリッジ

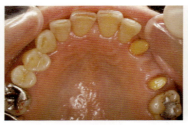
b. 治療前

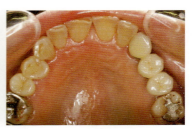
c. 治療後（咬合面）

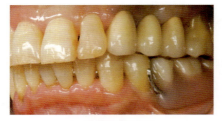
d. 治療後（頰側面）

▶図4-39　ブリッジ
4̱の欠損部に置かれるポンティックと隣在歯のクラウンが連結している。咬合面と頰側面は金属が露出せず，外観はすぐれている。

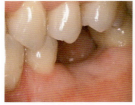
a. 治療前（6̱の欠損）

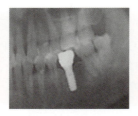
b. インプラント埋入後のX線写真

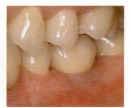
c. 治療後

▶図4-40　インプラントによる補綴

　プラークの付着を主因とするインプラント周囲炎に罹患すると，支持骨の吸収とインプラントの脱落をまねく場合がある。そのため天然歯と同様の口腔衛生管理が必要である。

◆ 部分床義歯（パーシャルデンチャー）

　部分床義歯（パーシャルデンチャー）とは，人工歯と義歯床，金属製のフレームワークとクラスプなどの支台装置から構成される可撤性の義歯である（▶図4-41）。ブリッジと比較して歯を大きくけずることがなく，インプラントのような外科手術も必要としないため，治療時の患者の負担は比較的軽微である。クラスプや義歯床による異物感や外観の障害があるため，患者自身の理解が不可欠である。

　部分床義歯は，義歯と残存歯との間や，義歯床が被覆する粘膜面が不潔になりやすく，毎食後に義歯を外して清掃する必要がある。しかしブリッジやインプラントなどの固定性の補綴装置と比較すると，むしろ徹底した清掃を行いやすい。また，残存歯が新たに欠損するなど，口腔の状態が変化したときに修理を行えるという利点がある。

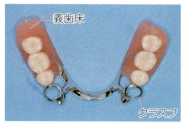
a. 部分床義歯

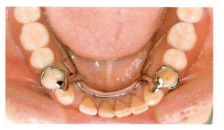
b. 装着後（下顎咬合面観）

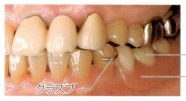
c. 装着後（左側面観）

図 4-41　部分床義歯による補綴
クラスプを支台歯にかけ、義歯を維持・安定させる。

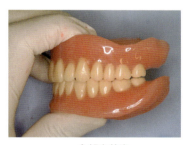
a. 全部床義歯

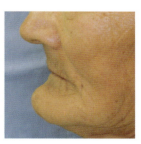
b. 装着前

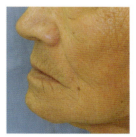
c. 装着後

図 4-42　全部床義歯による補綴

◆ 全部床義歯（コンプリートデンチャー）

　全部床義歯（コンプリートデンチャー）とは，歯が1本もない無歯顎の患者に適用する可撤性の義歯で，人工歯と義歯床からなる（図4-42）。支台歯がないため，義歯は義歯床と顎堤粘膜との吸着によって定位置にとどまっている。

　義歯の成否は，顎骨の形態や生理機能，全身の健康状態を含めた患者側の要因に左右されることも多く，患者によってさまざまな食品を咀嚼できる場合とそれがむずかしい場合とがある。

　不具合の原因は多様であり，義歯が適合していたとしても，口腔粘膜の不衛生や口腔カンジダ症，服用している薬物の副作用による口腔乾燥が原因となって義歯性の口内炎を発症し，痛みが生じる場合もある。近年では，義歯の安定をはかるために少数のインプラントを埋入し，義歯の支台とする方法も用いられるようになった。

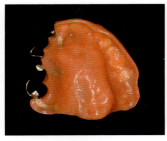 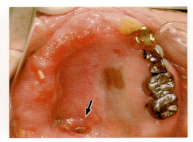 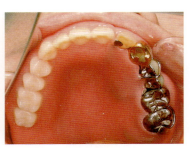

a. 顎義歯（裏面）　　　b. 装着前　　　c. 装着後

◎図 4-43　顎義歯による補綴
口腔の腫瘍摘出後にできた口蓋の穿孔（→）を顎義歯で閉鎖した。

3　顎顔面の欠損に対する補綴

　口腔領域の腫瘍とともに除去されて生じた顎骨・周囲組織・歯の欠損は，顎義歯によって補われる。

◆ 顎義歯

　顎義歯とは，部分床義歯と同様の構造に，欠損した口腔組織を閉鎖する義歯床部が連結された可撤性の補綴装置である（◎図 4-43）。おもな目的は，欠損部の閉鎖により，発音・咀嚼・嚥下などの口腔機能を回復することである。

4　矯正歯科治療

　歯・歯周組織・顎の成長の過程で，歯列や咬合が正常から逸脱した状態となる場合がある。これらを総称して**不正咬合**とよぶ。**矯正歯科治療**は，不正咬合を改善し，顎口腔機能の回復をはかるとともに，審美性の改善により，社会的・心理的な個人の福祉に寄与することを目的としている。

1　不正咬合の分類と原因

▌分類

　一般社会において不正咬合は，出っ歯・受け口・乱杭歯などの言葉で表現されることがあるが，これらは正式な学術用語ではない。歯科矯正学の分野では以下のような分類によって整理されている。
（1）個々の歯の位置異常：転位，傾斜，捻転，移転，高位，低位など
（2）複数歯にわたる異常：正中離開，翼状捻転，叢生（◎図 4-44-a）など
（3）歯列弓形態の異常：狭窄歯列弓，Ｖ字型歯列弓，鞍状歯列弓など
（4）上顎と下顎の歯列弓の関係の異常
　　①近遠心的異常：上顎前突（◎図 4-44-b）・下顎前突（◎図 4-44-c）・上下顎前突など
　　②垂直的異常：過蓋咬合，開咬（◎図 4-44-d）など
　　③水平的異常：交叉咬合，鋏状咬合など

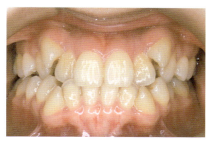
a. 叢生
複数の歯の歯並びが乱れている。

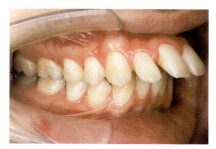
b. 上顎前突
上顎の歯が前方に出ている。

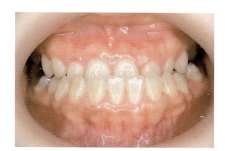
c. 下顎前突
下顎の歯列が上顎より前に出ている。

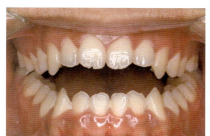
d. 開咬
前歯から小臼歯は上顎と下顎が接触しない。

○図 4-44 不正咬合患者の口腔内写真

　国際的に用いられる分類としては，上顎第一大臼歯に対する下顎第一大臼歯の近遠心的(前後的)関係を評価したアングル分類が最も一般的である。またわが国では，上顎前突・下顎前突・上顎犬歯低位唇側転位❶に対して用いられる高橋の分類がよく知られている。

> NOTE
> ❶一般的には八重歯ともいう。

原因

　顎骨・歯・舌・口唇などの顎口腔系を構成する解剖学的要素，あるいはそれらを取り巻く環境のバランスがくずれることにより，直接的あるいは二次的に不正咬合を生じる。遺伝的要因と環境的要因が存在し，単独の要因よりはむしろ多数の要因が複合して不正咬合を生じることが多い。

　不正咬合の先天的要因としては，唇顎口蓋裂(○130ページ)のような先天異常のほか，歯数の異常(○94ページ)，歯の形成異常(○93ページ)，舌や小帯の異常といった口腔軟組織の異常(○129ページ)などがあげられる。

　後天的要因のうち，全身的要因としては，先端巨大症などの内分泌障害やくる病などの栄養障害がある。一方，局所的要因としては，次のものがあげられる。

(1) 永久歯への交換の異常：乳歯の早期脱落・晩期残存，歯胚の位置異常，萌出方向の異常
(2) 齲蝕・歯周疾患
(3) 不良修復・補綴物
(4) 口腔習癖：咬唇癖・吸指癖・弄舌癖・口呼吸・睡眠態癖・ブラキシズム
(5) 外傷

（6）顎関節疾患
（7）囊胞・口腔腫瘍

2 治療法

　問診・視診・調査用紙などを通じて，現症・現病歴・既往歴・家族歴などに関する情報を収集する。さらに口腔内や顔貌を診査して形態や機能の異常について記録する。さらに，口腔模型や頭部 X 線規格写真（セファログラム）を含む X 線写真，口腔内写真，顔面写真などの資料採得を行って問題点を抽出する。これらを総合的に評価して診断を行い，それに基づいて治療計画を立案する。矯正歯科治療は大きく下記の 3 つに分類される。

　1 予防矯正歯科治療　良好な咬合を維持したり不正咬合の悪化を予防したりする必要がある場合に行われる。乳歯脱落後に保隙装置❶を用いたり，自然脱落しない乳歯を抜去したりして，永久歯の萌出スペースを確保する治療などが該当する。

　2 抑制矯正歯科治療　そのまま放置すればより重度な問題へと発展することが予想される場合，症状を軽減したり原因を除去したりすることを目的に行われる。顎成長のコントロールや，指しゃぶりなどの悪習癖の除去，永久歯の萌出誘導などが含まれる。

　3 本格矯正歯科治療　本格矯正歯科治療は，個々の歯の位置・傾斜・捻転，歯列弓形態，かみ合わせなどの問題に対して，歯の移動を行うことにより，現存する症状を取り除き，望ましい咬合状態へと改善することを目的として行われる。治療は，混合歯列期または永久歯列期から行われる。顎変形症や歯周疾患などに起因した不正咬合に対して，他科と協力して包括的な治療が行われる場合もある。治療終了後は，あと戻りを防止するために保定が必要となる。

　本格矯正歯科治療に用いる装置には，可撤式矯正装置（ヘッドギア，アクチバトール，フレンケル装置など），半固定式矯正装置（舌側弧線装置など），固定式矯正装置（マルチブラケット装置など）がある。マルチブラケット装置は多く用いられており，多数歯にブラケットやチューブを装着し❷，アーチワイヤーを介して三次元的に歯を移動することにより，不正咬合を改善している（◯図 4-45）。

　可撤式矯正装置の場合は，患者の協力度によって治療効果が大きく左右される。一方，固定式矯正装置は患者の協力度にかかわらず治療効果を期待できるが，口腔衛生に心がけなければ齲蝕や歯肉炎に罹患することもある。歯みがきの方法や装置の正しい取り扱い方を患者に十分指導し，正しく行えているかを定期的に確認する必要がある。

▍器具・材料

　矯正歯科治療に用いられる器具や材料は，一般歯科とは異なる特殊なものが多い。診療室においては，つねに器具や材料の点検を行い，数や量に不足がないか，使用可能な状態かなどについて確認する必要がある。

　1 線材料　矯正歯科治療に用いられる金属線には，さまざまな太さ・形

NOTE
❶保隙装置
　乳歯脱落後に，その前後の歯の移動を防ぐための装置をいう。

NOTE
❷基本的には全歯に装着する。

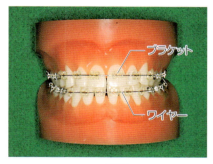 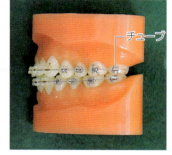

a. 正面　　　　　　　　b. 側面

○図4-45　マルチブラケット装置

状・材質のものがある。断面の形状によって，丸型のラウンドワイヤー，正方形型のスクエアワイヤー，長方形型のレクトアンギュラーワイヤーなどに分けられる。複数の細いワイヤーを束ねたツイストワイヤーもある。

　また材質も，ステンレス鋼・コバルトクロム合金・ニッケルチタン合金・βチタン合金・ブラス(真鍮)ワイヤーなど多種多様で，それぞれの特性をいかして目的に応じた選択が行われる。近年では超弾性の特性を有することから，ニッケルチタン合金のアーチワイヤーが用いられる場合も多い。

　②バンド　歯に装着させ，矯正力を歯に伝えるための装置である。各歯に合わせて，さまざまなサイズや形状の既製バンドが市販されている。必要に応じてリボン状の金属バンド材料を用いて，個々の歯に合わせてバンドを作製することもある。これらを個々の歯にセメント合着して用いる。

　③プライヤー・ハンドインスツルメンツ類　線材料の屈曲や切断，アーチワイヤーの把持や結紮，ブラケットやレジンの除去，バンドの着脱，歯間離開などのために，さまざまなプライヤーやハンドインスツルメンツが用いられる。

　④ブラケット・チューブ　歯に固定してアーチワイヤーからの矯正力を歯に伝え，適切な移動を行うためのアタッチメント装置である。歯の表面に直接ボンディング材を用いて固定したり，バンドに溶接したりして用いる。金属・プラスチック・セラミックなどの材料で作製されたものが用いられている。

　⑤ボンディング材　接着性レジンを用いる場合が多い。触媒を含んだ材料を混合することで硬化が開始する化学重合型と，紫外線やレーザーを照射することで化学反応が促進されて硬化する光重合型の2種類に分類される。

　⑥エラスティック　弾性力を有するラテックスや熱硬化性ポリウレタンゴムなどが用いられる。リングタイプ(顎間ゴム)，個々の歯の移動を目的とするチェーンタイプや，マウスピースタイプのトゥースポジショナーなどがある。

work 復習と課題

❶ 口腔疾患患者における病歴の聴取の意義と，口腔の観察法について述べなさい。
❷ 歯および歯周組織の検査法を説明しなさい。
❸ 口腔機能の検査法を列挙し説明しなさい。
❹ 口腔顔面の画像診断法を列挙し説明しなさい。
❺ 保存治療についてまとめなさい。
❻ 歯周治療についてまとめなさい。
❼ 抜歯の実際について，順を追って説明しなさい。
❽ 歯質の欠損に対する補綴，歯の欠損に対する補綴の実際についてまとめなさい。
❾ 矯正歯科治療の実際についてまとめなさい。

― 歯・口腔 ―

第 5 章

疾患の理解

A 本章で学ぶ歯・口腔疾患

　歯・口腔領域の疾患が生じる部位は，歯，口腔粘膜，顎骨，頭頸部の筋肉，顎関節，唾液腺などと多岐にわたり，複数の部位に及ぶ場合もある。また，歯・口腔疾患は，その成因から，感染症，アレルギー疾患，自己免疫疾患，腫瘍性疾患，外傷性疾患，先天異常・発育異常，神経性疾患，心身症などに分けられる（◯図5-1）。

　ただし，部位と成因という2つの要素のいずれか一方のみで疾患を分類することは困難である。そのため本章では，おもに特定の部位に限局される疾患は部位ごとに区分し，複数の部位に及ぶなどのために成因から理解することが適切なものは成因により分類している。

　顎・口腔の部位は，歯と粘膜，粘膜と歯槽骨のように互いに連続している。そのため，それぞれの疾患名は別であっても，同一の成因により発生した連続性をもつものもある。

　ここでは，本章の理解のため，歯・口腔疾患を成因ごとに区分し，そのなかでの互いのつながりを示す。

■感染症
● **細菌**　口腔内細菌により歯に生じる疾患に齲蝕がある。齲蝕が進行すると歯髄炎となり，さらに粘膜の疾患である根尖性歯周炎となる。また，口腔内細菌により歯肉に発生する歯肉炎は，進行すると辺縁性歯周炎となる。根尖性歯周炎や辺縁性歯周炎が進行すると炎症は骨に及び，歯槽骨炎や顎骨骨髄炎となる。これらが上顎に波及すると上顎洞炎に，下顎に波及すると口底炎となる。これ以外にも，結核性潰瘍・梅毒性潰瘍などもある。
● **真菌**　口腔カンジダ症などがある。
● **ウイルス**　①粘膜に発生して水疱を主徴とするヘルペス性口内炎・口唇ヘルペス・帯状疱疹・ヘルパンギーナ・手足口病と，②唾液腺に発生する流行性耳下腺炎などがある。また，顔面麻痺が生じる場合もある。

■アレルギー疾患
　口唇に生じるクインケ浮腫などがある。

■自己免疫疾患
　粘膜に生じるものに，尋常性天疱瘡，類天疱瘡があり，唾液腺に生じるものにシェーグレン症候群がある。

■腫瘍性疾患
　腫瘍には良性腫瘍と悪性腫瘍がある。また，歯を形成する組織に由来する歯原性の腫瘍と，それ以外のものに分けられる。

　良性腫瘍の好発部位は，顎骨，粘膜，血管，唾液腺などである。

　悪性腫瘍は，そのほとんどが口腔粘膜に生じる扁平上皮がんであり，一般的には部位により舌がんや歯肉がんなどとよばれる。進行すると，顎骨，上顎洞にも及び，頸部リンパ節転移がおこることもある。粘膜の悪性腫瘍は，白板症や紅斑症などの粘膜の疾患ががん化して生じる場合もある。このほか，

唾液腺にも生じる。

■ 外傷性疾患

外力により、歯の破折・脱臼、歯槽骨・顎骨骨折、顎関節症、顎関節脱臼などがおこる。また、外傷により唾液腺の排出障害がおこると、軟組織に粘液嚢胞が発生する。舌や歯肉の慢性的な圧迫により潰瘍が生じる場合もある。

■ 先天異常・発育異常

歯の異常には、萌出異常・形成異常、歯数の異常などがある。粘膜の異常には、舌小帯・口唇小帯、頰小帯の異常がある。口唇・顎堤・口蓋に生じる異常には、口唇裂・口蓋裂がある。顎骨の位置や形態の異常として、顎変形症などがある。

■ 神経疾患

顔面神経麻痺や三叉神経麻痺、三叉神経痛があり、神経損傷や外傷、脳腫瘍や脳梗塞、血管による神経圧迫などが原因となる。

■ 心身症

口腔には、心理的な変調が病変や運動障害としてあらわれやすい。器質的な異常がないにもかかわらず痛みが生じる疾患に舌痛症と非定型歯痛がある。

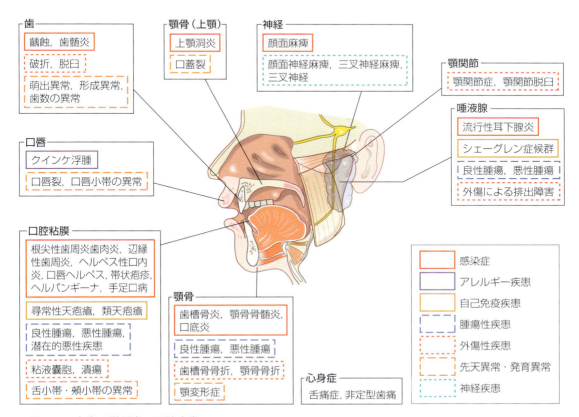

○図 5-1　本章で学ぶ歯・口腔疾患

B 歯の異常と疾患

1 齲蝕および歯髄炎

●**齲蝕の病態**　**齲蝕** dental caries は，口腔内常在菌のなかで糖質を代謝して酸を産生する細菌によって歯質が脱灰し，崩壊する疾患である。口腔内常在菌のなかでも，ストレプトコッカス-ミュータンス *Streptococcus mutans* などのレンサ球菌属の菌は，歯に粘着する不溶性グルカンを産生し，歯垢 dental plaque（プラーク）を形成して歯面に付着する。プラークの中で齲蝕の原因となる細菌が乳酸を産生し，歯の主成分であるリン酸カルシウムの溶解がおこる。歯の主成分であるリン酸カルシウム（主としてハイドロキシアパタイト）が溶解する現象を**脱灰**という。

　エナメル質における初期の脱灰は，不透明な白斑（ホワイトスポット）として観察されることがある。初期の脱灰は，口腔清掃を徹底して行い，またフッ化物の塗布や洗口を行うことによって，歯質にリン酸カルシウムを再沈着させて，齲蝕の進行を抑制することができる。これを**再石灰化**という。

　口腔内の唾液には，歯質のミネラル成分であるカルシウムやリンがイオン化し飽和状態にあり，また炭酸水素イオン（重炭酸塩イオン）などの酸を緩衝する作用を有するイオンも豊富に含まれている。これらの作用により，脱灰した歯質は再石灰化することができる。

　したがって，齲蝕は脱灰と再石灰化が同時におこっている疾患であるといえる。齲蝕が進行するのは，プラークの付着によって脱灰と再石灰化のバランスがくずれ，脱灰が優位になった歯の部位である。

　1 齲蝕の好発部位　歯の部位のなかで，プラークなどのよごれが付着しやすく，また清掃が困難な部位は，齲蝕になりやすいことが知られている。齲蝕の好発部位として，①咬合面の小窩裂溝部，②隣接面，③歯頸部・露出歯根面がある。また，④修復物辺縁部は歯質と修復物の境界面に段差や間隙が生じることがあり，そこに細菌が停滞して齲蝕が発症することがあり，これを**二次齲蝕**という。

　2 齲蝕の進行度　齲蝕は進行程度によって，第1度〜第4度に分類される（図 5-2）。

　①**齲蝕第1度（C_1）**　齲蝕がエナメル質に限局した状態である。痛みはほとんどないことが多い。

　②**齲蝕第2度（C_2）**　齲蝕がゾウゲ質にまで進行している状態である。歯髄には到達していないが，冷水で痛みを生じることがある。

　③**齲蝕第3度（C_3）**　齲蝕が歯髄にまで進行して，歯髄が露出している状態である。あるいは，齲蝕によって軟化したゾウゲ質を除去すると歯髄が露出する状態である。齲蝕による痛みが生じ，歯髄に炎症（歯髄炎）がおこる。歯髄炎では，冷水や温水の刺激によって激しく痛む誘発痛や，なにもしない

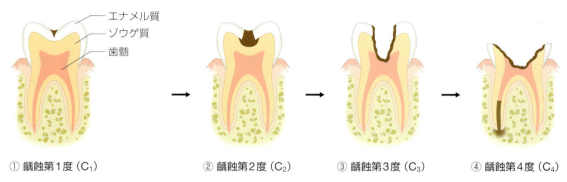

○図 5-2　齲蝕の分類

でも痛む自発痛が生じる。やがて細菌感染により歯髄が失活❶すると、痛みは少なくなる。

　④**齲蝕第 4 度（C₄）**　齲蝕により歯冠が崩壊し、歯根部だけ残った状態である。残った歯根部を残根という。

　さらに、初期の齲蝕であることが疑われる歯を C₀ と分類する。学校歯科保健では、初期の齲蝕が疑われるものを CO❷（シーオー）と分類し、再石灰化を行い経過観察することが推奨されている。

● **歯髄炎の病態**　齲蝕などの刺激により、歯髄に炎症が生じた状態を、**歯髄炎** pulpitis という。歯髄炎では、誘発痛や自発痛が強くなり、ときには痛みの部位も特定できないほどの耐えがたい痛みが生じることがある。

　歯髄炎が進行すると、歯髄組織は徐々に失活していき、細菌感染は根尖部から歯周組織にまで波及して、顎骨内に炎症がおこることがある。これを根尖性歯周炎という（○97 ページ）。根尖性歯周炎の多くは慢性に経過するため、通常は強い痛みはみられない。しかし、かぜや疲労などにより抵抗力が低下すると痛みが激しくなることがあり、急性根尖性歯周炎となる。

　根尖性歯周炎を放置すると、ズキズキする痛みである拍動性疼痛を生じることもあり、炎症が拡大すると歯槽骨炎や骨髄炎になることがある（○97 ページ）。

　また、放置しても急性化せずに根尖部に瘻孔を形成し、慢性化すると慢性根尖性歯周炎になる。なお、不適切な齲蝕治療や、修復物辺縁に間隙が生じて細菌が歯の内部に侵入し、歯髄炎や根尖性歯周炎がおこることもある。

● **検査**　齲蝕および歯髄疾患を診断するために、次のことを検査する。
（1）齲蝕の部位：咬合面・隣接面・歯頸部・歯根面など
（2）齲蝕の状態：深さ・広がり・色・かたさなど
（3）歯髄の生死：生活歯・失活歯
（4）痛みの状態：自発痛・冷水痛・温水痛・咬合痛❸・打診痛など
（5）根尖部付近の歯肉の状態

　齲蝕は、肉眼による診察（視診）や、探針による触診で確認できるものもあるが、修復物の辺縁や内部に発生する二次齲蝕、さらに歯間部に発生する隣接面齲蝕は、X 線写真を使用しないと確認できないことがある。また、根尖

NOTE
❶歯髄の機能が失われることを、失活という。

NOTE
❷CO の O は observation（観察）の O である。

NOTE
❸咬合痛
　かんだときの痛みをいう。

部の病巣は，X線写真による検査が有効である。

歯髄の生死や状態を調べる検査として，次のような方法がある。

①**温度診**　歯や病変部に冷刺激や温熱刺激を与えて反応を診査する。

②**歯髄電気診**　歯に電気刺激を与えて反応を診査する。歯髄の生死，閾値（いき）の程度がわかる。

③**打診**　患歯をデンタルミラーの柄などで軽くたたいて反応をみる。患歯の確認に有効である。

④**触診**　患歯の根尖部付近を指で押して反応をみる。根尖部病変の有無を推測することができる。

● **治療**　第4章C「1．保存治療」（○61ページ）を参照のこと。

● **予防**　齲蝕予防の基本は，口腔内を清掃してプラークコントロールを行うことである。とくに患者自身で行う口腔清掃は重要である。したがって，齲蝕を予防するためには，患者に口腔清掃指導を行い，その方法だけでなく，歯みがきの大切さを説明することも必要である。

乳歯や萌出してまもない幼若永久歯に対しては，フッ化物を塗布し，歯質の耐酸性を高めることも有効である。フッ化物を塗布すると，歯のハイドロキシアパタイトにフッ素が取り込まれ，フルオロアパタイトとなり，結晶構造が安定化して酸に対する抵抗性が向上する。

また，砂糖の摂取と齲蝕発生の関係が明らかにされており，食習慣の指導や改善も行う。最近では，口腔内の細菌に乳酸を産生させないキシリトールなどの代用糖も普及している。

成人では二次齲蝕の発生が多いので，プラークコントロールの徹底のために，定期的なPMTC（○61ページ）が推奨されている。高齢者では運動機能の低下によって歯みがきが十分にできなくなり，また歯根部の露出が進行するので，歯根面齲蝕の予防を心がける必要がある（○図5-3）。

循環器系の疾患をもつ患者では，服薬による副作用のために唾液の分泌が低下し，齲蝕が発生しやすくなることがある。薬剤を検討するなどの，唾液の分泌を促進させる方策も必要となる。

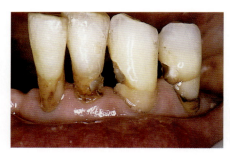

○ **図5-3　歯根面齲蝕**
高齢者では歯根部が露出し，齲蝕が生じやすい。

2 その他の硬組織疾患

1 摩耗症，咬耗症，酸蝕症

● **病態** 歯の硬組織が物理的に損耗することがあり，これを**摩耗症** abrasion という。摩耗のなかで，とくに対合歯とのかみ合わせ（咬合）によって生じた歯の損耗を，**咬耗症** attrition という。歯の摩耗は，正常な歯でもおこり，徐々に進行する。歯の摩耗は生理的な変化であれば，あまり大きな問題にはならないが，進行すると痛みや咬合機能障害をおこすことがある。

歯の歯頸部に，歯ブラシによってくさび形にすり減る欠損が生じることがあり，これをくさび状欠損 wedge shaped defect という（◯図5-4）。咬耗やくさび状欠損は，中高年で多くみられる。

また，摩耗や咬耗は，飲食物に含まれる酸や，胃液などによって歯の表面が脱灰することにより，病的に進行が速くなる。酸によって歯が損耗する状態を，**酸蝕症** erosion という。酸蝕症は，若年者にも発症することがある。酸性（pH 1〜2）の胃液が口腔内に逆流しやすい胃食道逆流症，神経性食欲不振症，神経性過食症の患者では，高度の酸蝕症になることがある。

● **治療** 通常，コンポジットレジンを用いて欠損部を修復する。

2 歯の着色・変色

● **病態** 歯に着色や変色が生じる原因には，内因性と外因性がある。内因性の原因としては，薬剤や全身疾患によるものがある。また，外因性の原因としては，喫煙や飲食物の色素沈着がある。

歯髄が失活すると，ゾウゲ質の色が変化して，歯全体が暗い色調になる。また，加齢によって歯の色調は変化し，暗くなる。

薬剤や全身疾患による変色では，とくに歯の形成期に色素が取り込まれると，歯の色調の変化や，ときには歯の形成不全が生じることもある。テトラサイクリン系の薬剤を服用した場合には，黄色ないし灰褐色の変色歯となる（◯図5-5）。また，新生児黄疸によって胆汁色素が沈着して緑色の変色歯を生じたり，ポルフィリン尿症によってピンク色ないしは暗赤色の変色歯を生じることがある。

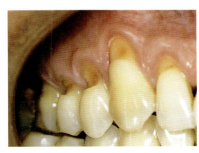

◯**図5-4 くさび状欠損**
歯頸部にくさび形の欠損が生じている。冷水による痛みを伴うこともある。

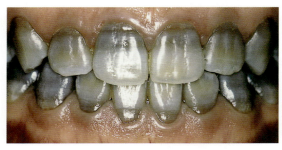

図 5-5　テトラサイクリン系抗菌薬の服用による変色歯

歯の内部の変色であり，表面の着色ではない。

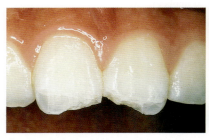 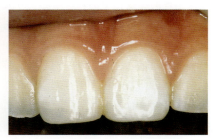

①破折の修復前の状態。両側上顎中切歯の切縁に破折がみられる。

②破折の修復後の状態。接着材とコンポジットレジンによって1回で修復が完了した歯である。

◯図 5-6　外傷によって破折した中切歯

● **治療**　歯の表面の着色は，歯科医院で歯面清掃を行うと除去することができる。加齢による歯の内部の変色や，歯髄の失活によるゾウゲ質の変色は，過酸化水素や過酸化尿素を用いる漂白法（ホワイトニング）によって改善できる。

　変色歯には漂白法が有効な場合もあるが，歯の表面をおおうベニヤ修復や全体をクラウンで被覆する修復も行われる。

3　歯の破折

● **病態**　歯の破折 tooth fracture の原因は，転倒や打撲による大きな外力や，咬合力などさまざまである。破折した部位により，痛みなどの症状は大きく異なり，歯冠のエナメル質に限局した破折はほとんど痛みはないが，ゾウゲ質にまで及ぶ破折は冷水痛を伴い，また歯髄に達するものは自発痛が生じることが多い。外傷による破折の場合，歯の内部で複雑に亀裂が生じていたり，歯が脱臼していることがある。

● **治療**　歯冠部の破折は治療を行うことにより，修復することが可能である（◯図 5-6）。しかしながら，歯根の破折は治療がむずかしくなる。また，破折の程度によっては，歯髄処置が必要となることや，抜歯になることもある。

3 歯の形成・発育異常

1 萌出異常

萌出時期の異常
● **病態** 萌出（ほうしゅつ）時期が早期である場合と，遅延する場合がある。

1 早期萌出 出生時に萌出している歯を**先天歯**あるいは**出生歯**といい，生後1か月以内に萌出する歯を**新生児歯**という。下顎切歯に多く，舌下部に潰瘍（リガ-フェーデ病，◯103ページ）が生じることがある。

2 萌出遅延 歯が平均萌出時期よりも遅れて萌出する場合を萌出遅延という。全身的な疾患が原因である場合や，外傷や歯肉の肥厚，萌出スペースの不足，歯胚の形成遅延などといった，局所的な原因の場合がある。

● **治療** 早期萌出では，潰瘍形成がみられる場合，または授乳時に母親の乳房に傷をつけるような場合は，歯の鋭端を被覆あるいは削合する。過剰歯の場合などは，抜歯することもある。

萌出位置の異常
● **病態** 本来萌出する位置に萌出しない状態を，**異所萌出**という。歯胚の位置や方向の異常，萌出スペースの不足など，原因はさまざまだが，乳歯の根尖病巣や早期脱落が原因となることがある（◯図5-7）。

● **治療** 矯正歯科治療や抜歯が行われる。

2 歯の形成異常

● **病態** 歯の形成異常には，形態の異常と形成障害がある。

形態の異常には，通常よりも小さい**矮小歯**（わいしょう）や，**巨大歯**，2つ以上の歯が癒合（ゆごう）した**癒合歯**などがある。

形成障害は，歯の組織の異常であり，歯の構造に異常がみられる状態をいう。エナメル質の形成に異常がみられる**エナメル質形成不全症**や，ゾウゲ質の形成に異常がみられる**ゾウゲ質形成不全症**などがある。

歯が形成される時期に特定の疾患にかかったり，栄養状態が不良であったりすると，歯の形成異常が生じることがある（◯図5-8-a）。また，遺伝的な因子による場合もある（◯図5-8-b）。

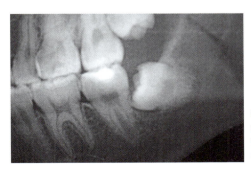

◯**図5-7 水平埋伏智歯のX線像**
萌出余地が少ないため，智歯が7の根部に接触しており，萌出ができないでいる。

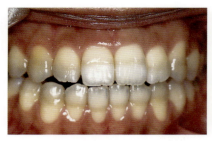 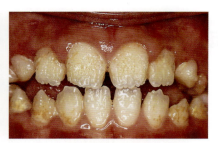

　　　a. 疾患によるもの　　　　　　　b. 遺伝性のもの
歯の形成期に麻疹などのウイルス性疾患に　親にも同様の所見がみられた遺伝性のエナ
罹患し，エナメル質の形成不全が全歯にわ　メル質形成不全症である。
たってあらわれたと思われる症例である。

○図 5-8　エナメル質形成不全症

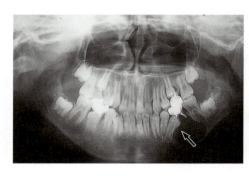

○図 5-9　ターナーの歯
先行乳歯である|Eの根尖性歯周炎により後継永久歯である|5の形成や発育に影響が生じる。

　原因の明確なものとしては**ターナー** Turner **の歯**があり，これは乳歯の根尖部の病巣が永久歯の形成に影響したものである(○図5-9)。また，先天梅毒の場合には，切歯の切縁の形成障害を伴う**ハッチンソン** Hutchinson **歯**となる。過量のフッ素を摂取した場合には，エナメル質が白濁した外観を呈する斑状歯となる。
● **治療**　コンポジットレジン修復などの歯冠修復処置によって形態を改善する。

3　歯数の異常

● **病態**　歯の形成期の初期に障害がおこると，歯数が欠如したり，過剰になったりすることがある。歯数の欠如は，先天的にもみられ，多歯にわたる欠如は遺伝的な傾向がみられることが多い。**過剰歯**の形態や大きさは，正常に近い歯の場合もあるが，矮小歯や円錐状の歯などとなることもある。
● **治療**　歯数が欠如している場合は，補綴治療によって咬合を回復させる。

C 口腔領域の炎症

1 歯肉炎，辺縁性歯周炎

　歯周疾患（歯周病）は歯周組織に生じる炎症であり，**歯肉炎** gingivitis と **歯周炎** periodontitis の総称である。炎症と炎症に伴う組織の変化が，歯肉に限局したものを歯肉炎という。また，炎症が歯槽骨や歯根膜にも波及し，歯槽骨の吸収や歯根膜の破壊を生じたものを歯周炎という。

　歯周疾患のほとんどは歯面上に沈着したプラーク中の細菌によって引きおこされる。歯周病の原因となる細菌のほとんどはグラム陰性桿菌である。なかでもポルフィロモナス-ジンジバリス *Porphyromonas gingivalis*，タネレラ-フォーサイシア *Tannerella forsythensis*，トレポネーマ-デンティコーラ *Treponema denticola* は歯周疾患を重症化させる細菌である❶。

　歯周疾患は，歯周病原細菌の感染が直接的な原因ではあるが，糖尿病や肥満，心疾患，骨粗鬆症などが歯周疾患の進行に関連することが報告されている。また，ストレスや喫煙習慣なども歯周疾患の発症や進行に関連する。逆に歯周疾患が，全身疾患の発症や進行，早産などに関連することも明らかになっている（◯図 5-10）。

> **NOTE**
> ❶この 3 種類の細菌をレッドコンプレックスとよぶこともある。

1 歯肉炎

●**病態**　歯肉炎のほとんどはプラーク中の細菌が原因で生じる**プラーク性歯肉炎**であり，口腔清掃が不良である場合におこる。単純性歯肉炎ともよばれる。歯肉に発赤・腫脹がみられ，歯みがきなどによって出血しやすい。病変は歯肉に限局しており，一般的に，幼児や学童では歯肉炎がみられること

◯ 図 5-10　歯周疾患のリスク因子と全身の健康とのかかわり

が多い。

　プラーク以外から生じる特殊な歯肉炎として，思春期・妊娠時の副腎皮質ステロイド薬常用者に生じるステロイドホルモン性歯肉炎や，薬剤性歯肉増殖症（●125 ページ）がある。さらにウイルス感染や血流障害などが歯肉炎の原因となることもある。

- **予防**　患者自身がプラークコントロールを徹底することにより，予防することができる。
- **治療**　プラークコントロールや歯石除去のほか，とくにほかの因子が原因の場合は，その治療を行う（●70 ページ）。

2　辺縁性歯周炎

- **病態**　プラーク性歯肉炎が進行して，歯槽骨の吸収と歯根膜の破壊が生じたものを，**辺縁性歯周炎** marginal periodontitis という（●図 5-11）。

　辺縁性歯周炎のなかで最も一般的なものは**慢性歯周炎** chronic periodontitis で，通常，成人に発症する❶。慢性歯周炎では，歯槽骨や歯根膜の破壊によって，歯の結合組織性の付着が消失し，接合上皮が根面に沿って深部に増殖し，**歯周ポケット**が形成される。歯周ポケット内には細菌が増殖し，歯石やプラークが蓄積している。このため，歯周ポケットの組織には，炎症性細胞の浸潤がみられ，血管が拡張し充血している。そのため，辺縁性歯周炎が発症した歯肉は，出血しやすくなる。また，歯周ポケットの内部は清掃が困難であり，歯肉を圧迫するとポケット内部から排膿することがある。これを**歯槽膿漏**という。

　歯周炎の進行により，歯槽骨の破壊が進むと歯の動揺がみられるようになる。歯に動揺がおこると，かみにくくなり，また強くかむと痛むことがある。このような状態になると，通常の咬合力であっても歯周組織に外傷性にはたらくことがあり，これを**咬合性外傷**という。この場合は，歯周病が急速に進行することがある。

　歯周炎が著しく進行すると，歯が挺出したり傾斜したりすることもある。

> **NOTE**
> ❶歯周炎には，歯肉炎が進行して辺縁歯肉におこる辺縁性歯肉炎と，根尖病巣から発症する根尖性歯周炎があり，区別する必要がある。歯周炎には，そのほかに，侵襲性歯周炎や遺伝疾患に伴う歯周炎がある。

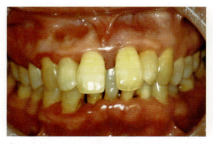

①治療前。歯肉の腫脹，発赤，歯石沈着および歯の傾斜が顕著である。

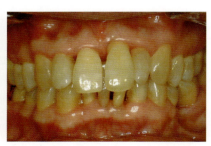

②治療後。プラークコントロールとスケーリング-ルートプレーニングによって症状の改善がみられた例である。

●**図 5-11　辺縁性歯周炎**
（写真提供：東京科学大学　木下淳博氏）

歯周炎は，かぜ・過労・睡眠不足などの体調不良時に急性化し，炎症による腫脹や自発痛，発熱がおこることがある。これを急性歯周膿瘍という。
● **予防**　プラーク性歯肉炎の予防と同じであり，患者自身によるプラークコントロールが最も重要である。また，歯周疾患は日常の生活習慣が影響を及ぼす慢性疾患であることから，食生活の改善なども有効である。さらに喫煙は歯周病のリスクファクターであり，禁煙の指導を行うことも，歯周病の予防や治療効果を高めるためには必要となる。
● **治療**　プラークコントロールや歯石除去のほか，必要に応じて歯周外科処置などが行われる（●70ページ）。

2　根尖性歯周炎

● **病態**　根尖性歯周炎 apical periodontitis は，歯髄炎や歯髄壊死から根尖部の歯周組織に細菌感染が波及して発症する。急性と慢性に分類される。
　① **急性根尖性歯周炎**　歯の挺出感❶や咬合痛に始まり，自発痛となる。また，歯の動揺もみられるようになり，歯槽骨炎に進展する。
　② **慢性根尖性歯周炎**　最初から慢性の経過をとる場合と，急性根尖性歯周炎から移行する場合とがある。根尖部に肉芽組織が形成され，歯根肉芽腫あるいは膿瘍となる（●図 5-12）。さらに慢性に進行すると，袋状で内部に液体を含んだ歯根嚢胞となる（●112 ページ）。自覚症状はないが，抵抗力が減弱したり，感染が加わったりすると急性化して腫脹・痛みを生じる。
● **治療**　急性期では抗菌薬で症状を寛解させてから，原因歯の感染根管治療や歯根端切除，抜歯を行う。

3　急性歯槽骨炎

● **病態**　急性歯槽骨炎 acute alveolar osteitis は，根尖性歯周炎や辺縁性歯周炎が歯槽骨に波及して発症することが多い。激しい痛み，歯の挺出感・動揺，顎下リンパ節の腫脹を合併する。炎症が骨膜下に達すると骨膜下膿瘍が形成される。さらに骨膜の外に炎症が波及すると歯槽粘膜下や皮下に膿瘍が形成される（●図 5-13）。

> **NOTE**
> ❶挺出感
> 　いわゆる，歯が浮いた感じをいう。

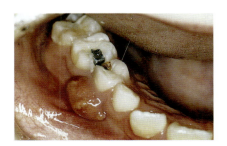
●図 5-12　根尖性歯周炎
根尖部に膿瘍がみられる。

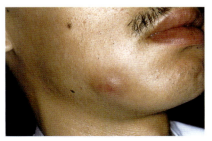
●図 5-13　急性歯槽骨炎
骨膜を破り皮下に膿瘍が形成されている。

●**治療**　安静を保ち，抗菌薬の投与と栄養補給を行う。膿瘍形成があれば切開・排膿を行うが，その前に膿瘍を穿刺・吸引し，原因菌の同定と感受性試験を行い，適切な抗菌薬を選択することも重要である。

　痛み・腫脹のある局所への冷湿布や水に浸したタオルを用いての冷罨法は苦痛をやわらげる点で好ましいが，氷嚢や冷却材による強力な冷罨法は循環障害を引きおこし，治癒を遅らせるので禁忌である。

4　智歯周囲炎

●**病態**　半埋伏などの萌出異常による，歯冠を取り巻く歯肉の炎症を**歯冠周囲炎** pericoronitis という。

　第三大臼歯のことを智歯という。これはラテン語の *dens sapiens*（歯，知恵のある）に由来しており，知識のある成人になったころに萌出する歯という意味をもつ。ただ，現代人では，解剖学的に智歯の萌出するスペースが少なく，位置異常や埋伏したまま萌出しないことも多くなっている。そのため，周囲組織との間にプラークなどがたまりやすくなり，歯冠周囲炎をおこしやすい。智歯に発生した歯冠周囲炎を**智歯周囲炎** pericoronitis of the wisdom tooth という。

　初期症状は智歯周囲組織の断続的あるいは持続的な痛みと腫脹であり，炎症が波及すると急性歯槽骨炎・顎骨骨髄炎・顎下リンパ節炎などに進展する。ときには皮膚や筋の間の結合組織に広がり，口底や頬部の蜂窩織炎（◯100ページ）となることもある。

●**治療**　抗菌薬内服と局所洗浄などによって，通常は5～7日間程度で軽快する。しかし，周囲組織に波及した場合は摂食困難による脱水や栄養障害となることがあり，入院加療も必要となる。炎症がおさまったら，再発防止のために抜歯する。半埋伏歯では，歯冠周囲の歯肉を切除（歯肉弁切除術）して歯冠を露出させる治療も効果的である。

5　顎骨骨髄炎

1　急性化膿性顎骨骨髄炎

●**病態**　**急性化膿性顎骨骨髄炎** acute purulent osteomyelitis of jaw は，炎症の主体が顎骨の骨髄内にあるもので，智歯周囲炎や歯槽骨炎などの進行，あるいは開放性骨折に感染が生じておこる。下顎骨に多く，初期には数歯にわたって自発痛や打診痛がみられる。また，発熱・倦怠感を合併することも多い。

　進行すると，歯肉の腫脹や発赤もあらわれてくる。原因歯の隣の歯にも強い打診痛を示すようになる。これを弓倉症状とよぶ。また，炎症が下顎骨内の**下歯槽神経❶**に及ぶと，その末梢のオトガイ神経支配領域の患側下唇に知覚鈍麻が出現する。これをワンサン Vincent 症状という。炎症が閉口筋に及

NOTE

❶下歯槽神経
　下顎神経の末梢の神経の1つであり，感覚にかかわる。

C. 口腔領域の炎症

ぶと開口障害もおこり、嚥下痛のため摂食困難となる。その後、膿瘍が形成され、切開または自壊によって排膿されると症状は軽減する。炎症部位の骨は腐骨❶となる。

● **治療** 安静にして栄養補給と抗菌薬の投与を行う。発熱が高度の場合には、冷罨法とともに、腋窩や鼠径部に氷嚢をあてて解熱をはかる。口腔清浄を心がけ、膿瘍が形成されれば切開・排膿を行う。

> **NOTE**
> ❶腐骨
> 壊死に陥った骨をいう。

2 慢性顎骨骨髄炎

● **病態** 慢性顎骨骨髄炎 chronic osteomyelitis of jaw は、急性化膿性顎骨骨髄炎から継発することが多いが、当初から慢性の経過をとることもある。急性化膿性顎骨骨髄炎が完全に治癒せずに慢性に移行したものを**慢性化膿性顎骨骨髄炎**という。腐骨が残存し、瘻孔から排膿が持続する。腫脹・痛みは軽度である。

骨髄腔が硬化するものを**慢性硬化性顎骨骨髄炎**という。排膿はみられず、ときどき腫脹と痛みを示す。SAPHO症候群❷の一症状ともいわれる、びまん性硬化性顎骨骨髄炎も似たような症状を呈す。

● **治療** 慢性化膿性顎骨骨髄炎は、腐骨が分離・排出されるまで経過をみる。慢性硬化性顎骨骨髄炎は抗菌薬の投与のほか、局所灌流療法・高気圧酸素療法・皮質骨除去手術・骨髄穿孔手術を試みるが、治療への抵抗性が強く再発率が高い。

> **NOTE**
> ❷SAPHO症候群とは、synovitis（滑膜炎）, acne（痤瘡）, pustulosis（掌蹠膿疱症）, hyperostosis（骨化過剰）, osteitis（骨髄炎）の頭文字をとった名称である。

3 薬剤関連顎骨壊死（MRONJ）

● **病態** 骨粗鬆症や悪性腫瘍の骨転移に対する治療薬であるビスホスホネート bisphosphonate（BP）製剤の副作用として、顎骨壊死が生じることがある。これを**ビスホスホネート関連顎骨壊死** bisphosphonate-related osteonecrosis of the jaw（BRONJ）という（◯図5-14）。BRONJ は BP 製剤の長期投与患者において、抜歯などの侵襲に細菌感染が加わって発症すると考えられている。

BP 製剤にかわる骨転移治療薬として登場したデノスマブ（ランマーク®）

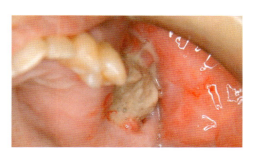

◯**図5-14 ビスホスホネート関連顎骨壊死（BRONJ）**
上顎の歯槽部に壊死した歯槽骨が露出し、排膿もみられる。

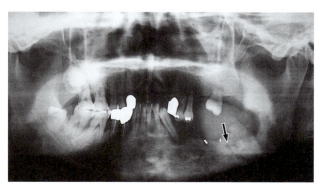

◯**図5-15 放射線性骨壊死のパノラマX線像**
舌がんに対する放射線療法を受けてから約20年後の写真である。左側下顎骨の一部は腐骨（→）となっている。

でも BP 製剤と同様に顎骨壊死がおこることがあり，これをデノスマブ関連顎骨壊死 denosumab-related osteonecrosis of the jaw（DRONJ）という。BRONJ と DRONJ を包括して**骨吸収抑制薬関連顎骨壊死** anti-resorptive agent-related osteonecrosis of the jaw（ARONJ）という。

さらにアメリカで，スニチニブリンゴ酸塩・ソラフェニブトシル酸塩・ベバシズマブといった血管新生阻害薬に関連した顎骨壊死も含めた**薬剤関連顎骨壊死** medication-related osteonecrosis of the jaw（MRONJ）という名称が提唱された。

●**治療** 洗浄や抗菌薬投与などの保存的な対処のほか，外科的な腐骨除去術が行われる。

4 放射線性骨壊死

●**病態** 腫瘍などの放射線療法後，数か月から数年経過して，照射範囲に含まれていた顎骨が壊死した状態を**放射線性骨壊死** osteoradionecrosis という（図 5-15）。口腔内に骨が露出することもある。細菌感染をきたして**放射線性骨髄炎**を生じることもある。

●**治療** 骨露出や瘻孔があれば洗浄し，抗菌薬投与で管理する。腐骨が分離したら除去する。

6 口底炎

●**病態** 化膿性炎症が疎性結合組織にびまん性・進行性に広がった状態を**蜂窩織炎（蜂巣炎）**といい，限局的な膿瘍とは区別される。口底の筋肉間の結合組織に生じた蜂窩織炎を**口底炎** inflammation of the mouth floor あるいは**口底蜂窩織炎**という。下顎の歯性炎症に起因することが多い。

口底・顎下部の腫脹，舌の挙上，さらに開口障害・嚥下障害などを伴う（図 5-16）。全身的には発熱・倦怠感・食欲低下がみられる。呼吸困難を生じることもある。

●**治療** 安静にし，抗菌薬投与，水分・栄養補給を行う。膿瘍形成があれば，切開・排膿を行う。呼吸困難に対しては気管挿管・気管切開を行うこともある。

7 歯性上顎洞炎

●**病態** 上顎の小臼歯・大臼歯の根尖は上顎洞に近接しているため，根尖性歯周炎や辺縁性歯周炎が波及して上顎洞炎を発症することがある（図 5-17）。鼻性上顎洞炎と区別するために**歯性上顎洞炎** odontogenic maxillary sinusitis という。

慢性歯性上顎洞炎では，鼻閉感や頰部の違和感，頭重感などがみられることがあるが，口腔症状はほとんどない。急性化すると歯痛や上顎部の痛みがみられる。

D. 口腔粘膜の疾患　101

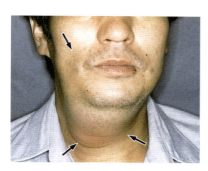

● 図 5-16　右下顎智歯周囲炎からの口底蜂窩織炎
口底炎が顎下・頸部に波及している。

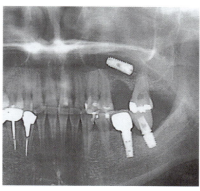

a. パノラマX線像
歯ではないが，左上の大臼歯部に埋入したインプラント体が上顎洞内に迷入して感染源になっている。広義の歯性上顎洞炎である。

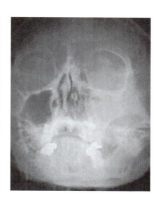

b. ウォーターズX線像
左上顎洞全体が不透過像を呈しており，上顎洞炎と診断される。

● 図 5-17　インプラント歯根による歯性上顎洞炎

● **治療**　原因歯の感染根管治療とクラリスロマイシンの少量長期投与を行う。改善しない場合は，抜歯または歯根端切除術，上顎洞根治術（下鼻道への対孔形成術）を行う。

D　口腔粘膜の疾患

1　潰瘍を主徴とする疾患

1　アフタ性潰瘍

アフタとは直径2～10 mmほどの境界明瞭かつ類円形の浅い潰瘍(かいよう)で，周囲に紅暈(こううん)とよばれる発赤を伴い，接触痛がある。

◆ 孤立性アフタ

● **病態**　アフタが非再発性で1～3個程度生じた場合を**孤立性アフタ**という。原因は不明である。
● **治療**　根治的な治療法はなく，対症療法となる。局所的に副腎皮質ステロイド軟膏や貼付薬・噴霧薬が用いられる。

◆ 再発性アフタ

● **病態**　**再発性アフタ**は，口腔粘膜に定期あるいは不定期にアフタの再発を繰り返す疾患で，20～30歳代に多く，女性に多い。原因として，遺伝，口腔内の外傷，ビタミン欠乏，ウイルスなどが検討されているが，明らかで

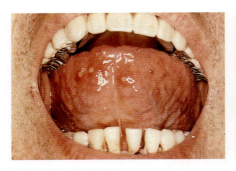
▶図 5-18　小アフタ
舌下面に直径 2 mm ほどの小潰瘍が 3 個あり，周囲に発赤を伴っている。

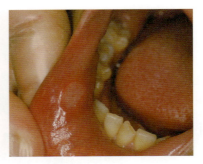
▶図 5-19　大アフタ
下唇に直径 10 mm 大のアフタがみられる。

はない。
　直径 10 mm 以下のアフタが数個生じて 4～14 日程度で消失し，数か月間隔で再発する小アフタ型(◯図 5-18)と，直径 10 mm 以上のアフタが 6 週間ほど持続する大アフタ型(◯図 5-19)などがある。
● 治療　根治的な治療法はなく，副腎皮質ステロイド薬などが用いられる。

◆ ベーチェット病

● 病態　ベーチェット Behçet 病は，口腔の再発性アフタや眼症状(前房蓄膿性虹彩毛様体炎・網膜ぶどう膜炎)，外陰部潰瘍，皮膚症状(結節性紅斑)を 4 主徴とする全身性炎症性疾患である。30 歳代前後の男性に多く，失明することもある。70～80% の患者で再発性アフタが初発症状となる。
● 治療　内科・皮膚科・眼科と連携する。再発性アフタについては副腎皮質ステロイド薬などで対応する。

2　壊死性潰瘍性歯肉炎

● 病態　壊死性潰瘍性歯肉炎 necrotizing ulcerative gingivitis は，口腔内常在菌を含めた複数の細菌による混合感染で，初期には辺縁歯肉の発赤に始まり，壊死・潰瘍を生じる。腐敗臭を伴って歯槽骨が露出するものもある。口腔粘膜全体に広がると，**壊死性潰瘍性歯肉口内炎**や**ワンサン口内炎**ともいわれる。
　全身的には発熱・悪寒・倦怠感・頭痛などを伴う。多くは 2～3 週間で軽快化するが，顔面皮膚に拡大することもある。
● 治療　含嗽と口腔清掃を可能な範囲で行う。全身的には抗菌薬の静脈内投与を行い，安静と水分・栄養補給に努める。

3　結核性潰瘍

● 病態　結核性潰瘍 tuberculous ulcer は，結核菌の感染による潰瘍で，肺結核患者に多く，咬傷などが誘因と推察されている。えぐれた穿掘性の潰瘍で硬結を伴うことが多く，潰瘍表面は平坦である。がんとの鑑別が必要で，生検で確定診断する。

● 治療　内科などでの原発巣の治療が大切である。

4 梅毒性潰瘍

● 病態　**梅毒性潰瘍** syphilitic ulcer は，梅毒トレポネーマによる感染症である梅毒にみられる潰瘍である。初感染後3か月くらいまでの第1期では，口唇などに孤立性で境界明瞭な無痛性の結節を生じ，その後の第2期では，口腔粘膜に紅斑性結節性の梅毒疹（バラ疹）がみられ，難治性の潰瘍もみられる。
● 治療　ペニシリン系を主体とした抗菌薬療法が奏効する。

5 外傷性潰瘍

◆ 褥瘡性潰瘍

● 病態　慢性的な圧迫によって皮膚や粘膜が循環不全に陥って壊死状態になることを**褥瘡**（じょくそう）という。壊死組織が脱落して潰瘍を形成したものが**褥瘡性潰瘍** decubital ulcer である。口腔内では不適合な義歯の床下面の粘膜や舌にみられる。
● 治療　義歯の調整などの原因の除去と，口腔用軟膏塗布などによる創面の保護により，通常1〜3週間で治癒する。

◆ リガ-フェーデ病

● 病態　**リガ-フェーデ病** Riga-Fede disease は，乳児の下顎の先天歯や早期萌出歯が，哺乳時に舌を圧迫するために生じる舌下面の潰瘍である。
● 治療　原因歯の切縁の研磨や削除，被覆で改善することが多いが，やむをえず抜歯することもある。

◆ ベドナーアフタ

● 病態　**ベドナー** Bednar **アフタ**は乳児にみられる口蓋の潰瘍で，哺乳びんのかたい乳首や清掃のためのガーゼによって発症する。
● 治療　原因の除去を行う。

2 白斑を主徴とする疾患

1 白板症

● 病態　**白板症** leukoplakia は，世界保健機関（WHO）により，ほかのいかなる疾患ともみなされない白色が優勢な口腔粘膜の病変と定義されている。口腔内のどの部位にも発生するが，わが国では歯肉・舌・頬粘膜の順に多い。喫煙習慣の多いインドや東南アジア地域では，頬粘膜に多い。
　がん化のおそれがある潜在的悪性疾患であり，悪性化の頻度は数％〜17％である。①白斑のみの白斑型（◯図5-20），②白斑に発赤やびらんを伴う紅斑混在型（◯図5-21-a），③隆起するものなどがあり，②と③は悪性化しや

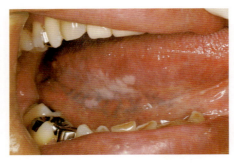
> 図 5-20　白板症(白斑型)
> 右舌に白斑がみられる。

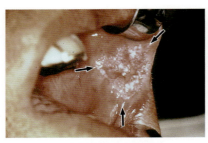
a．白板症(紅斑混在型)
左側頬粘膜に，紅斑を伴った白斑がみられる。

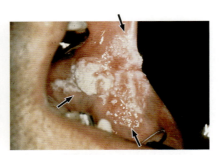
b．頬粘膜がん(扁平上皮がん)
(a)の6年後のもので，白板症からの悪性化と診断された。

> 図 5-21　白板症の悪性化

すい(図 5-21-b)。
●**治療**　治療する場合は，方法は切除しかない。切除による機能障害が懸念される場合などは経過観察も選択されるが，注意深く観察する必要がある。喫煙の習慣がある場合は，ただちに禁煙させる。

2　口腔扁平苔癬

●**病態**　**口腔扁平苔癬** oral lichen planus は，口腔粘膜の角化異常を伴う慢性炎症性疾患である。頬粘膜・歯肉に好発する。40〜60歳代の女性に多い。皮膚病変を合併するものもみられる。やや隆起した点状・斑状・線状の白斑が相互に連結して網状またはレース模様のようにみえるもの(ウィックハム Wickham 線条)が多い(図 5-22)。白斑の周囲に発赤したびらんや潰瘍を伴うこともある。びらんが強いと痛みが生じる。潜在的悪性疾患であり，がん化率は 1.09％ と報告されている。

　金属アレルギーや降圧薬などの常用薬により，類似の粘膜症状を呈することも知られており，これは**口腔苔癬様病変** oral lichenoid lesion として区別されている。
●**治療**　痛みがある場合には，対症療法として副腎皮質ステロイド軟膏の塗布を行う。

D. 口腔粘膜の疾患　105

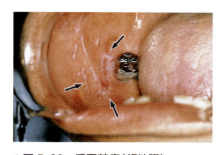

▶図 5-22　扁平苔癬（頰粘膜）
一部に紅斑を伴った白斑があり，ウィックハム線条がみられる。両側性発症。

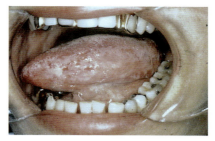

▶図 5-23　急性偽膜性カンジダ症
両側舌側縁に，広範な白苔がみられる。白苔は擦過によって剝離する。痛みはほとんどない。

3　口腔カンジダ症

● **病態**　口腔カンジダ症 oral candidiasis は，口腔常在真菌であるカンジダ属菌による口内炎である。急性偽膜性カンジダ症，慢性肥厚性カンジダ症，紅斑性（萎縮性）カンジダ症に分類される。

　最も発生頻度の高い急性偽膜性カンジダ症は偽膜様の白苔（はくたい）におおわれ，一部では発赤を伴う（▶図 5-23）。擦過により白苔が剝離されることで診断する。痛みなどの自覚症状は乏しいことが多い。

　誘因は，抗菌薬や副腎皮質ステロイド薬の長期服用，免疫機能の低下などである。ヒト免疫不全ウイルス（HIV）感染者に多くみられるとの報告がある。
● **治療**　可能であれば常用薬を中止し，口腔用抗真菌薬を塗布・含嗽あるいは内服する。通常は 5～7 日くらいで治癒する。

3　紅斑・びらんを主徴とする疾患

1　紅板症

● **病態**　紅板症 erythroplakia は，WHO により，ほかのいかなる疾患とも特徴づけられない燃えるような赤色病変と定義されている（▶図 5-24）。口底・舌・頰粘膜などにみられる。潜在的悪性疾患であり，口腔粘膜病変のなかではがん化する可能性が最も高く，40～50％ といわれている。
● **治療**　がん化の可能性が高いことを念頭におき，積極的に外科的切除を行う。

2　地図状舌

● **病態**　**地図状舌** geographic tongue は，舌背部に白色（黄白色）のふちどりを伴った境界明瞭な紅斑を形成する疾患で，地図のようにみえる（▶図 5-25）。日によって紅斑の位置や形が変化することから**移動性舌炎**ともよばれる。女性に多く，しばしば家族性に発生する。自覚症状はほとんどないが，軽度の

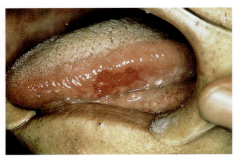

▶図 5-24　舌紅板症
左側舌縁に境界明瞭であざやかな紅斑がみられる。

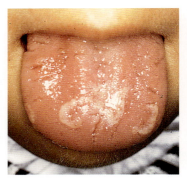

▶図 5-25　地図状舌（小児）
舌背部に不規則な形をした白苔がみられる。溝状舌（●110 ページ）を合併している。

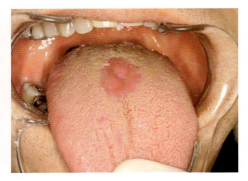

▶図 5-26　正中菱形舌炎
舌後方正中部に乳頭の消失と数個の小結節がみられる。

刺激痛を訴えることがある。
- **治療**　適切な治療法はなく，痛む場合は軟膏などを用いる。

3 正中菱形舌炎

- **病態**　正中菱形舌炎 median rhomboid glossitis は，舌背正中の後方部にみられる菱形あるいは楕円形の境界明瞭な紅斑である（●図 5-26）。表面は平らなことが多いが，結節状・顆粒状に隆起するものもある。近年では紅斑性カンジダ症（●105 ページ）の一型とも考えられている。
- **治療**　一般に治療の必要はないが，炎症がある場合は含嗽剤などで対応し，口腔カンジダ症が疑われる場合は抗真菌薬を投与する。

4 水疱を主徴とする疾患

1 ヘルペス性口内炎

- **病態**　ヘルペス性口内炎 herpetic stomatitis は単純ヘルペスウイルスによる感染症で，**疱疹性口内炎**ともよばれる。6 歳以下の小児に好発し，発熱や全身倦怠感とともに舌・口唇・歯肉などに多数の小水疱が形成され，まもなく破れ（●図 5-27），アフタ様潰瘍となる。

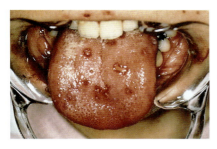 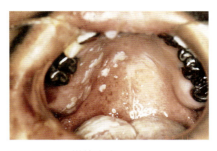

○図 5-27　ヘルペス性口内炎
12歳小児の例である。舌背に，水疱や破れた水疱が散在性にみられる。上唇には小さな痂皮が，また下顎歯肉には発赤がみられる。痛みは高度で摂食は困難である。

○図 5-28　帯状疱疹
右側口蓋に白苔を伴った紅斑がみられる。また一部に小さいびらんがある。痛みは高度で摂食は困難である。皮膚には高度な水疱形成がみられる。

● 治療　通常1～2週間で軽快するので，口腔内の清潔と安静・栄養補給を指示する。重症例では，発症後5日以内に抗ウイルス薬であるアシクロビル・バラシクロビル塩酸塩などを投与する。

2　口唇ヘルペス

● 病態　口唇ヘルペス herpes labialis は，体内に潜伏していた単純ヘルペスウイルスが体力低下などに伴い再帰感染するもので，赤唇および周辺皮膚にピリピリとした痛みを伴う小水疱が集合性に生じる。成人に多い。水疱は破れてびらんとなり痂皮におおわれ，7～10日で治癒する。日光の紫外線も誘因となる。
● 治療　安静と体力の回復をはかる。アシクロビルなどの抗ウイルス薬を含有した軟膏を塗布する。

3　帯状疱疹

● 病態　帯状疱疹 herpes zoster は，水痘-帯状疱疹ウイルスによる感染症である。初期感染では**水痘**（水疱瘡）を生じ，その後，脳神経や脊髄神経に潜伏したウイルスが体力低下などによって再帰感染し，帯状疱疹を発症する。中高年に多い。

　顎顔面領域では三叉神経の第2枝・第3枝の支配領域に一致した粘膜・皮膚に，最初はピリピリとした痛みがおこり，その後，多数の水疱ができる。片側性である。水疱は破れてびらんとなり痂皮におおわれる（○図5-28）。3週間程度で治癒するが，神経痛様疼痛が残ることがある。
● 治療　可能な限り早期に抗ウイルス薬を内服または静脈内投与する。痛みに対しては神経障害性疼痛治療薬のプレガバリンなどで対処する。

4　ヘルパンギーナ

● 病態　ヘルパンギーナ herpangina は，**水疱性咽頭炎**ともいう。コクサッキーウイルスの感染によって生じる。夏季に流行し，幼児に好発する。

　発熱とともに，軟口蓋から咽頭粘膜に多数のアフタ様潰瘍ができ，発赤を

伴う。摂食時および嚥下時に痛みが生じるため，食欲不振となる。7〜10日前後で自然治癒する。
● **治療** とくに治療の必要はないが，摂食困難に対しては刺激の少ない流動食とする。

5 手足口病

● **病態** 手足口病 hand foot and mouth disease は，コクサッキーウイルスやエンテロウイルスなどによる感染症で，手・足・口腔に小水疱が生じる。水疱はすぐに破れてアフタ様潰瘍となる。幼小児に好発し，感染力が強いため，幼稚園や小学校で流行しやすい。
● **治療** 約1週間で自然治癒するが，急性期には通園・登校を禁じ，集団感染を防止する。

6 尋常性天疱瘡

● **病態** 尋常性天疱瘡 pemphigus vulgaris は，表皮の細胞間接着構造であるデスモゾームの接着分子であるデスモグレイン desmoglein (Dsg) に対する自己抗体を病因とする自己免疫疾患である。粘膜や皮膚に水疱が形成され，すぐに破れて不整形で広範囲，多発性のびらん・潰瘍を生じる（●図5-29）。難治性である。一見正常な粘膜をガーゼなどで擦過すると，上皮の一部が容易に剥離されるニコルスキー Nikolsky 現象がみられる。

　診断は病理検査と血清中の抗Dsg1抗体と抗Dsg3抗体の測定を行う。抗Dsg3抗体のみの場合は粘膜型で，抗Dsg1抗体と抗Dsg3抗体の両方があれば全身の皮膚にも生じる粘膜皮膚型である。
● **治療** 副腎皮質ステロイド薬・免疫抑制薬などの投与が行われる。口腔への併用療法として，①副腎皮質ステロイド軟膏の塗布，②齲蝕や不良補綴物の治療を行い，刺激を極力減少させること，③刺激となる食品は避け，やわらかく調理したものを摂取すること，④食後に歯肉・舌・頬粘膜に歯ブラシの毛先が触れないようにていねいに歯面清掃を行うこと，なども効果的である。

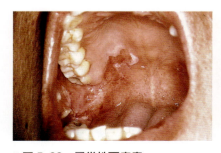

● 図 5-29　尋常性天疱瘡
両側性に，口蓋部・頬粘膜・臼後部に潰瘍がみとめられる。

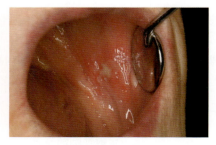

● 図 5-30　粘膜類天疱瘡
頬粘膜に水疱が破れた潰瘍がみられる。

7 類天疱瘡

● **病態** 類天疱瘡 pemphigoid は，臨床的には天疱瘡に似ているが，上皮内ではなく上皮下に水疱を形成する自己免疫疾患である。おもに口腔粘膜と結膜に生じる**粘膜類天疱瘡**（◯図5-30）と，鼠径部などの皮膚に多くみられる**水疱性類天疱瘡**がある。粘膜類天疱瘡は50歳代女性に好発し，失明や内臓の悪性腫瘍を伴うこともある。

● **治療** 副腎皮質ステロイド薬の全身投与のほか，軟膏や噴霧薬が用いられる。

5 色素沈着を主徴とする疾患

1 メラニン色素沈着症

● **病態** **メラニン色素沈着症** melanin pigmentation は，メラニン細胞内で産生されたメラニンが，基底細胞の細胞質内に沈着することによって生じる。メラニンの量によって茶褐色から黒色を呈する（◯図5-31）。

下記のような全身疾患の一症状として，口腔粘膜に色素沈着を合併することがある。

(1) ポイツ–ジェガース症候群：口腔粘膜と手足の多発性点状色素斑と消化管の多発性ポリープを合併する常染色体顕性（優性）遺伝性疾患である。
(2) アジソン病：慢性副腎皮質機能低下に伴う，疲労感，低血圧，消化管症状および皮膚・粘膜の色素沈着を呈する。
(3) フォン–レックリングハウゼン病：多発性神経線維腫，皮膚・口腔粘膜のカフェオレ様色素斑を主徴とする常染色体顕性（優性）遺伝性疾患である。
(4) オルブライト症候群：線維性骨異形成症が多骨性にあらわれ，内分泌異常による性的早熟と皮膚・粘膜の色素沈着を呈する。

● **治療** 審美整容的に問題がなければ，色素沈着に対する治療の必要はない。

2 色素性母斑

● **病態** **色素性母斑** pigmented nevus は，母斑細胞が過誤腫❶的に増殖し腫瘤を形成したもので，均一な茶褐色ないし青紫色を呈する。悪性黒色腫（◯120ページ）との鑑別が困難なことがある。

● **治療** 口腔内の色素性母斑は悪性化の可能性があるため，切除が望ましい。再発は少ない。

NOTE
❶過誤腫
　正常な組織が過剰に増殖することをいう。

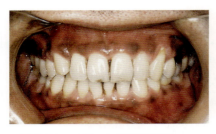

○図 5-31　メラニン色素沈着症
上・下顎付着歯肉に左右対称的に茶褐色の色素沈着がみられる。

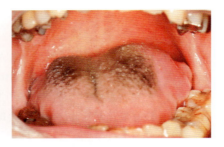

○図 5-32　黒毛舌
舌背糸状乳頭が茶褐色に変色している。

3　外因性色素沈着（外来性色素沈着）

● **病態**　外因性色素沈着（外来性色素沈着）tattoo, extrinsic stain は，体内に入った金属や，本来は体内に存在しない色素により着色を生じた状態である。口腔内では粘膜に接触した歯科治療用金属の溶出によるものが多い。
● **治療**　積極的な治療の必要はないが，審美整容的な問題があれば切除，および歯科補綴物の再製を行う。

4　黒毛舌

● **病態**　舌の糸状乳頭が異常にのびた状態を毛舌という。毛舌において，黒色色素を産出する細菌やカンジダ属菌などが増殖すると黒色を呈し，**黒毛舌** black hairy tongue とよばれる（○図 5-32）。抗菌薬服用による菌交代現象❶が原因となることもある。
● **治療**　放置しても無害である。原因薬剤の中止や舌清掃具での清掃を行う。

> **NOTE**
> ❶菌交代現象
> 細菌叢を構成する細菌の種類や数が変化することをいう。

6　その他の粘膜疾患

1　クインケ浮腫

● **病態**　クインケ Quincke 浮腫は，皮膚や粘膜に発生する局所的な浮腫である。血管性の浮腫であり，アレルギーとの関係も疑われているが原因不明である。ストレスや疲労，食べ物，薬が誘因となることが多い。
　口唇に突発的，両側性に生じ，数時間から数日で自然消失する。女性に多い。
● **治療**　自然消失するが，症状を緩和するためには抗ヒスタミン薬を投与する。

2　溝状舌

● **病態**　溝状舌 fissured tongue は，舌背の表面に多数のみぞがみられるも

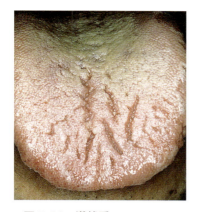

▶図 5-33　溝状舌
舌前方部に不規則な形をした多数の深いみぞがみられる。

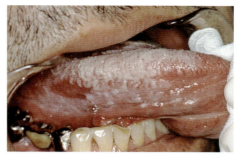

▶図 5-34　毛状白板症
舌背から舌側縁にかけて，凹凸・しわ状の白斑がみられる。

のである。みぞの深さや走行はさまざまであり，みぞの内面は舌乳頭がない（▶図 5-33）。顔面神経麻痺・肉芽腫性口唇炎・溝状舌を主徴とするメルカーソン-ローゼンタール Melkersson-Rosenthal 症候群患者に併発することもある。
● 治療　積極的な治療の必要はない。みぞの食物残渣による炎症症状などにより痛みがある場合は，含嗽薬などを用いる。

3 HIV 感染者にみられる粘膜疾患

● 病態　ヒト免疫不全ウイルス（HIV）感染者にみられる口腔疾患としては，口腔カンジダ症（▶105 ページ），カポジ Kaposi 肉腫，線状歯肉紅斑，壊死性潰瘍性歯肉炎（▶102 ページ），非ホジキンリンパ腫などがある。

　なかでも**毛状白板症** hairy leukoplakia は，HIV 感染に伴う最初の口腔症状として出現することのある疾患で，舌側縁に白色で縦のしわ状の過形成病変が生じる（▶図 5-34）。原因は EB ウイルス（EBV）の日和見感染であり，臓器移植後にもみられることがある。
● 治療　HIV 感染症の治療により改善する。

4 口腔粘膜に症状を示す血液疾患

● 病態　鉄欠乏性貧血や巨赤芽球性貧血では，舌乳頭が萎縮して**平滑舌**を呈す。再生不良性貧血・白血病・血小板減少性紫斑病・血友病では，口腔内の自然出血や軽微な刺激による出血がみられる。
● 治療　原疾患の治療を進めるとともに，出血に対処する。

E 口腔領域の囊胞

　囊胞とは，組織内に病的に形成され，流動体（液体）や半流動体，気体で満たされた空洞である。空洞と正常組織の間には袋状の病的組織が介在してお

り，これを囊胞壁(へき)という．全身的にみて，顎口腔領域に発生する頻度は高い．

1 顎骨とその周囲に発生する囊胞

1 含歯性囊胞

● **病態** 含歯性囊胞 dentigerous cyst は，埋伏歯の歯冠を含む囊胞である（図5-35）．歯冠が形成されたあと，本来であれば消失する歯原性上皮が囊胞壁のもとになって囊胞を形成し，徐々に大きくなったものである．無痛性であり，X線検査で偶然に発見されることが多い．智歯（下顎第三大臼歯）部が好発部位である．囊胞の内容物は淡黄色の液体である．

● **治療** 放置すると大きくなり，自然骨折の危険性もあるため，基本的に外科的に摘出する．大きい場合は，**開窓療法**(かいそう)を適応する．

開窓療法とは，囊胞部の粘膜・骨・囊胞壁を一部切除し，囊胞内腔と口腔とを交通させ（開窓），開窓部に抗菌薬入りガーゼを詰めて，数か月間，窓が閉じないようにすることで，囊胞を縮小あるいは消失させる方法である．

2 歯原性角化囊胞

● **病態** 歯原性角化囊胞 odontogenic keratocyst は，2005年のWHO分類では角化囊胞性歯原性腫瘍として腫瘍に分類されていたが，2017年の改訂によって，再び囊胞に分類された．囊胞壁内面の表層上皮は角化を呈する重層扁平上皮からなり，その上皮が剝離することで泥状・オカラ状の内容液を含むようになる．無痛性で，徐々に大きくなる．

常染色体顕性（優性）遺伝性疾患である**基底細胞母斑症候群**（ゴーリン Gorin症候群）では，この囊胞が多発する．

● **治療** 摘出あるいは開窓後の摘出が行われるが，囊胞壁に娘(じょう)細胞❶を形成することがあるため再発しやすい．

3 歯根囊胞

● **病態** 歯根囊胞 radicular cyst は，慢性根尖性歯周炎の経過においてそれが

📝 **NOTE**
❶娘細胞
　細胞分裂によって生じた細胞のこと．

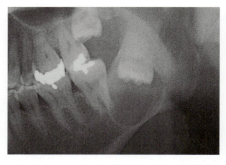

▶ 図5-35 含歯性囊胞（パノラマX線像）
左下顎埋伏第三大臼歯歯冠を取り囲むように透過像がみられる．

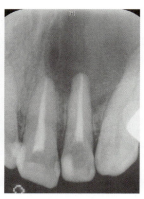

▶ 図5-36 歯根囊胞（デンタルX線像）
右上顎側切歯根尖部に類円形の透過像をみとめる．

囊胞化したもので，炎症性歯原性囊胞に分類されている．X線写真では，原因歯の根尖を含む類円形の透過像をみとめる（◯図5-36）．緩徐に増大し，鶏卵大程度になることもある．細菌感染がなければ，違和感程度か自覚症状がないことも多い．

　原因歯のみ抜去されて，囊胞が顎骨内に残ったものを**残留囊胞**という．
- **治療**　囊胞が小さい場合は根管治療のみで治癒することもあるが，一般的には摘出術や抜歯ないしは歯根端切除術が行われる．

4 鼻口蓋管囊胞

- **病態**　鼻口蓋管囊胞 nasopalatine duct cyst は，鼻口蓋管の残存上皮に由来する囊胞で，切歯管囊胞ともいう．歯とは関係しないので非歯原性発育性囊胞に分類される．X線写真では，切歯管の位置に明瞭な透過像としてみられる．
- **治療**　小さい場合は経過観察することもあるが，一般的に摘出術の適応となる．

5 鼻歯槽囊胞

- **病態**　鼻歯槽囊胞 nasoalveolar cyst は非歯原性発育性囊胞の1つであるが，顎骨内ではなく，鼻翼基部の上顎歯槽骨と粘膜との間に発症し，ときに上顎骨の外側表面を圧迫により吸収する．
- **治療**　口腔内より摘出する（◯図5-37）．

6 術後性上顎囊胞

- **病態**　術後性上顎囊胞 postoperative maxillary cyst は，上顎洞炎の手術後，数年から十数年してから発見される囊胞である．手術時に残留した上顎洞粘膜が手術瘢痕の中で分泌物をためることで発生するといわれている（◯図5-38）．

　頰部の腫脹や痛みが生じる．眼窩底の骨を圧迫し，眼症状が発現すること

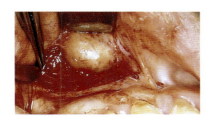

◯図 5-37　右側鼻歯槽囊胞の囊胞摘出術

歯肉頰移行部の切開後，囊胞が剥離されて見える．

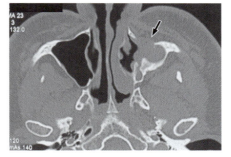

◯図 5-38　術後性上顎囊胞（CT像）

左上顎洞は手術後のため縮小変形し，外側に囊胞がみられる．上顎洞前壁は一部消失している（→）．

もある。内容液は粘性の高いチョコレート色である。
- **治療** 外科的に囊胞摘出および上顎洞炎に準じた上顎洞根治術を行う(▶101ページ)。

7 単純性骨囊胞

- **病態** 単純性骨囊胞 simple bone cyst の内部は，空洞あるいは少量のさらさらした液体のみである。一般的な囊胞の囊胞壁の内面は上皮で被覆されているが，単純性骨囊胞の囊胞壁は毛細血管を含む薄い結合組織あるいは凝血組織のみであり，上皮に被覆されておらず，いわゆる偽囊胞に属している。下顎犬歯部から智歯部に好発する。外傷との関連が考えられているが，原因不明である。自覚症状はなく，X線撮影で偶然発見される。ホタテ貝状のX線透過像を示す。
- **治療** 外科的に搔爬することで自然縮小をはかる。

2 軟組織に発生する囊胞

1 粘液囊胞

- **病態** 粘液囊胞 mucous cyst は，唾液腺の排出障害によって粘膜下に唾液が貯留することで発症する囊胞である。小唾液腺の外傷などで導管が損傷して形成されたものを**粘液瘤** mucocele といい，大舌下腺管や舌下ヒダの小舌下腺管が損傷して口底に形成された比較的大きな粘液囊胞を**ラヌーラ** ranula（ガマ腫）という(▶図5-39)。

粘液瘤は口唇，とくに下唇に多くみられる。表在性のものは内容液である唾液が透けて青みがかって見える。前舌腺に関連して舌の裏側に生じる粘液瘤は**ブランディン-ヌーン** Blandin-Nuhn **囊胞**ともよばれる。
- **治療** 囊胞の摘出術が一般的である。ラヌーラでは開窓療法のほか，溶連菌製剤(OK-432)や高張ブドウ糖液を囊胞内に注入して硬化させる方法や，囊胞壁に数本の縫合糸を留置する微小開窓療法も有用である。再発を繰り返

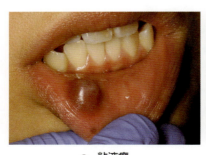

a. 粘液瘤
右下唇に境界明瞭，波動を触知する腫瘤としてみられる。

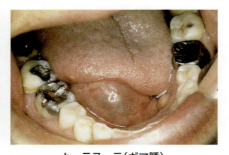

b. ラヌーラ(ガマ腫)
右口底に，やや暗紫色で弾性軟の無痛性膨隆がみられる。

▶図5-39 粘液囊胞

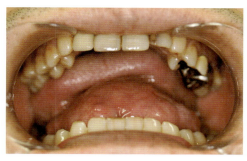

図 5-40　類皮嚢胞
口底正中部に弾性軟の腫瘤をみとめる。舌は挙上されている。

す場合は舌下腺摘出も行われる。

2 類表皮嚢胞，類皮嚢胞

● **病態**　胎生期または後天的に外傷などによって組織内に迷入した上皮によって嚢胞が生じることがある。嚢胞壁が角化上皮だけのものを**類表皮嚢胞** epidermoid cyst，毛包や皮脂腺などの皮膚付属器官を含むものを**類皮嚢胞** dermoid cyst という。

　口腔では口底正中部に多く，無痛性で球形の腫瘤である。大きくなると舌が挙上され，咀嚼・嚥下・構音などの機能障害を合併する（図 5-40）。内容物はオカラ状の角化物である。

● **治療**　口腔内または顎下部から摘出術が行われる。再発は少ない。

3 側頸嚢胞

● **病態**　**側頸嚢胞** lateral cervical cyst は，胎生期の鰓裂❶に由来する嚢胞で，鰓嚢胞ともいわれる。胸鎖乳突筋の前方で，下顎の下方に発生することが多い。まれに嚢胞上皮から，がんが発生することがある。

● **治療**　通常は，頸部皮膚切開により摘出術が行われる。

4 甲状舌管嚢胞

● **病態**　**甲状舌管嚢胞** thyroglossal duct cyst は胎生期の甲状舌管の残存上皮から発生するまれな嚢胞で，多くは舌骨付近の正中部に生じる。嚢胞内には粘液性の液体が含まれている。

● **治療**　外科的に摘出術を行うが，不完全な摘出では再発や瘻孔を形成しやすいので，舌骨の中央部とともに摘出することもある。

NOTE

❶鰓裂
　脊椎動物の発生に伴い生じる咽頭部の両側にある開口部であり，魚類と両生類では鰓を形成する。肺呼吸する脊椎動物では開口部は残らない。

F 口腔領域の腫瘍および腫瘍類似疾患

1 良性腫瘍

a 歯原性腫瘍

歯原性腫瘍 odontogenic tumor とは，歯を形成する組織に由来する腫瘍である。多くは顎骨内に発生するが，ときには歯肉に生じることもある。

1 エナメル上皮腫

● **病態**　エナメル上皮腫 ameloblastoma は歯堤上皮やエナメル上皮などに由来し，歯原性腫瘍のなかで最も多い。腫瘍内部まで組織が充満した充実型と，内部が空洞の囊胞型がある。通常は顎骨内に発症するが，まれに歯肉などの軟組織にみられることもある。

発育は緩徐で無痛性であり，X線検査で発見されることも多い。X線写真で，充実型は単房・多房などを示すが，囊胞型は単房で下顎大臼歯部に好発し，智歯の埋伏を伴うことも多い（●図5-41）。まれに遠隔転移や悪性を示すこともある。

● **治療**　外科的に摘出する。再発を防ぐために，周辺の骨も含めて切除することもある。機能や整容面を考慮して，何度かに分けて摘出する反復処置法も行われる。囊胞型では，開窓療法により縮小させてから摘出することも検討する。

2 歯牙腫

● **病態**　歯牙腫 odontoma は，歯を形成する硬組織で構成されており，真の腫瘍ではなく，硬組織形成を終了すると増大しなくなる過誤腫（●109ページ）である。性差はなく10〜20歳代に好発する。エナメル質・ゾウゲ質といった歯の基本的な構造が保たれた，多数の小さな歯のような硬組織が集合したものを集合性歯牙腫という（●図5-42）。歯の構造が不規則に形成されて

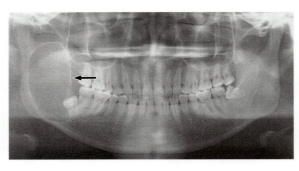

●図5-41　下顎エナメル上皮腫のパノラマX線像

右下顎枝に⑧の歯冠を一部含んだ境界明瞭なX線透過像がみられる（→）。

F. 口腔領域の腫瘍および腫瘍類似疾患　117

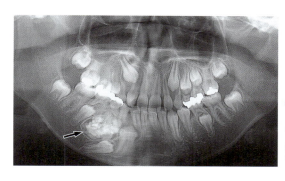

○図 5-42　歯牙腫(集合性)のパノラマ X 線像
C̄からĒ下方に集合した小塊状腫瘤がみられる(→)。4̄は下方に圧排されている。

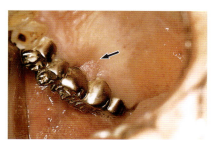

○図 5-43　乳頭腫
右側上顎口蓋側歯肉に，境界明瞭で有茎性の無痛性腫瘤がみられる。表面の色は健常色で，規則的な小凹凸がみられる。

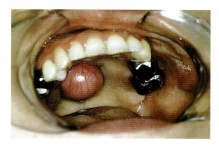

○図 5-44　線維腫
硬口蓋部に，表面平滑でやや発赤した有茎性の無痛性腫瘤がみられる。

塊状を示すものを複雑性歯牙腫という。
　自覚症状はなく，軽度の骨膨隆，および周囲の歯の萌出遅延・傾斜などがみられる。
● 治療　摘出術が行われる。再発はない。

b 非歯原性腫瘍

1 乳頭腫

● 病態　乳頭腫 papilloma は，口腔粘膜の上皮が乳頭状に隆起し増殖した腫瘍で，表面は白色を帯び，規則的な丸い凹凸や突起を示す(○図 5-43)。ヒトパピローマウイルス(HPV)の感染が発生原因の1つとされ，慢性の機械的刺激も誘因になるといわれている。
● 治療　健康部を少し含めて切除する。

2 線維腫

● 病態　線維腫 fibroma は，線維性結合組織の増殖による腫瘍性病変であるが，多くは刺激に対する反応性の過形成であり，真の腫瘍は少ないとされる。形は有茎性のポリープ状や半球形で 0.5〜2 cm ほどのものが多い(○図 5-44)。好発部位は歯肉・頰粘膜・口蓋・舌で，まれに顎骨内に発生することがあり**中心性線維腫**とよばれる。

- **治療** 健康部を少し含めて切除する。

3 血管系・リンパ管系の腫瘍

　従来，血管腫やリンパ管腫とよばれていた疾患の多くは真の腫瘍ではなく，血管の形成異常である。そのため，現在は乳児血管腫のみが血管性腫瘍に分類され，そのほかは静脈奇形・動静脈奇形・毛細血管奇形・リンパ管奇形という血管奇形に分類されている。

◆ 静脈奇形

- **病態** 静脈奇形 venous malformation は，静脈に類似した血管腔が増生した疾患で，海綿状血管腫ともよばれていた。血管奇形のなかでは最も多くみられる。好発部位は舌・口唇・頰粘膜で，表在性のものは鮮紅色ないし暗紫色の膨隆である（◯図5-45）。触診ではやわらかく，圧迫すると退色し，圧を除去するともとの色に戻る。深いものでは正常な粘膜色の膨隆である。
- **治療** 障害がなければ経過観察してよい。機能的・整容的に障害がある場合などは，外科的切除あるいはエタノール注入による硬化療法が行われる。大きな奇形ではMRIなどで血管動態を確認し，栄養血管から塞栓療法を併用するとよい。

◆ リンパ管奇形

- **病態** リンパ管奇形 lymphatic malformation は，かつてはリンパ管腫とよばれていた。リンパ管がびまん性に増殖した病変で，多くは先天的組織異常である。血管奇形よりも発現頻度は低い。口唇・舌・頰粘膜に好発する。粘膜表層に生じるものは，半透明の黄色部分と淡いピンク色の小顆粒状の病変である。血管奇形よりも不規則でかたい。部位や大きさによっては，顎骨の変形・巨舌症・巨唇症を呈する。
- **治療** 外科的切除と硬化療法が行われる。

4 脂肪腫

- **病態** 脂肪腫 lipoma は，成熟した脂肪組織の増殖からなる腫瘍である。健常粘膜でおおわれた類球状の腫瘤，または単なる膨隆感だけのものもある。腫瘤はやわらかく，浅いものでは粘膜下に透けて見えるので，やや黄色を呈

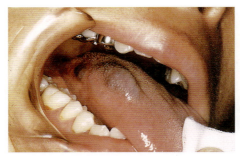

▶図5-45　静脈奇形
右側舌背と側縁部に，暗紫色の被圧縮性の無痛性腫瘤がみられる。

する．頬粘膜が好発部位で，舌・口唇・口底などにも発生する．まれに悪性の脂肪肉腫もある．
- **治療** 摘出術が行われる．再発することは少ない．

5 骨形成線維腫

- **病態** 骨形成線維腫 ossifying fibroma は，線維性組織の増殖と骨様硬組織の形成からなる．その硬組織がセメント質様と診断される場合には，**セメント質-骨形成線維腫**とよばれる．20歳代の女性に多く，下顎骨臼歯部に好発する．X線写真では，境界明瞭な透過像とその内部の不均一な不透過像からなる．
- **治療** 摘出術を行う．腫瘍が広範な場合には顎骨切除をすることもある．

2 悪性腫瘍

　口腔粘膜は扁平上皮で被覆されているため，病理組織学的に口腔がんの90％以上は扁平上皮がんであり，そのほかに小唾液腺に由来する腺系がんや，肉腫，悪性リンパ腫，転移性がんがある．わが国における口腔がんの罹患率は全がんの1〜1.5％といわれている．好発年齢は60歳代であり，男女比は3：2と男性に多い．最近では若年者の口腔がん患者が増加しているとの報告もある[1]．

- **原因** 口腔がんの危険因子として，喫煙，飲酒，慢性の機械的・化学的刺激，ウイルス感染，炎症などがあげられている．口腔がんの発生には複数の発がん因子が作用して，遺伝子異常が蓄積され，段階的にがんに移行してゆくと考えられている．

- **分類** わが国における口腔がんの部位別発生割合は，舌51.4％，頬粘膜9.4％，口底8.9％，上歯肉・上顎歯肉10.7％，下歯肉・下顎歯肉15.0％，硬口蓋3.3％，口唇1.0％と報告されている[2]．

　進行度の分類は，国際対がん連合 Union for International Cancer Control（UICC）による原発巣の大きさ（T），所属リンパ節転移（N），遠隔臓器転移の有無（M）を基準とするTNM分類が一般的に使用される．病理組織学的分類は，WHOの頭頸部腫瘍分類が広く用いられている．

　口腔がんの90％が扁平上皮がんであり，唾液腺がんのほかには，肉腫や悪性黒色腫，悪性リンパ腫などがある（図5-46, 5-47）

- **症状** 口腔粘膜から発生するものがほとんどで，初期はびらん・潰瘍・白斑などを呈することが多い（図5-48-a）．初期には口内炎との鑑別を要することもあるが，通常口内炎は2週間で治癒することで鑑別される．増大すると表面が壊死し，不整形のきたない潰瘍を呈し，硬結を触れる（図5-48-

---

1) Mohideen, K. et al.: A Meta-analysis of oral squamous cell carcinoma in young adults with a comparison to the older group patients（2014–2019）. *Contemporary Clinical Dentistry*, 12: 213-221, 2021.
2) Japan society for head and neck cancer: Report of head and neck cancer registry of Japan, Clinical statistics of registered patients, 2020. Oral cavity.（https://center3.umin.ac.jp/umin-blog/edit/jshnc/wp-content/uploads/2023/11/HNCreport_2020.pdf）（参照 2024-02-14）

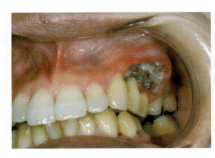

▶図 5-46　悪性リンパ腫

悪性リンパ腫はホジキンリンパ腫と非ホジキンリンパ腫に大別される。非ホジキンリンパ腫の約 40％ が節外性（リンパ節以外）に発生し，そのうち口腔領域に発生するのは 2～3％ である。この写真の症例では，左側上顎歯肉に肉芽様腫瘤をみとめる。病理組織診断はびまん性大細胞型 B 細胞性リンパ腫であった。

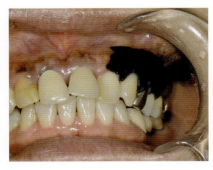

▶図 5-47　悪性黒色腫

悪性黒色腫は全口腔がんの約 1％ である。好発部位は上顎歯肉・口蓋である。この写真の症例では，左側上顎歯肉に広範な濃い黒色斑をみとめ，軽度膨隆している。頰粘膜および前方の歯槽部にも黒色斑をみとめる。

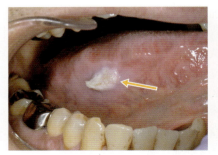 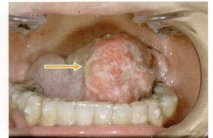

　　a．右側舌がん（早期例）　　　　　　b．左側舌がん（進行例）

舌縁に厚い白色苔をみとめ，周囲には薄い白斑をみとめる。　　　　　　　　肉芽様腫瘤をみとめ，表面には白苔が散在している。

▶図 5-48　舌がんの症状

b）。接触痛を生じ，咀嚼・構音・嚥下障害をおこすようになる。歯肉に発生したものは歯槽骨の吸収・破壊を生じ，歯牙の動揺も大きくなり，歯周炎と誤って抜歯されることも少なくない。

　さらに顎骨破壊が進んだ場合，上顎では上顎洞に及ぶと鼻閉感・鼻出血などが生じ，眼窩下神経麻痺がおこることもある。下顎骨ではオトガイ神経麻痺を呈することもある。また，咀嚼筋に浸潤すると開口障害を呈する。

　口腔がんにおいて頸部リンパ節転移は約 30％ に発現するといわれているが[1]，頸部リンパ節転移が増大すると腫瘤を触れるようになり，周囲の組織と固着性になる場合がある。

　1）原田浩之：口腔癌における頸部制御に対する治療戦略．口腔病学会雑誌，83(1)：1-6，2016．

- **診断** 確定診断には，病理組織診が必要で，細胞診や生検が行われる。擦過細胞診は腫瘍表層を擦過して得られた剝離細胞にて診断する方法で，穿刺吸引細胞診は頸部リンパ節などの深部に存在する腫瘍に注射針を穿刺して細胞を採取する方法である。生検は局所麻酔を施してから病変の一部を切除する方法であり，最も診断精度が高い方法である。

　腫瘍の進展範囲の診断には，CT，MRI，超音波，PETなどが用いられ，原発巣の進展範囲，頸部リンパ節転移の有無，遠隔転移の有無などを検索する。これらをもとにステージ診断が行われる。

- **予後** 口腔がんの5年生存率はステージⅠ・Ⅱで80〜90%，ステージⅢ・Ⅳで40〜70%といわれている。

◆ 悪性腫瘍の治療

　早期例であれば，手術療法あるいは放射線療法（小線源治療）が行われる。進展例であれば，手術療法と放射線療法，薬物療法を組み合わせて治療することが多い。頸部リンパ節転移に対しては頸部郭清術が第一選択となる。また，原発巣の欠損が大きければ遊離組織移植による再建術が行われる。

▍手術療法

　比較的早期の口腔がんでは，原発巣とその周辺を**部分切除**する。進行した口腔がんでは，広範囲の切除が必要なことがある。

- **再建術** 切除による組織欠損が大きければ，機能と形態の回復のために**再建術**を行う。再建には，身体のさまざまな部位から取得した皮弁（前腕皮弁・腹直筋皮弁など）や骨（腓骨・肩甲骨など）を用いる。

- **頸部郭清術** 頸部リンパ節転移のある症例に対しては**頸部郭清術**が第一選択となる。原発巣の切除と頸部郭清は同時に実施されることが多く，これを一塊切除術という。

　頸部郭清術後は，頸部や肩の知覚・運動障害が高頻度に発生する。喉頭上部の静脈は上・中甲状腺静脈に流入するため，本術式にて一時的に喉頭浮腫はおこるが，一般的に片側頸部郭清術であれば気道閉塞はおこらない。あわせて口腔内の切除・再建を施行する場合は，適宜気管切開を考慮する。術中横隔神経を損傷した場合は，横隔膜挙上がおこることがあるので，術後胸部X線による確認が必要である[1]。

　術後ドレーンより出血，乳糜漏，エアリークがないかどうか，また，感染を早期に発見するためにも排液の量・性状を注意深く観察することが必要である[2]。

▍放射線療法

　放射線療法は，原発巣に針状の小線源を刺入して組織内照射を行う**小線源治療**と，口腔外から原発巣や頸部に照射する**外部照射**に分類される。

- **小線源治療** T1，T2の早期がんが適応となり，持続的に1週間照射す

---

1) 桐田忠昭・原田浩之：口腔癌．医歯薬出版，2023.
2) 長谷川泰久：頸部郭清術．金芳堂，2016.

る方法であるが、実施できる施設は少なくなってきている。
- **外部照射** 最近では薬物療法が併用される場合が多い。

　粘膜炎、皮膚炎が高頻度に発現するため、これらに対する管理が必要となる。高度粘膜炎に対しては、刺激物の摂取を制限したり、歯みがき剤、かたい歯ブラシによる機械的清掃は避けるよう説明する。含嗽剤は、アズレンスルホン酸ナトリウム水和物のような比較的刺激の少ないものが推奨され、疼痛緩和に局所管理ハイドロゲル創傷被覆・保護材を用いることもある。

■ 薬物療法

　口腔がんに対して用いられる代表的な薬物として、シスプラチン、カルボプラチン、ドセタキセル水和物、パクリタキセル、フルオロフラシル（5-FU）などがあげられる。再発・転移例に対しては、分子標的治療薬であるセツキシマブ、免疫療法薬であるニボルマブ、ペムブロリズマブが投与されることもある。それぞれの有害事象に対する評価、対応が必要である。

1 舌がん

　舌がん cancer of tongue, cancinoma of tongue は口腔がんのなかで最も多く、口腔がんの約半数を占めている。舌側縁に好発する。手術療法では、がんと思われる部分の1cm外側（安全域）まで切除する（◯図5-49）。

　早期の舌がんでは、舌の一部を切除する舌部分切除が行われる。舌部分切除では、安全域をつけて切除しても、縫い閉じる（一次縫縮）だけで術後の食事や会話の機能を十分保つことができる。さらに進行すると、舌を半分程度切除する半側切除術や、舌の大部分を切除する亜全摘術・全摘術が行われる。この場合には、舌の再建術が行われる。

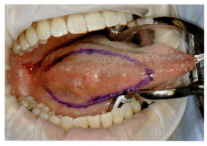

①右側舌がん周囲に切開線を設定する。

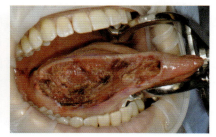

②舌部分切除後

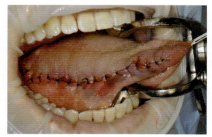

③一次縫縮後

◯図5-49　舌部分切除術

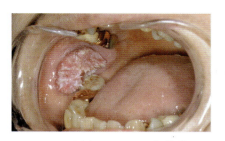
▶図 5-50　**腫瘤をみとめる頬粘膜がん**
右側頬粘膜に広茎性の腫瘤をみとめ，ところどころ白色を呈している。

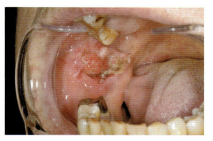
▶図 5-51　**潰瘍をみとめる頬粘膜がん**
右側頬粘膜に潰瘍をみとめ，周囲は隆起し硬結を触れる。

2　頬粘膜がん

　頬粘膜がん carcinoma of buccal mucosa は，頬の内側にできるがんである（▶図 5-50, 5-51）。口腔がんの約 10％ を占める。切除後に，人工被覆剤による被覆や，皮膚移植・遊離組織移植を行うことがある。がんが進行すると，隣接した上顎骨や下顎骨に進展し，骨や歯を含めた切除が必要になることもある。

3　下顎歯肉がん

　歯肉がん carcinoma of gingiva は，口腔がんの約 25％ を占め，上顎より下顎に多く発生する。
　歯肉の直下には顎骨があるので，歯肉がんは顎骨をおかしやすく，早期でも手術の際には顎骨の一部を切除する必要があり，この場合は抜歯も必要となる。
　下顎骨への浸潤がわずかな場合は，下顎骨の一部をそぐ下顎辺縁切除術を行う。顎骨へ深く浸潤した場合は，骨を離断する下顎区域切除術が必要となる。下顎骨の連続性が失われ，整容面や摂食機能に障害がおこるため，可能な限り連続性を回復する（▶図 5-52）。CT のデータをもとに患者の下顎骨の 3D モデルをつくり，整容性や術後の咬合を考慮する（▶図 5-53）。
　失われた歯については，顎義歯（▶80 ページ）を用いて回復するが，条件がそろえばインプラントによって回復することも可能である。

3　腫瘍類似疾患

1　エプーリス

　●**病態**　歯肉に限局性の腫瘤を**エプーリス** epulis という。多くは炎症性や反応性の増殖物で，真の腫瘍は除外される。上顎前歯部が多いとされるが，いずれの部位にも発症する。唇側に多い。1〜2 cm 程度の有茎性あるいはポリープ状を呈する（▶図 5-54）。発育は緩慢で，大きくなると歯を動揺・傾斜

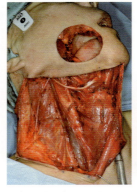
①頸部郭清術，下顎区域切除術，皮膚合併切除術後。

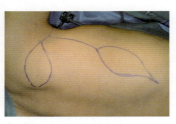
②再建のための切除部位のマーキング。肩甲骨・広背筋皮弁・肩甲皮弁を用いる。

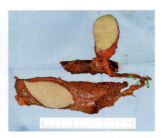
③採取した肩甲骨（中央），広背筋皮弁（下），肩甲皮弁（上方）。これらは肩甲下動脈により栄養される。

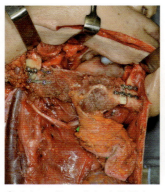
④チタンプレートによる固定。肩甲骨を残存下顎骨断端に合わせて，チタンプレートにて固定した。

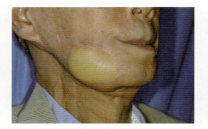
⑤術後1年の顔貌写真

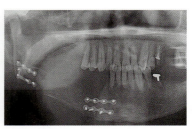
⑥術後パノラマX線像。肩甲骨により適切に再建されており，骨癒合をみとめる。

図5-52　下顎歯肉がんの切除・再建手術

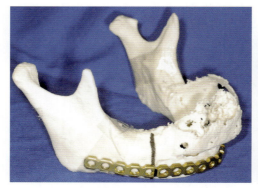
①3Dモデル上で骨切り線を決定し，下顎骨に合わせてあらかじめリコンストラクションプレートを曲げておく。

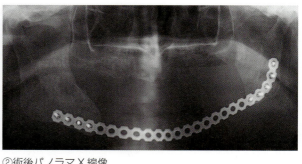
②術後パノラマX線像

図5-53　3Dモデルによる下顎骨形態の再現

F. 口腔領域の腫瘍および腫瘍類似疾患　125

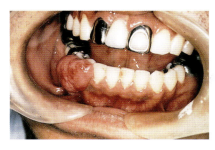
○図5-54　下顎の線維性エプーリス
右側下顎唇側歯肉に，表面やや粗糙で一部発赤を伴った有茎性の無痛性腫瘤がみられる。

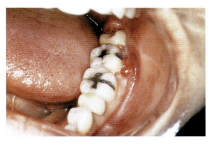
○図5-55　妊娠性エプーリス
|7頬側歯肉に，やや発赤した肉芽様腫瘤がみられる（妊娠3か月の女性）。

させることがある。30～50歳代に多い。まれに新生児にみられることもあり，これを**先天性エプーリス**という。数か月で消失する。

　腫瘤の色は正常色から赤いものまであり，かたさもいろいろである。病理組織学的には，線維性・線維腫性・骨線維腫性・肉芽腫性・血管腫性・巨細胞性エプーリスなどに分類される。妊娠3か月ころから出血を伴って発症する血管腫性エプーリスを**妊娠性エプーリス**という（○図5-55）。通常，出産後には縮小・消失する。

● **治療**　健康な組織を一部含めて切除する。再発を繰り返すものでは，歯を含めて切除する。妊娠性エプーリスは出血や機能障害が高度であれば，妊娠中期に切除する。また，出産後に消失しなければ切除する。

2　義歯性線維腫，フラビーガム

● **病態**　不適合な義歯によって歯槽部に形成された，反応性の線維腫を**義歯性線維腫** denture fibroma とよんでいる（○図5-56）。下顎に多くみられる。

　一方，同様に不適合な義歯の持続的な刺激によって，歯槽骨が大きく吸収した，骨の裏打ちのない軟弱な可動性の顎堤を**フラビーガム** flabby gum という。フラビーガム上の義歯は安定しない。上顎前歯部に多い。

● **治療**　いずれも義歯の調整と，切除・顎堤形成術を行う。義歯の再製も検討する。

3　歯肉増殖症

● **病態**　**歯肉増殖症** gingival hyperplasia は，広範囲に歯肉の増殖・肥大を呈するもので，歯肉肥大症ともよばれる。炎症性の炎症性歯肉増殖症，原因不明ないしは遺伝性で家族性に発現する歯肉線維腫症，抗てんかん薬（フェニトイン）やカルシウム拮抗薬（ニフェジピン），免疫抑制薬（シクロスポリンA）服用者に発症する薬剤性歯肉増殖症がある（○図5-57）。

● **治療**　歯肉切除を行う。薬剤性歯肉増殖症では，可能であれば服用薬剤の変更を検討する。さらに口腔の不衛生も一因であるので，歯肉の清浄も重要である。

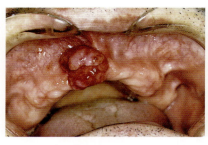

図 5-56 義歯性線維腫
右側上顎前歯部顎堤に，やや発赤した有茎性の無痛性腫瘤がみられる。赤みの強い下半分は義歯床下にあった。

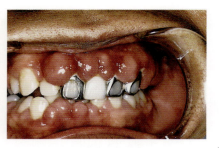

図 5-57 薬剤性歯肉増殖
フェニトインの服用歴が 10 年以上の症例である。上下顎の歯間乳頭部歯肉は肥大し，一部は歯冠をおおっている。

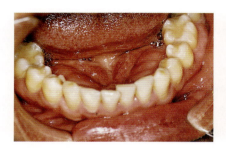

図 5-58 下顎隆起
両側下顎骨犬歯から小臼歯部の舌側に，境界明瞭で健常色の骨様硬腫瘤がみられる。

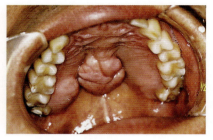

図 5-59 口蓋隆起
硬口蓋正中部に，健常色で有茎性の無痛性骨様硬腫瘤がみられる。

4 外骨症

● **病態** 外骨症 exostosis は，反応性に骨表面に骨が増生したもので，骨隆起ともよばれる。下顎小臼歯舌側にできるものを**下顎隆起**（図 5-58），上顎口蓋正中部にできるものを**口蓋隆起**（図 5-59）という。

　成人以降にみられ，多くは左右対称性である。軽度なものを含めると日本人の成人の約 20〜30% にみられる。悪性腫瘍との関連はない。

● **治療** 治療の必要はないが，構音や義歯装着の障害になる場合は，外科的に切除する。

5 線維性骨異形成症

● **病態** **線維性骨異形成症** fibrous dysplasia of the bone は，骨髄が線維性組織におきかえられる骨系統疾患❶で，長管骨❷に多く，無痛性の骨の膨隆を示す。まれに顎骨にもみられ，上顎骨に多い。幼少期に発症し，徐々に増大する。身体の成長がとまると進行は停止することが多い。

　単純 X 線画像では，初期には囊胞様の透過像を示し，のちに不透過像との混合像としてスリガラス像を呈する。CT 画像では骨が膨隆し不透過像と透過像とが複雑に混在する。

● **治療** 機能障害や顔貌変形に対しては外科的に切除・減量術が行われる

NOTE

❶骨系統疾患
　先天的な要因により骨・軟骨に生じる疾患をさす。

❷長管骨
　四肢にみられる長い形状の骨であり，長骨ともいう。

が，若年者では対症療法にとどめ，進行が停止したあとに整形手術を行う。

6 骨性異形成症

● **病態** 骨性異形成症 osseous dysplasia は，骨またはセメント質に類似した硬組織が歯根尖部に付着するように増生した病変であり，非腫瘍性と考えられる。

数本の下顎前歯根尖に限局してみられるものを **根尖性骨性異形成症** といい，臼歯部に限局しているものを **限局性骨性異形成症** という。また，下顎両側に広範囲に発症するものを **開花性骨性異形成症** といい，とくに遺伝性家族性のものは **家族性巨大型セメント質腫** という。

● **治療** 感染を伴わなければ治療の必要はないが，根尖性歯周炎などにより感染すると，ピンホール状の瘻孔が形成されて排膿が持続するので，摘出する必要がある。

G 歯と顎骨の外傷

1 歯の脱臼・嵌入

● **病態** 外力により歯が歯槽窩から抜け出すことを歯の **脱臼**(だっきゅう)といい，完全に抜け出したものを完全脱臼，一部が連続しているものを不完全脱臼(亜脱臼)という(◯図 5-60)。逆に，外力により，歯が深くめり込んだ状態を **嵌入**(かんにゅう)という。

● **治療** 脱臼した歯をもとの位置に戻し❶隣在歯と固定する。歯根膜が壊死していない場合は，10〜14 日程度のあまり強固でない固定とする。歯根膜が壊死している場合は，歯根膜を除去して 6 週間，強固に固定する。さらに，根完成歯では歯髄の生存は期待できないので，固定 10 日目くらいに根管治

□ NOTE
❶再植という。

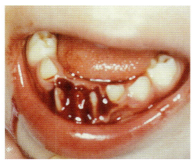

①BA│A 脱臼，1 歳 10 か月　②2 歳(再植 2 か月後)

◯図 5-60　歯の脱臼

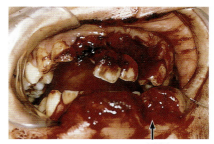

裂創

◯図 5-61　歯槽骨骨折
上顎前歯部歯槽骨骨折，1│1 不完全脱臼，2│2 歯牙破折(血液で見えない)，下唇に裂創(→)がある。

療をする。
　永久歯では，嵌入の場合も同様に整復・固定を行うが，乳歯では自然再萌出を期待して経過観察する。

2 歯槽骨骨折

● **病態**　上顎・下顎の歯槽骨に限局した骨折を**歯槽骨骨折** alveolar bone fracture という（◯図 5-61）。小児に多く，部位では前歯部に多い。歯肉や口唇の裂傷を伴い，数本の歯が骨片と一塊となって偏位あるいは動揺する。歯の脱臼や破折を合併することもある。

● **治療**　偏位した骨片は，通常，徒手で整復できる。歯肉などの裂傷がある場合は縫合する。遊離した破折歯や小骨片は，感染防止のために除去したほうがよい。整復後の固定は，線副子や金属線などを用いて歯を連続固定する。あわせて，骨も固定する。床副子を用いることもある。固定期間は 3〜6 週間である。

3 顎骨骨折

1 下顎骨骨折

● **病態**　**下顎骨骨折** mandibular fracture は，顎顔面骨領域では最も頻度の高い骨折である（◯図 5-62）。原因としては，交通事故，殴打，転倒・転落，スポーツ，作業事故などがある。

　骨折部位は，オトガイ部・関節突起・下顎角が多い。関節突起骨折では，外力が直接的に関節突起に加わって骨折する 直達骨折のほか，オトガイ付近で受けた外力が関節突起に伝わり，最も細い関節突起基部が骨折する 介達骨折も多いので留意する。症状としては，骨折部の腫脹，自発痛，圧痛などがある。骨折片は付着している筋力によって偏位する。

● **治療**　粘膜や皮膚を切開して骨折部位を露出させ，偏位した骨片を明視

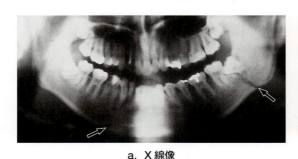

a．X 線像

3と8に骨折線がみられる。

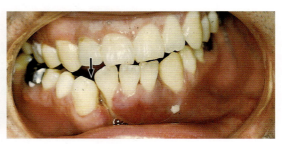

b．口腔内

2と3の間で骨折し，骨片の偏位があり，正常に咬合していない。

◯**図 5-62　下顎骨骨体骨折**

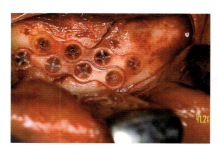

▶図 5-63　観血的整復固定術
下顎骨体部を切開し，透明の吸収性プレートで固定した。

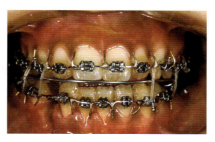

▶図 5-64　非観血的整復固定術
歯にブラケットを装着し，金属線で固定したあと，ゴムで牽引して整復した。

野で整復し，プレートなどで固定する方法を**観血的整復固定術**という（▶図 5-63）。骨片の固定に際しては，必ず上下の歯を咬合させた状態で固定する。これを顎間固定（がくかん）という。

　骨折部位を露出させずに，ゴム牽引（けんいん）などで歯列を本来の位置に整復し，顎間固定のみで骨片を固定する方法を**非観血的整復固定術**（保存療法）という（▶図 5-64）。4～6週間の固定が必要となる。

2　上顎骨骨折

●**病態**　上顎骨は，頰骨・鼻骨・前頭骨・蝶形骨・口蓋骨などと連結して中顔面を構成しているため，**上顎骨骨折** maxillary fracture では複数の骨を含んでいることが多い。そのため，鼻・口腔出血，骨折部の腫脹・疼痛，眼球・結膜の出血，視力障害，口腔粘膜の裂創，咬合異常，知覚異常だけでなく，意識消失・脳振盪（しんとう）・ショック・出血による気道閉鎖などを合併することがある。

●**治療**　まずは救命救急を優先し，軟組織の損傷を早期に処置する。全身状態の回復を待って骨折の処置を行うが，おもに観血的整復固定術を行う。

H　口腔領域の先天異常および発育異常

1　小帯の異常

1　舌小帯短縮症

●**病態**　**舌小帯短縮症** disturbance of lingual frenum は，舌小帯が短く厚いために舌の可動性が制限されている状態で，**舌強直症** ankyloglossia ともよばれる（▶図 5-65）。

　重度な場合には舌の前方突出が困難で，突出させようとすると舌尖がくびれてハート型になる。

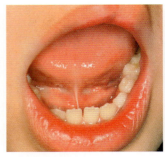 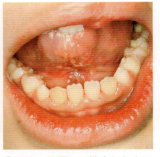

①舌小帯が短縮している。　②切除・伸展して縫合したところ。

○ 図 5-65　舌小帯短縮症

摂食障害は少ないが，構音障害があらわれることがある。
● **治療**　小帯切除伸展術が行われる。

2 口唇小帯・頰小帯の異常

● **病態**　小帯が歯間歯肉から歯槽頂まで伸展・肥厚した状態で，歯列不正や歯周炎の原因となることがある。とくに上唇小帯が肥厚し，中切歯の正中が離開することがあるが，上顎犬歯の萌出とともに自然に離開が閉じることもある。
● **治療**　障害となる場合には切除術あるいは伸展術を行う。

2　口唇裂・口蓋裂

● **病態**　口唇・顎堤・口蓋に生じる先天的な裂奇形を総称して口唇裂・口蓋裂とよぶ。裂のある部位により，口唇のみの**口唇裂** cleft lip，口唇と顎堤の**唇顎裂** cleft of lip and alveolus，口蓋のみの**口蓋裂** cleft palate，すべてに裂がある**唇顎口蓋裂** cleft of lip, alveolus, palate に大別される。それぞれに片側性・両側性がある。発現頻度は出生児の約 0.2%（400〜500 人に 1 人）である。

遺伝要因と胎生期の環境要因❶が複雑にからみ合って発症すると考えられている。

口唇裂では鼻変形を伴うことが多く，整容的障害およびそれに伴う精神的な問題も生じることがある。また，口裂を閉鎖できないため，哺乳障害や，口唇音を中心とした構音障害がみられる。

顎裂があると，歯胚形成の欠如による歯の欠損や歯列不正をおこす。

口蓋裂では鼻腔との交通のため，口腔内圧が得られないことによる哺乳障害や，口蓋裂言語とよばれる開鼻声と構音障害が生じる。また，口蓋帆張筋の断裂に伴う耳管咽頭口の狭小などにより滲出性中耳炎がおこり，伝音性難聴がみられることもある。

● **治療**　哺乳障害に対して，哺乳時間の延長や回数増加の指導のほか，専用の哺乳乳首や弾力のある哺乳びんの使用を指導する。また，口唇裂への絆

> NOTE
> ❶薬物・栄養障害・放射線・ウイルス感染・精神的ストレスなどがある。

創膏の貼布や人工口蓋床（ホッツ Hotz 床）の装着を行う。

口唇裂は生後約 3〜4 か月（◯図 5-66），口蓋裂は 1 歳 6 か月前後に手術を行う（◯図 5-67）。なお，2 段階法の口蓋形成術では 1 歳 6 か月ころに軟口蓋閉鎖術を，6 歳ころまでに硬口蓋閉鎖術を行う。

軟口蓋短縮や鼻咽腔閉鎖機能不全により言語障害が残存する場合は，スピーチエイド（発音補助装置）などを用いて訓練が行われる。必要に応じて 10 歳ごろに咽頭弁移植術が行われる。また，顎裂部に，骨の連続と骨形成による歯の萌出などを目的に，腸骨の海綿質の移植が必要となることも多い（◯図 5-68）。

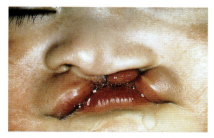
①手術前。唇裂・顎裂部から舌尖がみられる。

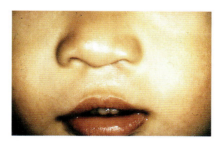
②手術後 2 年経過。瘢痕も目だたず治癒している。

◯図 5-66　口唇形成術

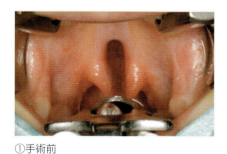
①手術前

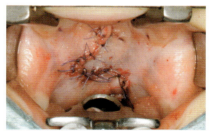
②手術直後

◯図 5-67　口蓋形成術

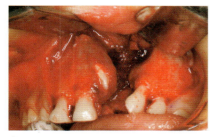
①口腔粘膜を剝離後。左顎裂が見える。

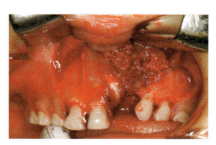
②顎裂部に腸骨の海綿質を塡入。

◯図 5-68　顎裂部骨移植術

3 顎変形症

● **病態** 顎変形症 jaw deformity とは，出生後の発育異常や外傷，手術などにより，顎骨の形態や位置に異常を生じ，咀嚼障害や整容的障害をきたした状態である。

①上顎骨の前方発育が過剰な**上顎前突症**，②口唇裂・口蓋裂手術などに伴う上顎骨の発育不全によっておこる**上顎後退症**，③咬合時に下顎の前歯が上顎の前歯より前方にあり（反対咬合），顔面下方の突出感をみとめる**下顎前突症**，④下顎が後方にありオトガイの後退と中顔面の突出感❶をみとめる**下顎後退症**，⑤左右差がみられる**顔面非対称**，⑥前後的・左右的顎変形が同時に存在する**上下顎複合変形**，⑦咬合時に上下の歯が接触しない**開咬**に分類される。

● **治療** 軽度の場合には歯列矯正治療（◯80ページ）で対応するが，変形が大きい場合は外科的に骨を切って移動させる外科矯正手術が行われる。骨移動後に咬合できるよう，術前に歯列矯正治療を行うとともに，安定した咬合を維持するために術後も歯列矯正治療を行う。この場合の矯正治療は保険適用である。

外科矯正手術には，上顎骨全体を前後に移動する**ルフォー Le Fort Ⅰ型骨切り術**，上顎骨の前方部だけを移動させるワスムント Wassmund 法やブンデラー Wunderer 法，下顎枝を分割して下顎を移動する**下顎枝矢状分割術** sagittal splitting ramus osteotomy（SSRO），**下顎枝垂直骨切り術** intraoral vertical ramus osteotomy（IVRO），下顎骨体部の一部を移動させるディングマン Dingman 法，オトガイの一部を移動させるオトガイ形成術，骨延長法などがある。

1 下顎枝矢状分割術 最も一般的な下顎の移動術である（◯図5-69）。全身麻酔下で行われる。頬粘膜から下顎歯肉粘膜を切開し（◯図5-70），下顎管を避けるように左右の下顎枝を内側と外側に分割する（◯図5-71-a）。上顎歯列に咬合するように下顎骨体部を移動させ，金属または吸収性のプレートやスクリューで骨を固定する（◯図5-71-b）。粘膜を縫合して終了する。

術後は上下顎間をゴム牽引，または顎間固定する。食事はペースト食などから開始するが経鼻胃管を使用することもある。

2 ルフォーⅠ型骨切り術 最も一般的な上顎の移動術である。単独で行われることは少なく，多くは下顎枝矢状分割術などの下顎の骨切りと併用す

> **NOTE**
> ❶鳥貌とよばれる。

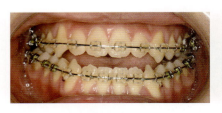 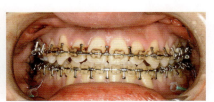

◯図 5-69　下顎枝矢状分割術
左は手術前で，咬合時に前歯部は開咬状態である。右は手術後で正常に咬合している。

H. 口腔領域の先天異常および発育異常　133

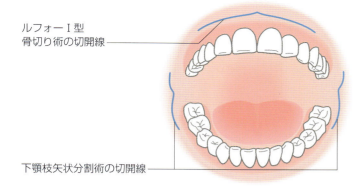

● 図 5-70　切開線

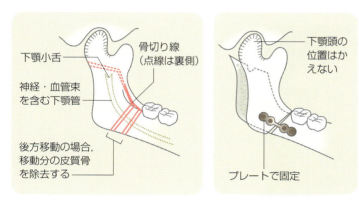

a. 骨切り線　　　b. 骨の固定

● 図 5-71　下顎枝矢状分割術の骨切り線と固定

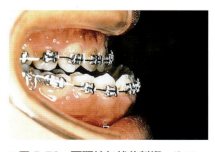 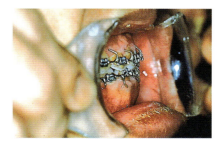

● 図 5-72　下顎枝矢状分割術・ルフォーⅠ型骨切り術
下顎枝矢状分割術・ルフォーⅠ型骨切り術の両方を用いた症例である。左は手術前で，下顎の前突状態がわかる。右は手術後で，正常咬合となる。

る(●図 5-72)。全身麻酔下で行われる。両側の上顎第一大臼歯間の歯肉頬移行部に切開を加え(●図 5-70)，上顎骨を露出させる。鼻腔底の粘膜を骨から剥離し，外科用のこぎりと骨ノミ(マイセル)とで水平的に骨分割し(●図 5-73-a)，歯槽側の骨を移動して金属または吸収性のプレートで固定する(●図 5-73-b)。粘膜を縫合して終了する。

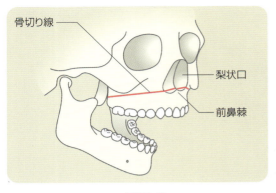
a. 骨切り線

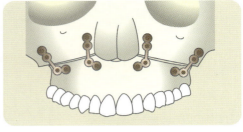
b. 上顎プレート固定

●図 5-73　ルフォーⅠ型骨切り術の骨切り線と固定

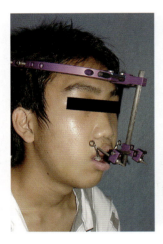
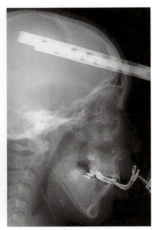

●図 5-74　骨延長法
左図は骨延長装置（レッドシステム）を装着したところ，右図はそのＸ線写真（側面像）である。

　本手術では血管損傷による出血に注意が必要である。術後に出血すると窒息の危険もある。

　3 骨延長法　口唇裂・口蓋裂患者などでは軟口蓋の瘢痕により骨の移動が困難なことがある。そのような場合に骨と軟組織を同時に伸展できる骨延長法の適応となる。

　骨延長法では，骨分割後に骨移動やプレートによる固定は行わずに，延長装置を設置する（●図5-74）。延長装置のネジを一回転すると骨を 0.5 mm 伸展でき，1日2回転を目安に行う。目的の位置まで延長したあと，装置は撤去し，プレート固定を行う。ルフォーⅠ型骨切り術では上顎骨の前方移動距離は 5 mm 程度が限度とされているが，骨延長法では口唇裂・口蓋裂患者であっても 10 mm 以上の前方移動が可能である。

I 顎関節・咀嚼筋の疾患

1 顎関節症

　顎関節症 temporomandibular disorders は，日本顎関節学会によれば「顎関節や咀嚼筋の疼痛，関節(雑)音，開口障害ないし顎運動異常を主要症候とする障害の包括的診断名である。その病態は咀嚼筋痛障害，顎関節痛障害，顎関節円板障害および変形性顎関節症である」[1]と定義されている。顎関節症は，咀嚼筋痛障害(顎関節症Ⅰ型)，顎関節痛障害(顎関節症Ⅱ型)，顎関節円板障害(顎関節症Ⅲ型)，変形性顎関節症(顎関節症Ⅳ型)に分類される。

◆ 咀嚼筋痛障害(顎関節症Ⅰ型)

● **病態**　**咀嚼筋痛障害** myalgia of the masticatory muscle は，硬固物の無理な咀嚼や大あくび，睡眠時ブラキシズム❶などの顎運動による外傷(内在性外傷)や不安，ストレスなどによって発生する，顎運動時などの咀嚼筋痛と機能障害を主徴候とする。

● **治療**　薬物療法・運動療法・オーラルアプライアンス(スプリント)療法などが行われる。また，心身医学療法や，頰杖・かみしめ癖などの寄与因子改善のための認知行動療法も重要である。なお，症状改善の目的で咬合調整や歯列矯正治療はするべきではない。

◆ 顎関節痛障害(顎関節症Ⅱ型)

● **病態**　**顎関節痛障害** arthralgia of the temporomandibular joint は，顎関節痛とそれによる機能障害を主徴候とするもので，内在性外傷によって滑膜・円板後部組織・外側靱帯・関節包の炎症や損傷をきたし，顎運動時の顎関節痛や顎運動障害を生じる。

● **治療**　初期には関節包炎や滑膜炎がみられるので，大開口や硬固物咀嚼などを避けて安静にし，さらに消炎鎮痛薬を投与するとよい。炎症消退後はストレッチに準じた開口訓練を行う。

◆ 顎関節円板障害(顎関節症Ⅲ型)

● **病態**　**顎関節円板障害** temporomandibular joint disc derangement は，関節円板の転位・変性・穿孔・線維化により生じる障害であるが，そのほとんどは関節円板の前方転位である。開口に伴って転位円板が下顎頭上に復位する場合を**復位性関節円板前方転位**(顎関節症Ⅲa型)といい，円板復位または転位時にカクッというクリック音を生じる。病態が進行すると，開口しても関節円板が前方に転位したままとなり，下顎頭の前方運動が制限されて開口障害

> **NOTE**
> ❶ブラキシズム
>   無意識に上下の歯をくいしばったり，こすり合わせたり，連続的に嚙み合わせる習癖をいう。

---

1) 日本顎関節学会：顎関節症の概念(2013)．(http://kokuhoken.net.jstmj/medical/concept.html)(参照 2024-10-19)

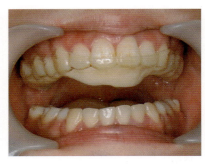

◯図 5-75　前方整位型アプライアンス(スプリント)
突起により，下顎が後方でかみ込めない。

が生じる。この状態を**非復位性関節円板前方転位**(顎関節症Ⅲb型)という。この開口障害は**クローズドロック**とよばれる。

● **治療**　復位性関節円板前方転位のクリックは治療せずに様子をみてもよいが，クリックによるひっかかりが強い場合などは，円板整位運動療法や前方整位型アプライアンス(スプリント)により関節円板を本来の位置に整位させる(◯図 5-75)。

非復位性関節円板前方転位では，初期段階では関節円板を徒手的に復位させるが，転位期間が長期に及ぶと関節円板の変形や関節腔内の線維性癒着がおこり，復位が困難となる。その場合には**下顎可動化訓練**や**上関節腔洗浄療法**によって関節円板・下顎頭の可動性を得ることで，顎運動や疼痛の改善を目ざす。

◆ 変形性顎関節症(顎関節症Ⅳ型)

● **病態**　**変形性顎関節症** osteoarthrosis (osteoarthritis) of the temporomandibular joint は，下顎頭と下顎窩・関節隆起の軟骨・骨変化を伴う退行性関節障害である。ほとんどが非復位性関節円板前方転位を併発し，関節円板に穿孔や断裂をみとめることも多い。開閉口時にザラザラというクレピタス音，開口障害，顎関節部の痛みがある。

● **治療**　下顎頭の骨形態変化はほとんどが関節円板転位に対する適応変化であるため，骨形態を改善させる必要はない。非復位性関節円板前方転位に対する治療に準じて，薬物療法・下顎可動化訓練・上関節腔洗浄療法などを行う。

2　顎関節脱臼

● **病態**　関節が正常な運動範囲をこえて関節面の正常な相対関係を失った状態を**脱臼**という。**顎関節脱臼** luxation of the temporomandibular joint では過開口により下顎頭が前方に固定され，閉口できなくなった前方脱臼が一般的で，そのほかに骨折に伴って内外方に脱臼することもある。放置すると陳旧化して下顎頭が癒着することもある。

また，脱臼を繰り返す場合を**習慣性脱臼** habitual luxation とよぶ。閉口機能低下や関節円板の転位が関与することがあり，大開口しなくても閉じられな

くなる場合がある。
● **治療** 急性脱臼の場合はヒポクラテス法❶で徒手的に整復し，包帯などを巻いて再開口を抑制する。陳旧例では外科手術をすることもある。習慣性脱臼では，開口訓練や関節腔とその周囲への血液注射，外科手術により脱臼の再発を防止する。

> **NOTE**
> ❶ヒポクラテス法
> 前方に脱臼した下顎頭の整復の方法である。患者の前方に立ち，患側の下顎大臼歯部と下顎下縁を徒手で把持して整復する。

3 顎関節強直症

● **病態** 強直とは，関節が持続的に強制位置をとり，正常な運動が制限された状態をいう（○図5-76）。
　顎関節強直症 ankylosis of the temporomandibular joint では，自己免疫疾患・炎症・骨折・顎関節症などから顎関節に炎症が及んで生じた関節内の瘢痕や，骨折・陳旧性脱臼後の下顎頭固定によって関節腔内に癒着がおこり，開口障害や閉口障害をきたす。線維性と骨性の強直症がある。
● **治療** 開放または関節鏡視下手術により癒着を除去し，関節の可動化をはかる。術後の開口訓練が重要である。

4 咀嚼筋腱・腱膜過形成症

● **病態** 咀嚼筋腱・腱膜過形成症 masticatory muscle tendon-aponeurosis hyperplasia は，咀嚼筋の腱および腱膜の過形成により筋の伸展が制限され，開口障害をきたす疾患である（○図5-77）。開口障害が若年時より緩徐に進行し，咬筋の停止部である下顎角の過形成による，えらがはったような顔貌（スクエアマンディブル）を特徴とする。
● **治療** 開口訓練などの保存療法だけでは，限定的な効果しか得られない。咬筋腱膜部分切除と筋突起を含めた側頭筋腱切除が効果的である。

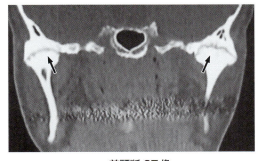
a．前頭断 CT 像
下顎頭と下顎窩は骨性に癒着している（→）。

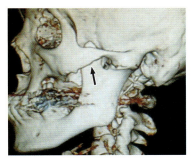
b．3D-CT 像
下顎頭は形態がわからない。筋突起が過長である（→）。

○ 図5-76　顎関節強直症

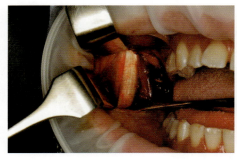

図 5-77 咀嚼筋腱・腱膜過形成症
咬筋の外側に，白く光った過形成腱膜が見える。

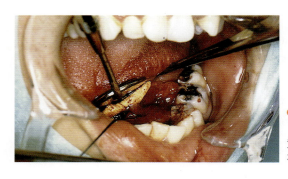

図 5-78 顎下腺管内唾石摘出術
黄色の唾石が管外に引き出されたところである。

J 唾液腺の疾患

1 唾石症

●**病態** 唾液腺の導管内や腺体内に形成される結石を**唾石**とよぶ。唾石による唾液の排出障害によって，唾液腺の腫脹・炎症などを伴う状態を**唾石症** sialolithiasis という。顎下腺に生じる場合が最も多く，耳下腺・舌下腺・小唾液腺ではまれである。

　顎下腺唾石症では，唾液の排出障害から顎下腺の腫脹・痛みを呈し，ときに排膿を生じる**急性化膿性顎下腺炎**がおこることがある。また，食事の際は唾液分泌量が増加するために，激しい痛み(唾疝痛)がおこることがある。臨床的には，顎下腺体内唾石と顎下腺管内唾石に分けられる。顎下腺管内唾石は，口腔外から手指で顎下腺を口腔方向に押し上げながら，反対側の手指で口腔内から触診する双指診により確認できる。

●**治療** 急性期には抗菌薬や消炎鎮痛薬を投与する。再発を繰り返す場合には，顎下腺管内唾石は口腔内から口底粘膜を切開して導管を露出させ，唾石の直上で顎下腺管を切開して摘出する(図 5-78)。腺体内唾石は顎下腺とともに口腔外から摘出する。その際，舌神経の損傷に注意する。

2 唾液腺炎

1 流行性耳下腺炎

● **病態** 流行性耳下腺炎 epidemic parotitis は，ムンプスウイルスの感染による炎症で，おたふくかぜともいわれる。幼児期・学童期に多い。飛沫感染で，潜伏期は2～3週間である。両側性に耳下腺が腫脹し，発熱・頭痛を伴う。1～2週間で消退する。成人が罹患した場合は，精巣・副精巣炎，卵巣炎，膵炎などの重篤な合併症を生じやすい。
● **治療** 対症療法を行う。感染拡大を防ぐため，隔離することが望ましい。

2 急性化膿性唾液腺炎

● **病態** 急性化膿性唾液腺炎 acute purulent sialoadenitis は，レンサ球菌やブドウ球菌などの口腔内に存在する細菌が，唾液腺開口部から逆行性に感染して発症した炎症である。各唾液腺の腫脹・自発痛・発赤，リンパ節腫脹のほか，唾液腺開口部から排膿がみられることもある。

顎下腺では，唾石による唾液の排出障害に関連しておこることもある。
● **治療** 抗菌薬の投与を行うが，唾石症の場合にはその治療も必要となる。

3 小児慢性再発性耳下腺炎

● **病態** 小児慢性再発性耳下腺炎 pediatric chronic recurrent parotitis は，幼小児期に耳下腺の腫脹を繰り返す疾患で，導管の排出障害が関与するともいわれている。片側あるいは両側の耳下腺の突然の痛みと腫脹が数日間続く。年齢を増すごとに発現頻度が減少し，思春期には自然治癒することが多い。
● **治療** 抗菌薬の投与などで，約1週間で軽快化する。

4 シェーグレン症候群

● **病態** シェーグレン Sjögren 症候群は，唾液腺や涙腺などの外分泌腺にリンパ球が浸潤し，分泌機能が障害される自己免疫疾患である。90～95％が女性にみられる。

診断基準（旧厚生省1999年改訂）は，①口唇腺・涙腺の生検病理検査でリンパ球浸潤，②唾液腺造影での異常所見，あるいはガムテスト・サクソンテストでの唾液分泌量低下があり，かつ唾液腺シンチグラフィでの機能低下所見，③涙液分泌低下かつ乾燥性角結膜炎所見，④抗 Ro/SS-A 抗体，抗 La/SS-B 抗体のいずれかが陽性，の4項目のうち2項目以上を満たすことである。

関節リウマチや全身性エリテマトーデス（SLE）などの自己免疫疾患を合併することがあり，これを二次性シェーグレン症候群という。合併のないものを一次性シェーグレン症候群という。一次性でも，初期（Ⅰ期）では唾液腺や涙腺などの外分泌腺にとどまっている（腺型）が，なかにはリンパ節・肺・甲

状腺・肝臓・腎臓などにも障害が及ぶことがある（Ⅱ期：腺外型）。
● **治療**　シェーグレン症候群の口腔乾燥にはムスカリン受容体刺激薬であるセビメリン塩酸塩水和物とピロカルピン塩酸塩が有用である。そのほか，漢方薬や人工唾液，保湿剤なども使用される。二次性や腺外型の一次性では，副腎皮質ステロイド薬の投与の適応となる。

5 ミクリッツ病，IgG4 関連疾患

● **病態**　両側性に涙腺・耳下腺・顎下腺の無痛性腫脹が持続する疾患を**ミクリッツ** Mikulicz **病**とよんでいたが，血清 IgG4 が高値を示すことがわかり，現在では自己免疫性膵炎などとともに IgG4 関連疾患 IgG4-related disease のなかに包括されている。

両側の顎下腺が慢性的に硬化する炎症が腫瘍のようにみえることから**キュットナー** Küttner **腫瘍**とよばれていた疾患も，IgG4 関連疾患の一症状と考えられるようになった。

● **治療**　副腎皮質ステロイド薬の内服療法で腫脹は軽減する。

3 唾液腺良性腫瘍

1 多形腺腫

● **病態**　**多形腺腫** pleomorphic adenoma は，上皮細胞の増殖と，粘液腫様および軟骨様組織の混在する腺腫で，以前は**混合腫瘍**ともよばれていた。唾液腺腫瘍のなかで最も頻度が高く，60～65% を占めるとされている。耳下腺・顎下腺に多く，口腔では口蓋が好発部位である（●図 5-79）。

表面は平滑で無痛性のかたい腫瘤であり，徐々に増大する。境界明瞭で周囲との癒着はない。長期経過中に悪性化することもあり，**多形腺腫由来がん**とよばれる。

● **治療**　外科的摘出を行う。通常は被膜におおわれているが，部分的に被膜が消失していたり，被膜が薄くて摘出中に破れたりすることがある。不完全な摘出は再発の原因となるので，なるべく健康部を一層含めた摘出が望まれる。

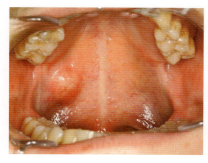

● 図 5-79　口蓋多形腺腫
右口蓋に腫瘤がある。

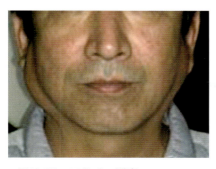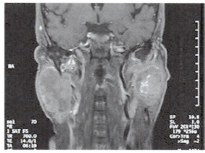

○図 5-80　ワルチン腫瘍
両側の耳下腺部に腫脹がみられる。右は，左症例の MRI 像である。

2 ワルチン腫瘍

● 病態　ワルチン Warthin 腫瘍は上皮とリンパ組織からなる腫瘍で，**腺リンパ腫** adenolymphoma ともよばれる。ほとんどが耳下腺に発生する。両側性に生じることも多い（○図 5-80）。

● 治療　耳下腺の一部を含めて切除されることもあるが，症状に乏しいため，経過観察することもある。

4　唾液腺悪性腫瘍

1 粘表皮がん

● 病態　**粘表皮がん** mucoepidermoid carcinoma は，類表皮細胞・粘液産生細胞・中間細胞からなる腫瘍で，30〜40 歳代に多いが，幼児にも発生する。やや女性に多い。
　耳下腺に多いが，口腔内では口蓋や口底にみられる。発育は一般的にゆるやかで，無痛性の腫瘤を形成する。

● 治療　外科的切除が行われるが，放射線療法を併用することもある。予後は，悪性度にもよるが比較的良好である。

2 腺様嚢胞がん

● 病態　**腺様嚢胞がん** adenoid cystic carcinoma は，導管上皮様細胞と腫瘍性細胞または基底細胞様細胞からなる腫瘍で，顎下腺・耳下腺・口蓋・口底に多くみられる。好発年齢は 40〜70 歳代で，やや女性に多い。発育は緩徐で，比較的境界明瞭な腫瘤に見える（○図 5-81）。しかし，腫瘍周囲の被膜はなく，神経や血管，周囲結合組織への浸潤増殖がみとめられ，神経麻痺を生じることも多い。
　定型例では小嚢胞腔を含む胞巣をつくり，一部は腺管状構造を呈する。非定型例では未分化がんに似た充実性の胞巣が大部分で，定型例に比べて悪性度が高く，予後不良である。

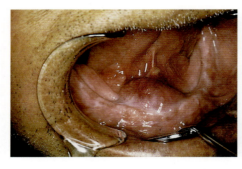

○図 5-81　口底腺様嚢胞がん
前歯部口底に，健常色で非有茎性の無痛性腫瘤がみられる。

● **治療**　健康部をなるべく大きく含んで切除する。放射線照射の効果は低い。血行あるいはリンパ行性に転移を生じる。遠隔転移は肺に多く，10年以上の長期成績は不良である。

K 神経の疾患

1 顔面神経麻痺

● **病態**　顔面神経麻痺 facial nerve palsy には，脳の腫瘍・梗塞・出血・外傷などが原因の中枢性と，神経損傷・手術・ウイルス感染・寒冷などが原因の末梢性がある。末梢性が多い。原因不明で突発性のものを**ベル麻痺** Bell's palsy という。

　顔面神経の最末梢は，顔面の表情筋を支配している。そのため，末梢の側頭枝が麻痺すると前額のしわがつくれなくなり，下顎縁枝や頬枝の麻痺では，口角下垂・口笛不能・鼻唇溝の消失がみられる。

　顔面神経の中枢側では鼓索神経が分枝して舌の味覚を支配しており，この神経が麻痺すると味覚障害が生じる。また顎下腺や舌下腺からの唾液の減少もみられる。さらに中枢側ではアブミ骨神経が分枝しており，アブミ骨筋の麻痺による聴覚障害をきたす。その中枢側では大錐体神経が分枝しているため涙腺の分泌障害がみられる。

● **治療**　中枢性あるいは腫瘍や炎症によるものは，その治療が重要である。神経の浮腫を軽減する目的で副腎皮質ステロイド薬が用いられ，さらにビタミンB群で神経を賦活化するとよい。

2 三叉神経麻痺

● **病態**　三叉神経には知覚枝と運動枝があり，知覚枝は第1枝（眼神経），第2枝（上顎神経），第3枝（下顎神経）に分かれて，頭部・顔面の皮膚・鼻腔・口腔粘膜・歯髄・歯周組織などに分布している。**三叉神経麻痺** paralysis of trigeminal nerve の多くは知覚麻痺である。

麻痺の原因としては，手術や外傷などによる神経損傷や，腫瘍による神経の圧迫・浸潤，骨髄炎や智歯周囲炎といった感染症などの末梢性のほか，中枢性の原因として，脳の腫瘍・梗塞・出血・損傷もある。

● **治療**　原因の明らかなものはその治療を優先する。手術や外傷による損傷では神経吻合ごうや神経移植，副腎皮質ステロイド薬の短期間投与，ビタミンB群の長期投与，鍼はり治療，マッサージなどが行われる。

3　三叉神経痛

1　典型的三叉神経痛

● **病態**　原因が不明な**三叉神経痛** trigeminal neuralgia として，以前は真性（特発性）三叉神経痛とよばれていたが，血管による神経圧迫が本態だと明らかになってきたために，**典型的三叉神経痛** classical trigeminal neuralgia とよばれるようになった。

　三叉神経第2枝，第3枝に多く，女性が男性の1.5〜2倍で，50歳以上に多い。痛みは，①洗顔・歯みがきなどの軽微な刺激で誘発される電撃様疼痛で，②片側性，③知覚異常や運動障害はなく，④数秒から数分で自然消失するという特徴がある。痛みが誘発される刺激部位は，特定の限局した領域であり，これを**パトリック** Patrick **発痛帯**という。また，三叉神経の3つの枝が骨から皮膚に出てくる眼窩上孔（第1枝），眼窩下孔（第2枝），オトガイ孔（第3枝）を皮膚の上から圧迫することで痛みが誘発されることもあり，これを**バレー** Valleix **の圧痛点**という。

● **治療**　抗てんかん薬であるカルバマゼピンや，神経障害性疼痛治療薬であるプレガバリンによる薬物療法が第一選択である。そのほか，アルコールなどによる神経ブロックが行われることもある。また，血管による神経圧迫を解除する根治的療法として，開頭手術による微小血管減圧術も有用である。

2　症候性三叉神経痛

● **病態**　**症候性三叉神経痛** symptomatic trigeminal neuralgia は，三叉神経に接する腫瘍や炎症などを原因とする神経痛で，仮性三叉神経痛ともよばれる。基本的には典型的三叉神経痛と類似の症状であるが，①感覚低下や異常感覚を伴うことが多く，②持続性の痛みを伴うことがあり，③若年者を含むすべての年齢層でみられ，④典型的三叉神経痛ではまれな三叉神経第1枝領域にみられることがあるなどの特徴を有している。

● **治療**　原疾患である腫瘍や炎症の治療を行う。

L 歯科心身症

1 舌痛症

●**病態** 舌に器質的な変化がないにもかかわらず，痛みを感じる状態を**舌痛症** glossodynia, burning mouth syndrome という。舌尖や舌縁に多いが，部位が不定のこともある。痛みの性状は，ヒリヒリ・ピリピリ，あるいは灼熱感様である。

心理・社会的因子のほかに，神経障害性の要因などが複雑にからんで発症する。40歳代以降の女性に多い。

器質的な病変がある場合には，通常，食事時に最も痛みが顕著なはずであるが，食事時にはあまり痛みを感じないという特徴がある。

●**治療** 消炎鎮痛薬・副腎皮質ステロイド薬・含嗽薬は無効である。薬物療法としては抗うつ薬のもつ慢性疼痛に対する効果を利用するが，基本的には認知行動療法や簡易精神療法が選択される。

2 非定型歯痛

●**病態** **非定型歯痛**は，歯や歯肉・歯槽堤などに生じる原因不明の慢性疼痛で，健全歯のみならず抜歯部位や抜髄した歯にも生じる。30～50歳代の女性に多い。

心理・社会的因子や過去の心理的な衝撃によって，痛みに関連する脳の領域に慢性的な変化がおこっていると考えられており，ジンジン・ジワジワとした痛みを一日中自覚するが，なにかに夢中になっているときや食事中は痛くないという特徴がある。

●**治療** 舌痛症と同様に認知行動療法や簡易精神療法，抗うつ薬などで治療する。患者は歯を抜いてほしいと訴えることがあるが，けっして抜歯や抜髄をしてはならない。抜歯をしても痛みは改善せず，今度は隣在歯を抜いてほしいと訴えるからである。歯の障害による痛みではないので，歯を治す必要がないことを理解してもらうことが重要である。

work 復習と課題

1. 齲蝕の進行度を分類しなさい。
2. 齲蝕に継発する疾患をあげ，症状について説明しなさい。
3. 歯肉炎・歯周炎の経過と症状について説明しなさい。
4. 口腔粘膜の疾患を列挙し説明しなさい。
5. 顎骨内に発生する疾患を列挙し説明しなさい。
6. 歯原性腫瘍を列挙し説明しなさい。
7. 口腔粘膜の悪性腫瘍にはどのようなものがあるか述べなさい。
8. 口腔扁平上皮がんの症状について述べなさい。
9. 歯の外傷を列挙し説明しなさい。
10. 顎骨骨折の症状・治療法について述べなさい。
11. 口唇裂・口蓋裂患者の障害および対処法について述べなさい。
12. 顎変形症の対処法について述べなさい。
13. 顎関節疾患を列挙し説明しなさい。
14. 唾液腺疾患を列挙し説明しなさい。
15. 歯科心身症を列挙し説明しなさい。

— 歯・口腔 —

第6章

患者の看護

A 疾患をもつ患者の経過と看護

ここでは、歯・口腔領域における急性期・回復期・慢性期の看護の特徴を、口腔がん患者の事例にそって示す。とくに侵襲が大きい手術を受ける患者の入院から退院までの経過を通し、各期における看護のポイントを述べる。

1 急性期の患者の看護

急性期は、急性疾患や外傷により急激な症状が出現している期間、また手術療法・放射線療法・薬物療法などの侵襲に対する生体反応がおこる期間であり、生命の安全が優先される。患者の身体的変化や心理・社会的変化、個別性をとらえ、異常の早期発見とすみやかな対応、患者の苦痛の緩和に努めることが大切である。

> **急性期** 舌がんの手術を受けるTさん
> Tさんの 回復期 150ページ 慢性期 151ページ

● 症状の自覚から入院まで

Tさんは62歳の男性で、同年齢の妻と30代の長男との3人暮らしである。長女が結婚して隣町に住んでおり、もうすぐ初孫が誕生する予定である。2年前に定年を迎え、現在は同じ会社の役員として社員の相談役を担っている。

Tさんは、1か月くらい前から舌の左側に痛みを自覚するようになり、なかなか症状が改善しなかったため近医を受診した。紹介により大学病院を受診したところ、歯科口腔外科外来で、左舌がん、左頸部リンパ節転移と診断された。

妻とともに現在の状態や治療方針の説明を受けたTさんはショックを受けたが、手術を受ける決心をした。手術予定日の3日前に入院となった。

入院翌日に担当医より、手術内容や手術に伴う危険・合併症、手術後の経過や機能障害について説明があった。説明には妻と長男が同席した。Tさんは「ふつうの食事はいつから食べられますか」「言葉は話せるようになるのでしょうか」と手術後の機能障害が不安な様子だった。妻からは「家族で協力し、しばらくは毎日病院に来るつもりでいます」との話があった。手術前日の夜、Tさんは「覚悟を決めたのでがんばります」と看護師に話した。

● 手術から手術直後

手術は、気管切開術、左頸部郭清術、舌半側切除術、前腕皮弁移植による再建術が行われた。手術直後は、頸部伸展・圧迫禁止、ベッドアップ（頭部挙上）30度までのベッド上安静であった。頸部安静のための体位制限やドレーン・ライン類の留置などによ

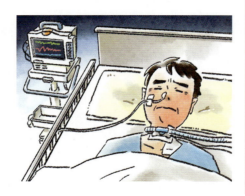

る拘束感と，気管カニューレからの分泌物吸引に対し，ときおり苦痛の訴えがあった。創部痛は鎮痛薬により軽減されていた。気管カニューレを挿入しているため発声できず，筆談ボードや文字盤をコミュニケーション手段とした。夜間は気管カニューレからの分泌物吸引が必要なため睡眠は浅かった。

手術直後から創部の状態やバイタルサインは安定しており，肺合併症や感染の徴候はなく順調に経過した。翌日からベッドアップ90度まで可能となり，経鼻経管栄養も開始された。口腔ケアや全身の保清は全介助で行われた。家族が面会した際は笑顔がみられた。

看護のポイント

- **呼吸管理** 歯・口腔領域の手術では，腫脹や浮腫による気道閉塞がおこりやすい。また，口腔がんは手術による侵襲度が高く，気管切開を行う場合も多い。呼吸状態を注意深く観察して，異常の早期発見に努める（◯161ページ，196ページ）。
- **創部の観察** 手術後は口腔内の皮弁の状態を注意深く観察し，出血や色調の変化があればすぐに担当医へ報告する。頸部の安静を保持し，頸部の伸展・捻転や，頸部に強い力が加わることを避ける。
- **合併症予防と副作用への対処** バイタルサインや尿量の変化，意識障害の出現といった循環動態の変動や感染徴候に注意して観察を行い，合併症の予防に努める。放射線療法では，急性の副作用としてあらわれる急性放射線障害に対応する。薬物療法では，使用する薬物の特徴や副作用を十分に理解して副作用のあらわれる時期を予測し，予防や緩和に努める。
- **心理・社会的支援** がんの告知やインフォームドコンセント❶の際には，患者が気持ちを表出しやすい環境をつくる。治療は，患者が現在の状況を理解できているかどうか確認しながら進め，不安の軽減に努める。手術後は気管切開により会話が困難となる場合があるため，心理的な負担が大きいことを理解してかかわる。

> **本章で取り上げる急性期患者の看護**
>
> 歯・口腔領域には，ほかにも急性の経過をたどる疾患や，手術が適応となる疾患がある。本章では，急性期の看護の理解を深めるため，以下の疾患の看護を解説している。
> - 顎変形症患者の看護（◯210ページ）
> - 顎嚢胞患者の看護（◯213ページ）

NOTE
❶インフォームドコンセント
説明を受け，納得したうえでの同意という意味。医療者が患者に必要な医療について十分に説明し，患者の意思決定に基づいて同意を得ること。

2 回復期の患者の看護

回復期は，急性疾患や外傷による症状が治癒に向かっている期間，また手術療法・放射線療法・薬物療法の侵襲による危機状態を脱し，身体機能の回復をはかる期間である。歯・口腔領域の手術では，手術範囲が摂食・嚥下や

構音をつかさどる部位に及ぶ場合も多く，とくに摂食・嚥下障害や構音障害への支援が重要である。

> **回復期** 急性期を脱し，リハビリテーションを行うTさん
>
> Tさんの 急性期 148ページ 慢性期 151ページ
>
> ● **行動の拡大**
>
> Tさんは手術後2日目に膀胱留置カテーテルが抜去され，病室内での付き添い歩行が許可された。排液バッグが接続されたドレーンが頸部に挿入されており，術中の出血や筋力低下によりふらつきがあるため，行動時には看護師の付き添いを必要とした。手術後3日目には歩行器を使用した歩行が可能となり，「早く動けるようにがんばりたい」と定期的に病棟内を歩行した。手術後7日目にはすべてのドレーンが抜去され，歩行器を使用せずにゆっくりと歩行できるようになった。
>
> ● **構音訓練**
>
> 気管カニューレは手術後7日目にスピーチカニューレとなり，発声が可能となった。しかし構音障害のため相手に意思が伝わらないことがあり，筆談に頼る場面もみられた。家族の協力を得て，リハビリテーションを兼ねてゆっくりはっきりとした会話をする姿がよくみられた。言語聴覚士による構音訓練や発語明瞭度などの評価も行われた。
>
> ● **嚥下訓練**
>
> 手術後10日目より嚥下間接訓練が開始となった。摂食・嚥下障害看護認定看護師を中心に，多職種によるチームアプローチが行われた。
>
> 手術後14日目に気管カニューレが抜去され，嚥下造影検査などで摂食・嚥下機能を確認したあと，とろみをつけた水分による直接訓練が開始された。とろみをつけずに飲水してしまい，むせる場面もみられたが，肺炎などの徴候はなく飲水できたため，胃管が抜去された。
>
> その後，家族に励まされながら根気よく嚥下訓練を継続し，三食経口で全がゆきざみ・とろみ食（主食は全がゆ，副食はきざみ食，汁物にはとろみをつけた食事）を摂取できるようになった。しかし全量は摂取できず必要カロリーに満たなかったため，補食として濃厚流動食を経口摂取した。水分補給時は必ずとろみをつけて飲水するよう指導を受け，自分で行うことができていた。栄養指導では，妻が調理に不安があるとのことで，同居の長男も一緒に指導を受けた。手術後1か月目に退院となった。

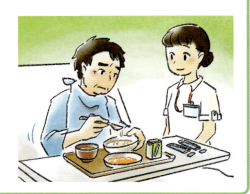

看護のポイント

● **摂食・嚥下障害への支援** 手術前に行われた摂食・嚥下機能検査の結果から，手術前の機能の状態を把握する。手術後に摂食・嚥下障害がある場合には，全身状態や創部の回復の状態，誤嚥がないことなどを確認して嚥下訓

練が開始される。多職種と連携して患者とともに目標を設定し，患者自身がモチベーションを維持して嚥下訓練を継続できるよう，心理的支援を行うことが大切である。

● **構音障害への支援** 舌の切除により術後に構音障害がおこる。会話を多くすることがリハビリテーションとなるため，話しにくい状況であっても，会話する意欲がもてるよう支援する。

● **長期的な副作用への対処** 放射線療法や薬物療法を行う場合には，急性の副作用のほかに長期的な副作用にも注意する。放射線療法では，治療後半年以上経過してから，皮膚・組織の硬結や神経障害などが出現することがある。化学療法では，治療開始1〜2週間後に骨髄抑制がおこりやすい。各治療法の特徴をふまえて，患者が症状マネジメント❶を行えるよう支援する。

● **退院支援** 入院前の生活状況を把握したうえで，退院後の生活を見すえて，早期から支援体制を整える必要がある。患者のADL（日常生活動作）・IADL（手段的日常生活動作）の状況，家族の協力が得られるかなど，自己管理能力や支援体制の状況を把握する。多職種や地域の関係者と連携し，必要な医療処置・看護が退院後も継続されるよう，情報を共有する。また，利用できる社会資源について患者・家族に情報提供を行う。

> **NOTE**
> ❶症状マネジメント
> 疾患に伴う症状，および治療の合併症や副作用をコントロールしながら生活を営むこと。

本章で取り上げる回復期患者の看護

歯・口腔領域には，ほかにも回復期の経過をたどる疾患がある。本章では，回復期の看護の理解を深めるため，以下の疾患の看護を解説している。

- 顎変形症患者の看護（手術後の看護）（●211ページ）
- 顎囊胞患者の看護（手術後の看護）（●214ページ）

---

3 慢性期の患者の看護

歯・口腔領域では，退院後も機能回復のためのリハビリテーションが必要な患者が少なくない。看護師は，患者が前向きにリハビリテーションを継続できるよう支援する。

慢性期 通院しながら嚥下訓練・構音訓練を行うTさん

Tさんの 急性期 148ページ 回復期 150ページ

● **嚥下訓練**

　Tさんは退院後も摂食・嚥下リハビリテーション外来に通いながら嚥下訓練を継続し，食事形態のステップアップと必要カロリーの摂取を目ざしている。Tさんは入院時より家族の支援体制が整っており，退院後の嚥下訓練に対する協力体制も良好であった。外来受診には妻が付き添っている。
　Tさんは「ときどきむせるけど，咳ばらいしているからだいじょうぶ。とろみもつけています」「週末は長女夫婦も来てくれます。孫が生まれるのが

楽しみ」などと話し、家族に支えられながら前向きにリハビリテーションに取り組んでいた。食事はおもに妻が調理するが、ときどきはTさんもつくるとのことであった。退院時からの体重減少や脱水症状、発熱はみられなかった。

- **構音訓練**
言語聴覚士との連携も継続し、構音訓練も続けている。その成果もあり、会話は少しずつ聞きとりやすくなっている。会社での人望が厚いTさんは職場復帰を希望しており、「まわりの人たちのおかげでがんばれている」と意欲を示した。

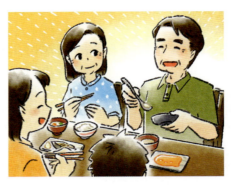

看護のポイント

- **退院後の継続的な支援** 摂食・嚥下障害がある患者では、通院により嚥下訓練を継続する場合や、胃瘻を造設して退院する場合があり、退院後も継続的な支援が必要となる。
- **心理・社会的支援** 退院後の患者・家族はリハビリテーションの継続に対する不安や、手術後の容姿の変化や再発に対する不安などをかかえている。看護師は、患者・家族が思いを表出しやすいようかかわり、傾聴する。また、患者・家族の心理状態や意向を尊重しながら、必要時は、職場復帰支援や福祉サービスの検討など、情報の提供や共有を行う。患者・家族が現状を理解しながら、できるだけ安心して生活できるよう支援する。

本章で取り上げる慢性期疾患の看護

歯・口腔領域では、ほかにも慢性期の経過をたどる疾患がある。本章では、慢性期の看護の理解を深めるため、以下の疾患の看護を解説している。

- 顎変形症患者の看護（●211ページ）
- 顎嚢胞患者の看護（●214ページ）
- 唇顎口蓋裂患者の看護（●216ページ）

4 患者の経過と看護のまとめ

Tさんのように口腔がんの広範な切除手術を行った場合、気管切開や気管カニューレの挿入、体位制限、経鼻経管栄養、ドレーン・ライン類の留置などが行われるため、急性期の心身の苦痛は大きい。安全・安楽に過ごせるよう、注意深い観察と全身管理を行い、術後合併症の早期発見と迅速な対応、

苦痛の緩和に努める。

　回復期には，手術後の機能障害に対し残存機能を最大限にいかせるよう，リハビリテーションの継続が必要となる。多職種で連携し，状況に応じて社会資源を活用しながらリハビリテーションの支援体制を整える。入院前の生活状況を把握したうえで退院後も見すえた支援を行う。

　退院後も患者・家族と目標を共有し，長期的にリハビリテーションを継続しながら安心して生活できるようかかわる。

Tさんの経過のまとめ

急性期

症状の自覚から入院まで
- 左舌がん，左頸部リンパ節転移の診断を受ける。
- 手術予定日の3日前に入院し，入院翌日に担当医からの説明を受ける。

手術から手術直後
- 手術は，気管切開，左頸部郭清，舌半側切除，前腕皮弁移植による再建が行われる。
- 手術直後は体位制限やドレーン・ライン類の留置による拘束感から苦痛を訴える。
- 気管カニューレ挿入中は，筆談・文字盤によるコミュニケーションを行う。
- 手術翌日には，ベッドアップ90度まで可能となり，経鼻経管栄養を開始する。
- 肺合併症や感染の徴候はなく，順調に経過する。

回復期

行動の拡大
- 手術後2日目には離床し，看護師付き添いのもと，歩行器による病室内の歩行が可能となる。
- 手術後7日目には歩行器なしでの歩行が可能となる。

構音訓練
- 手術後7日目にはスピーチカニューレとなり，発声が可能となる。
- 構音訓練に前向きに取り組む。

嚥下訓練
- 手術後14日目に気管カニューレが抜去となり，嚥下機能評価後に胃管抜去となった。
- 根気よく嚥下訓練を行い，経口で全粥きざみ・とろみ食が摂取できるようになる。
- 家族と一緒に栄養指導・退院指導を受ける。
- 手術後1か月で退院となる。

慢性期

嚥下訓練
- 通院しながら嚥下訓練を継続し，食事形態のステップアップと必要カロリーの摂取を目ざす。
- 体重減少や脱水症状はみられない。

構音訓練
- 言語聴覚士と連携し，構音訓練を継続する。
- 会話は少しずつ聞きとりやすくなっている。

B 症状に対する看護

1 口腔症状のある患者の看護

a 痛みのある患者の看護

痛みは歯・口腔領域で最も多くあらわれる自覚症状である。患者にとっての苦痛は大きく，食事や睡眠などの日常生活に支障をきたすこともある。

痛みは体験している本人にしかわからない主観的なものであり，表現方法はさまざまである。看護師は，患者に寄り添い，患者が適切に痛みを表現できるよう支援する必要がある。客観的な情報と関連づけて痛みの状態を把握し，誘因と考えられるものを避け，身体的・心理的苦痛が緩和されるように支援する。

1 アセスメント

1 症状の把握 下記の情報収集を行い，症状を把握する。
(1) 痛みの原因：齲蝕，歯髄炎，口内炎，骨髄炎，蜂窩織炎(蜂巣炎)，骨折，悪性腫瘍，熱傷，機械的刺激，術後など
(2) 痛みの種類：体性痛，内臓痛，神経障害性疼痛，心因性疼痛
(3) 痛みの部位：範囲・広がり，神経分布に沿った痛みの有無
(4) 痛みの強さ：可能であればペインスケール(VAS〔visual analogue scale〕，NRS〔numerical rating scale〕，フェイススケールなど)を使用する。
(5) 痛みの性質：重苦感，鈍痛，拍動性疼痛，痙攣痛，しびれ，灼熱痛，電撃様疼痛，圧痛，接触痛，冷水痛，叩打痛，擦過痛など
(6) 痛みのパターン：持続痛，突出痛，持続痛＋突出痛
(7) その他の症状：感覚異常，発赤・腫脹・熱感の有無と程度，発熱の有無，皮膚の病変の有無
(8) 患者の表情・言動・姿勢・表現方法など
(9) 検査所見：血液検査，画像検査
(10) 日常生活への影響：睡眠状況，食事摂取状況，口腔衛生状態，活動の制限，精神状態など
(11) 鎮痛薬使用の有無・回数・効果・副作用：定時薬・頓服薬
(12) 痛みが増悪する要因：夜間，疲労，不快感，不眠，不安，怒り，抑うつ，孤独感，社会的地位の喪失など
(13) 痛みが緩和する要因：疾患の治療，睡眠，休息，共感・理解，不安軽減，気分転換など

2 全身状態の把握 バイタルサイン：血圧上昇・頻脈・呼吸促迫の有無
3 その他 患者と家族の思い・考え・希望，心理的・社会的・スピリ

チュアル的側面

2 看護目標

(1) 痛みを表現できる。
(2) 痛みが緩和する(睡眠時間確保・安静時・体動時などの目標を設定する)。
(3) 日常生活への影響が改善する(患者の望む生活に近づくように設定する)。

3 看護活動

1 痛みを表現するための支援 患者の苦痛や不安の訴えをよく聞き、痛みを適切に表現できるように援助する。ビリビリ、ジンジン、チクチク、ズキズキなどの表現方法を伝える。
患者の理解度などに合わせて、可能であればペインスケールを使用して継続的に評価する。

2 痛みの緩和 痛みの部位・強さ・種類・パターン、鎮痛薬使用の効果などを把握する。さらに、ほかの身体的苦痛や心理的影響がないかどうかを把握し、緩和に努める。

痛みの誘因となる接触や圧迫、冷熱刺激は避ける。血行が促進されると痛みが増強するため、入浴・飲酒・運動などは制限する。食事は、痛みの状態に応じて、かたいものや刺激の強いものは避け、食べ物の温度を常温にしたり、分割食にしたりするなどの工夫を行う。痰の喀出は、創部を押さえながら行う。

術後疼痛をコントロールすると、早期離床につながり回復が促進されるため、痛みの出現状況や程度に応じて、鎮痛薬を効果的に使用する。痛みは我慢せず早めに知らせるよう説明し、患者の協力を得る。また患者の状態に合わせて姿勢や体位をかえるなど安楽な姿勢を工夫する。

共感的態度でかかわり、治療の見通しや順調に経過していることを伝えるといった精神的な支援も重要である。そのほか、患者が十分な睡眠を得られるよう支援する。

3 がん性疼痛の緩和 がん性疼痛は、身体的苦痛のほか、心理的・社会的苦痛やスピリチュアルな側面も影響する。全人的痛みととらえ、早期から緩和ケアチームなどと連携して、痛みの適切な評価とマネジメントを行う。共感的態度でかかわり、患者・家族のQOLが向上するよう全人的ケアを行うことが重要である。

痛みの強さに応じて、非オピオイド鎮痛薬やオピオイド❶鎮痛薬を効果的に使用し、QOLの向上に努める。オピオイド鎮痛薬を使用する場合は、副作用が出現することがあるため、予防と対策に努める。投与初期には吐きけがおこりやすく、投与期間を通して便秘がおこりやすい。そのほかの副作用として、眠けやせん妄症状などがある。

b 腫脹のある患者の看護

歯・口腔領域における腫脹のおもな原因には、炎症や腫瘍がある。炎症の

NOTE
❶オピオイド
オピオイド受容体に結合し、鎮痛作用を示す物質で、医療用麻薬に分類される。

原因には，感染・手術侵襲などがある。急性炎症による腫脹は急激に増大し，痛みや熱感を伴う。状態によっては発熱などの全身症状が出現することや，開口障害，摂食・嚥下障害，呼吸障害などを伴うこともあるため，異常の早期発見に努め，苦痛の緩和や食事指導などを行う。

1 アセスメント

1 症状の把握 下記の情報収集を行い，症状を把握する。
(1) 腫脹の部位・大きさ・かたさ・色調，硬結の有無
(2) 炎症所見：発赤・熱感・痛み・発熱の有無，検査所見
(3) 術後の創部の状態

2 機能障害の把握 腫脹により生じている機能障害を把握する。
(1) 開眼困難の有無
(2) 開口障害の有無，開口の程度
(3) 摂食・嚥下障害の有無，程度
(4) 呼吸障害の有無，経皮的動脈血酸素飽和度（SpO_2）

3 その他 精神状態，口腔衛生状態，バイタルサイン

2 看護目標

(1) 苦痛が軽減する。
(2) 呼吸困難がない。
(3) 夜間の睡眠が得られる。
(4) 必要な栄養量を摂取できる。

3 看護活動

1 症状の緩和 接触や圧迫のほか，血行が促進される入浴・飲酒・運動などは避け，できるだけ安静を保つ。患部の痛みや熱感に対して，氷水や保冷剤などを用いた急激な冷罨法を行うと，血管が収縮し治癒が遅れるため，しないように指導する。

2 呼吸障害への援助 腫脹の急激な増大に伴う呼吸障害は，患者にとって大きな苦痛や不安となる。腫脹の状態や全身状態をよく観察して，異常の早期発見に努める。また，不安の軽減や安楽な体位の工夫により，苦痛が緩和されるように支援する（●161ページ）。

3 食事摂取への援助 痛みや開口障害，摂食・嚥下障害を伴う場合は，水分や食事の摂取が困難になりやすく，低栄養や体力低下をまねくことがある。患者の状態に応じて，食事形態や摂取方法などを工夫する（●165ページ）。

4 口腔保清 口腔保清は感染予防のためにも重要であるが，患者は苦痛や不安から消極的になり，セルフケアが不十分な場合が多い。苦痛の緩和をはかりながら口腔内の観察と評価を行い，必要時は口腔ケアを介助する。患者の状態に合わせて歯ブラシや含嗽剤を選択し，含嗽・ブラッシング方法を指導する（●234ページ）。

C 口腔出血のある患者の看護

　口腔内の出血は，局所の安静を保持することが困難なため，止血しにくい。さらに唾液の混入により，少量の出血でも多量に感じることがあるため，患者の不安は一層強くなる。

　観察により状態を正しく把握したうえで，出血の誘因を避け，患者の不安が軽減するように支援する。血液疾患がある場合や抗凝固薬を服用している場合は出血が助長されるため，他科と連携する必要がある。

1 アセスメント

　① **症状の把握**　下記の情報収集を行い，症状を把握する。
（1）出血の原因：手術後出血・外傷・炎症・悪性腫瘍など
（2）出血の部位：舌，歯肉，口唇，口蓋，口底，頰粘膜など
（3）出血の性質：静脈性，動脈性
（4）出血の持続時間
（5）止血状態

　② **全身状態の把握**　下記の情報収集を行い，全身状態を把握する。
（1）バイタルサイン
（2）意識レベル，せん妄の有無
（3）顔面蒼白・四肢冷感・チアノーゼの有無
（4）尿量，便の性状
（5）術後の創部の状態，ドレーンの排液の量・性状
（6）ショックの徴候
（7）検査所見：血液検査（出血傾向，貧血，電解質バランスなど）
（8）抗凝固薬（ワルファリンカリウムなど）使用の有無
（9）高血圧症・血液疾患などの既往

　③ **その他**　精神状態，日常生活への影響（睡眠状況など）

2 看護目標

（1）出血の誘因を避け，局所の安静を保つことができる。
（2）不安が軽減する。
（3）出血が早期に発見され，迅速に対応される。
（4）出血時に知らせることができる。
（5）口腔内を清潔に保つことができる。

3 看護活動

　① **出血の誘因の除去**　患部は舌や指で刺激しないようにして，血行が促進される入浴・飲酒・運動などは制限する。局所の安静のため，やわらかい形態の食事にし，状況に応じて輸液や経腸栄養を併用する。

　② **不安の軽減**　多くの患者は出血に対する不安が大きいため，その気持ちを受けとめることが重要である。口腔内の出血は止血しにくいことや，唾

液の混入により出血量が多く感じられやすいことを説明する。また，患者が出血に気づいた場合はすぐ看護師に知らせるよう説明し，不安の軽減に努める。

③ **出血時の対応** 出血時は止血に努め，ショックの徴候がないかどうかを観察する。とくに，進行がんによる動脈性出血など，短時間での大量出血により気道閉塞や出血性ショックをおこす危険性が高い場合には，緊急時に迅速な対応ができるよう準備しておく。

④ **口腔保清** ブラッシングや強い含嗽が出血の誘因とならないように，毛がやわらかい歯ブラシを選択し，含嗽・ブラッシング方法を指導する（◉234ページ）。口腔内の清潔保持のため援助を行う。

d 歯の欠損のある患者の看護

歯の欠損は，顔面や口腔の形態に影響を及ぼし，咀嚼障害・構音障害・審美障害を伴うことがある。患者の苦痛を理解し，治療が継続できるように支援する。

1 アセスメント

① **症状の把握** 下記の情報収集を行い，症状を把握する。
(1) 歯の状態：欠損歯の部位，残存歯数，咬合状態
(2) 咀嚼障害・構音障害・審美障害の有無，程度
(3) 日常生活・社会生活への影響
② **精神状態** 精神的ストレスの有無

2 看護目標

(1) 治療を継続できる。
(2) 障害を理解し，生活に対する不安がない状態で過ごすことができる。

3 看護活動

欠損した歯は，義歯やインプラントなどの補綴物によって補うことができる。患者が納得したうえで，原因疾患の治療および補綴治療を継続できるように支援する。同時に，咀嚼障害・構音障害・審美障害に対する援助も重要である。

e 口臭のある患者の看護

口臭は，歯周疾患・口腔がん・口腔乾燥・舌苔・口腔衛生不良など，口腔に原因がある場合が多いが，気道・消化管の疾患や全身疾患，食事内容，飲酒・喫煙などが原因の場合もある。また他覚的に口臭が認知できない仮性口臭症もある。

口臭はコミュニケーションの妨げとなり精神的苦痛を伴うため，症状を緩和・予防できるよう支援する。口臭の原因を正しく把握し，原因疾患の治療に向けてはたらきかけるほか，口腔清掃指導を行い患者のセルフケア能力を

C 口腔出血のある患者の看護

　口腔内の出血は，局所の安静を保持することが困難なため，止血しにくい。さらに唾液の混入により，少量の出血でも多量に感じることがあるため，患者の不安は一層強くなる。
　観察により状態を正しく把握したうえで，出血の誘因を避け，患者の不安が軽減するように支援する。血液疾患がある場合や抗凝固薬を服用している場合は出血が助長されるため，他科と連携する必要がある。

1 アセスメント

　1 症状の把握　下記の情報収集を行い，症状を把握する。
（1）出血の原因：手術後出血・外傷・炎症・悪性腫瘍など
（2）出血の部位：舌，歯肉，口唇，口蓋，口底，頬粘膜など
（3）出血の性質：静脈性，動脈性
（4）出血の持続時間
（5）止血状態

　2 全身状態の把握　下記の情報収集を行い，全身状態を把握する。
（1）バイタルサイン
（2）意識レベル，せん妄の有無
（3）顔面蒼白・四肢冷感・チアノーゼの有無
（4）尿量，便の性状
（5）術後の創部の状態，ドレーンの排液の量・性状
（6）ショックの徴候
（7）検査所見：血液検査（出血傾向，貧血，電解質バランスなど）
（8）抗凝固薬（ワルファリンカリウムなど）使用の有無
（9）高血圧症・血液疾患などの既往

　3 その他　精神状態，日常生活への影響（睡眠状況など）

2 看護目標

（1）出血の誘因を避け，局所の安静を保つことができる。
（2）不安が軽減する。
（3）出血が早期に発見され，迅速に対応される。
（4）出血時に知らせることができる。
（5）口腔内を清潔に保つことができる。

3 看護活動

　1 出血の誘因の除去　患部は舌や指で刺激しないようにして，血行が促進される入浴・飲酒・運動などは制限する。局所の安静のため，やわらかい形態の食事にし，状況に応じて輸液や経腸栄養を併用する。

　2 不安の軽減　多くの患者は出血に対する不安が大きいため，その気持ちを受けとめることが重要である。口腔内の出血は止血しにくいことや，唾

液の混入により出血量が多く感じられやすいことを説明する。また，患者が出血に気づいた場合はすぐ看護師に知らせるよう説明し，不安の軽減に努める。

3 出血時の対応 出血時は止血に努め，ショックの徴候がないかどうかを観察する。とくに，進行がんによる動脈性出血など，短時間での大量出血により気道閉塞や出血性ショックをおこす危険性が高い場合には，緊急時に迅速な対応ができるよう準備しておく。

4 口腔保清 ブラッシングや強い含嗽が出血の誘因とならないように，毛がやわらかい歯ブラシを選択し，含嗽・ブラッシング方法を指導する（◯234ページ）。口腔内の清潔保持のため援助を行う。

d 歯の欠損のある患者の看護

歯の欠損は，顔面や口腔の形態に影響を及ぼし，咀嚼障害・構音障害・審美障害を伴うことがある。患者の苦痛を理解し，治療が継続できるように支援する。

1 アセスメント

1 症状の把握 下記の情報収集を行い，症状を把握する。
（1）歯の状態：欠損歯の部位，残存歯数，咬合状態
（2）咀嚼障害・構音障害・審美障害の有無，程度
（3）日常生活・社会生活への影響
2 精神状態 精神的ストレスの有無

2 看護目標

（1）治療を継続できる。
（2）障害を理解し，生活に対する不安がない状態で過ごすことができる。

3 看護活動

欠損した歯は，義歯やインプラントなどの補綴物によって補うことができる。患者が納得したうえで，原因疾患の治療および補綴治療を継続できるように支援する。同時に，咀嚼障害・構音障害・審美障害に対する援助も重要である。

e 口臭のある患者の看護

口臭は，歯周疾患・口腔がん・口腔乾燥・舌苔・口腔衛生不良など，口腔に原因がある場合が多いが，気道・消化管の疾患や全身疾患，食事内容，飲酒・喫煙などが原因の場合もある。また他覚的に口臭が認知できない仮性口臭症もある。

口臭はコミュニケーションの妨げとなり精神的苦痛を伴うため，症状を緩和・予防できるよう支援する。口臭の原因を正しく把握し，原因疾患の治療に向けてはたらきかけるほか，口腔清掃指導を行い患者のセルフケア能力を

高める。

1 アセスメント

1 症状の把握　下記の情報収集を行い，症状を把握する。
(1) 口臭の分類：生理的口臭，仮性口臭症，病的口臭症
(2) 口腔疾患の有無：歯周疾患，口腔がん，カンジダ症，外傷，潰瘍，びらんなど
(3) 全身疾患の有無：鼻炎・副鼻腔炎，咽頭炎，扁桃炎，鼻・副鼻腔の悪性腫瘍，喉頭がん，下咽頭・食道がん，胃炎，胃潰瘍，胃がん，食道炎，肺がん，壊疽性疾患，重度の糖尿病・肝硬変・腎障害など
(4) 飲食状況：ニンニク・ニラ・ネギなどを含む食品，アルコール類
(5) 喫煙状況
(6) 薬物の使用：睡眠薬，向精神薬，降圧薬
(7) 口臭の程度
(8) 口腔衛生状態：食物残渣の有無，歯石・歯垢(プラーク)・舌苔の有無，義歯の有無と清掃状態

2 精神状態　精神的ストレスの有無

2 看護目標

(1) 口臭が軽減する。
(2) 口臭を予防できる。
(3) 口腔内を清潔に保つことができる。

3 看護活動

1 食事指導・生活指導　規則正しい食習慣と，十分な睡眠時間を確保できるような生活習慣を指導する。においの強い食べ物の摂取は控えるように指導し，唾液の分泌が促されるよう，かみごたえのある食品の摂取をすすめる。

2 口腔保清　食後と就寝前にブラッシングを行う。適切なブラッシング方法を指導し，患者のセルフケア能力を高める。舌苔がある場合は，舌ブラシを使用して除去する（●234ページ）。

3 精神面への援助　口臭の正しい状態を認識することが，患者の精神的安定につながる。口臭を客観的に評価し，患者の努力をねぎらう言葉をかける。

f 口腔乾燥のある患者の看護

　口腔乾燥は一般に唾液の分泌量低下により生じ，口が渇く，ネバネバする，ヒリヒリと痛いなどの不快症状や，口臭，プラークの増加などがみられる。進行すると，齲蝕の増加，咀嚼障害，摂食・嚥下障害，会話困難，味覚障害などを伴うことがある。
　口腔乾燥の原因には，唾液腺の異常，口腔粘膜の保湿度低下，唾液の粘性

亢進，全身疾患・加齢によるもの，心因性のもの，薬物の副作用などがある。原因を正しく把握し，状態に応じて口腔粘膜の保湿，口腔ケアなどを行い，症状の軽減に努める。

また，口腔がんに対する放射線療法では唾液腺が萎縮し，ほとんどの場合，副作用として口腔乾燥を発症する。そのため，治療前より患者へ説明し不安の軽減をはかる。

1 アセスメント

1 口腔乾燥の原因 下記の情報収集を行い，原因を把握する。
(1) 口腔疾患・唾液腺自体の障害の有無：唾液腺腫瘍，唾石，唾液管の狭窄，唾液腺の外科処置
(2) 全身疾患の有無：慢性炎症，シェーグレン症候群，甲状腺機能低下症，副腎皮質機能低下症，糖尿病，腎障害，鉄欠乏性貧血，脱水など
(3) 薬物使用の有無：向精神薬，抗パーキンソン薬，抗ヒスタミン薬，抗コリン薬など
(4) 放射線療法の影響（◯202ページ）
(5) 加齢，精神状態（ストレス・うつ病・自律神経障害など），口呼吸の有無，生活習慣（喫煙，カフェイン飲料の過剰摂取）

2 口腔乾燥の評価 下記の情報収集を行い，口腔乾燥の程度を把握する。
(1) 検査所見：口腔粘膜湿潤度検査，唾液分泌量測定，唾液腺造影検査，口唇腺病理組織検査，唾液腺シンチグラフィ，MRI 検査など
(2) 口腔内の状態：唾液分泌状態，口腔粘膜の出血・潰瘍の有無，舌苔・カンジダの有無，口内炎の有無，口臭の有無・程度，味覚異常の有無・程度，痛みの有無・状況，齲蝕・歯周疾患の有無，口腔衛生状態
(3) 食事摂取方法・摂取状況
(4) 咀嚼困難，摂食・嚥下困難の有無
(5) 義歯の有無と義歯不適合の有無
(6) 会話困難の有無
(7) 睡眠状況

2 看護目標

(1) 口腔乾燥症状が軽減する。
(2) 口腔内を清潔に保つことができる。
(3) 必要な水分・栄養量を摂取できる。

3 看護活動

1 口腔粘膜の保湿 症状に合わせて，保湿効果のある液体保湿剤や蒸散防止効果のあるジェル状保湿剤などを使用し，口腔粘膜を保湿する。洗口法・スプレー噴霧・スポンジブラシによる塗布などを状況に応じて選択する。アルコールを含む洗口液は控える。蒸発性口腔乾燥症に対してはジェル状保湿剤が効果的である。患者自身では行えない場合は介助する。

口蓋の粘膜上皮が乾燥によりはがれて剝離上皮になっている場合があるため，湿らせたスポンジブラシなどを使用し十分に保湿する。介助の際は保湿剤が気道に流れ込まないよう注意する。

義歯の不適合がある場合は，乾燥した口腔粘膜を傷つける可能性があるため，歯科医師による義歯調整を行う。

[2] **口腔保清**　口腔清掃指導，義歯の取り扱い指導を行い患者のセルフケア能力を高める。患者自身で行えない場合は介助する。

口腔清掃の際は，保湿剤で口唇・口角・口腔粘膜の保湿も行う。含嗽ができない場合はスポンジブラシや吸引機能つき歯ブラシなどを使用するが，その際，誤嚥に十分注意する。

[3] **口腔機能訓練**　必要時唾液分泌を促すリハビリテーション・口腔機能訓練として，顎下腺・耳下腺などのマッサージや，舌・口腔体操を行う。

[4] **食事指導**　こまめな水分補給を心がける。口腔乾燥の症状が増強している場合には，おかゆなど水分の多いものや，やわらかいものを摂取するよう指導する。酸味や香辛料・調味料は唾液の分泌を促す作用があるが，口腔乾燥の症状が強い場合や放射線療法を行っている場合など口腔粘膜に炎症があるときは，しみる，痛みが出るなどの刺激になるため避ける。アルコールの摂取や喫煙は控えるよう指導する。

2　顎口腔機能障害のある患者の看護

a　呼吸障害のある患者の看護

口腔は，気道の一部として呼吸を補助している。顎口腔領域の呼吸障害は，気道閉塞によって生じることが多い。気道閉塞の原因には，腫瘍の増大や炎症による気道粘膜の浮腫・腫脹，出血や気道分泌物の増加などがある。

患者にとって，呼吸困難は想像以上の苦痛を伴う。看護師は，原因を正しく理解して状態を観察し，気道の確保や閉塞予防に努め，苦痛の緩和をはかる。また，呼吸状態の変化を予測しながら異常の早期発見に努め，異常時は迅速に対応できるよう準備しておく。

1　アセスメント

[1] **呼吸障害の程度・原因**　下記の情報収集を行い，程度と原因を把握する。
(1) 呼吸状態：回数・リズム・深さ，胸郭の動き，肺音，努力呼吸の有無，経皮的動脈血酸素飽和度(SpO_2)，呼吸困難感の有無と程度(安静時・労作時)
(2) バイタルサイン
(3) 喀痰の量・性状
(4) 喘鳴・咳嗽の有無
(5) 冷や汗・チアノーゼの有無

(6) 胸痛・胸部圧迫感の有無
(7) 不穏・苦悶の有無
(8) 意識状態
(9) 検査所見：動脈血ガス分析，胸部 X 線検査，CT 検査
(10) 水分出納バランス
(11) 喫煙習慣
(12) 基礎疾患の有無：慢性閉塞性肺疾患，気管支喘息，間質性肺炎，過換気症候群，睡眠時無呼吸症候群など
(13) ADL

2 **精神状態** 不安や精神的ストレスの有無，睡眠の状況

2 看護目標

(1) 気道が清浄化する。
(2) 酸素化不全・換気不全が改善する。
(3) 呼吸困難感が軽減する。
(4) 不安が軽減する。

3 看護活動

1 **体位の工夫** 気道を確保し，酸素が取り込める状況をつくる。また，胸郭が十分に拡張できるように体位を工夫する。舌根沈下がある場合は，下顎を挙上して気道を確保する。口腔内の腫脹が強い場合は，座位や前屈姿勢をとると呼吸しやすい。

2 **血液や痰の吸引** 痛みや顎間固定などにより，口腔内に貯留した血液や痰を自力で喀出しにくい場合は，吸引器を使用して口腔内や鼻腔から吸引する。顎間固定やゴム牽引などを行っている場合は開口制限があるため，痰は咳ばらいをして舌で前方へ押し出すようにし，歯間から吸引する。状況によっては顎間固定やゴム牽引を除去する。

3 **経鼻エアウェイによる呼吸管理** 術式などによって，浮腫・腫脹による鼻咽腔狭窄や舌根沈下が予測される場合は，術直後より，経鼻エアウェイを鼻腔に沿って咽頭まで挿入し，気道を確保することがある。エアウェイ挿入中は，加湿や分泌物吸引を適宜行い，閉塞予防に努め，通気を確認する。また，正しい位置で固定されているかどうかを観察する。違和感があるため，自己抜去しないよう十分に説明し，患者の理解を得る。

4 **気管カニューレによる呼吸管理** 切除範囲が大きく，手術後の腫脹や浮腫により気道の閉塞が予測される場合は，気道確保のため，手術中に気管切開が行われ，気管カニューレが挿入される（●198ページ）。

5 **不安の軽減** 呼吸障害のある患者は不安が強く，その不安がさらに呼吸困難を増強させることもある。できるだけ患者のそばに付き添い，状態を観察することで，患者が安心できるようにする。

b 開口障害のある患者の看護

　十分な開口ができなくなると，食事摂取・会話・口での呼吸・口腔保清などが困難となり，日常生活に支障をきたす。原因を把握し，患者の状態に応じた援助を行う。

1 アセスメント

　①開口障害の原因　炎症，腫瘍，外傷，瘢痕，関節・神経・筋の障害，顎関節症，術後の開口制限など

　②開口障害の程度　下記の情報収集を行い，開口障害の程度を把握する。
(1) 開口度：正常開口量は，最大開口時の上下顎中切歯間距離で 40～60 mm（3 横指程度）とされる。開口度（開口量）測定器で測定，または，1 横指・2 横指・3 横指などであらわす。
(2) 開口時顎関節部痛の有無と程度
(3) 残存歯の状態，咬合状態
(4) 食事摂取状況
(5) 口腔衛生状態
(6) 日常生活への影響：会話など

　③精神状態　精神的ストレスの有無

2 看護目標

(1) 日常生活に支障のないコミュニケーションがとれる。
(2) 呼吸困難感が軽減する。
(3) 必要な栄養量を摂取できる。
(4) 口腔内を清潔に保つことができる。
(5) 目標の開口量が得られる。

3 看護活動

　①コミュニケーションの工夫　開口が不十分で発音が不明瞭な場合は，筆談やジェスチャーを併用するなど，コミュニケーションの方法を工夫する（○169ページ）。

　②呼吸障害への援助　顎間固定やゴム牽引などにより開口が制限されている場合は，呼吸が妨げられ分泌物をうまく排出できないなど，呼吸困難を訴えることがある。その場合は，舌で分泌物を前方に押し出し，歯間から排出または吸引して取り除くことや，歯間からでもゆっくり口呼吸ができることを指導する。

　③食事摂取への援助　開口状態に合わせて，できるだけ経口摂取ができるように，食事形態や摂取方法を工夫する。

　④口腔保清　炎症や咀嚼機能の低下によって唾液の分泌量が減少すると，口腔内の自浄作用が低下するため，口腔保清が重要となる。患者の状態に応じて，ヘッド（刷毛面）の小さい歯ブラシを選択し，含嗽・ブラッシング方法

を指導する（◯234ページ）。

C 味覚障害のある患者の看護

　食べ物をおいしいと感じることは，食べる楽しみにつながる。味覚が障害されると，食べる楽しみが奪われ，食欲不振へとつながり，患者にとっては耐えがたい苦痛となる。

　味覚障害の原因には，最も多いとされている亜鉛不足のほかに，舌炎や口腔乾燥，脳梗塞や外傷などによる神経障害，味が濃い食べ物の過剰摂取，薬物の副作用，加齢，喫煙，全身疾患などがあり，心因性の場合もある。また口腔がんに対する放射線療法では，味蕾や唾液腺の萎縮により唾液の分泌量が減少することで，味覚が変化する場合がある。

　味覚障害の原因や程度を把握したうえで，必要な栄養量を補給し，食への欲求が満たされるよう援助する。味覚障害に気づかない場合，塩分をとりすぎて高血圧になるなど，全身へ影響が及ぶこともあるため，注意が必要である。

1 アセスメント

1 味覚障害の原因　下記の情報収集を行い，原因を把握する。
(1) 口腔の疾患・症状：口腔乾燥，唾液分泌不良，舌苔付着
(2) 全身疾患：シェーグレン症候群，貧血，消化器疾患，糖尿病，腎障害・肝障害，甲状腺疾患など
(3) 栄養障害：亜鉛不足など
(4) 神経障害：顔面神経麻痺，脳梗塞，脳出血，頭部外傷，聴神経腫瘍など
(5) 薬物の使用：抗がん薬，降圧薬，向精神薬，抗菌薬など
(6) 放射線療法の影響（味覚の変化，口内炎）
(7) 加齢
(8) 精神状態：ストレス，うつ病など
(9) 食習慣
(10) 生活習慣：喫煙

2 味覚障害の程度　下記の情報収集を行い，味覚障害の程度を把握する。
(1) 味覚検査：濾紙ディスク法，電気味覚検査
(2) 食事摂取状況
(3) 食欲不振の有無・程度

2 看護目標

(1) 苦痛が緩和される。
(2) 必要な栄養量を摂取できる。
(3) 口腔内を清潔に保つことができる。

3 看護活動

1 食事指導　唾液の分泌を促すため，酸味（うめぼし・レモン味など）の

味つけや，かみごたえのある食品の摂取をすすめる。また，食欲を増進させるため，香りのよい薬味や調味料の使用や，食器・盛りつけなどの見た目を工夫することも効果的である。

患者や家族が調理する場合は，味つけが濃くなりがちなので，塩分や刺激物をとりすぎないよう指導する。バランスのよい食生活を心がけ，嗜好品などの食習慣や喫煙などの生活習慣を見直す。楽しく食事ができるよう，家族の協力を得ることも重要である。

② **口腔保清** 口腔乾燥や舌苔の付着を防ぐために，適切な口腔保清が必要となる。口腔乾燥が著しい場合は，刺激の少ない含嗽剤や湿潤剤配合洗口剤などを使用する。舌苔が付着している場合には，舌ブラシなどを使用して，味蕾を損傷しないようにやさしく除去する。

③ **他科との連携** とくに心因性の味覚障害では，状況により精神科とのコンサルテーションが必要になる。

d 摂食・嚥下障害のある患者の看護

摂食嚥下とは「食べる＋飲み込む」行動のことであり，先行期(認知期)・準備期・口腔期・咽頭期・食道期の5段階に分けられる。人は食事によって生命維持に必要な栄養を摂取しており，食べることは生きる上での楽しみにつながる。食べ物を認識して口腔内に取り込み，咀嚼して食塊をつくり，飲み込むという過程に障害が生じると，身体への影響のほか，精神的にもダメージを受けることが考えられる。

口腔がんの手術では，切除する原発病巣やリンパ節周囲の器官が摂食・嚥下にかかわりが深いため，術後に摂食・嚥下障害を呈することが多い。

摂食・嚥下障害による問題として，誤嚥性肺炎のリスク，脱水や低栄養，食べる楽しみの喪失などがあり，とくに高齢者は嚥下機能の低下により誤嚥のリスクが高まるため注意が必要である。

QOLを高め，残存機能を最大限にいかせるよう，医師，歯科医師，摂食・嚥下障害看護認定看護師，看護師，管理栄養士，歯科衛生士などが連携してチームアプローチを行うことが重要である。

1 アセスメント

① **摂食・嚥下障害の原因** 下記の情報収集を行い，原因を把握する。
(1) 器質的原因：炎症・腫瘍，手術による切除(欠損)など
(2) 機能的原因：脳血管障害，神経・筋疾患，加齢など
(3) 心理的原因：精神疾患，向精神薬の服用など

② **摂食・嚥下障害の程度** 下記の情報収集を行い，障害の程度を把握する。
(1) 時期：先行期，準備期，口腔期，咽頭期，食道期
(2) 検査所見：改訂水飲みテストやフードテストなどの摂食・嚥下障害スクリーニング，嚥下内視鏡検査(VE)，嚥下造影検査(VF)
(3) 意識レベル，認知機能

(4) 口腔・咽頭の麻痺の有無, 口腔内の知覚機能
(5) 咽頭反射の有無
(6) 頸部可動域
(7) 口腔内の状態：口唇・舌・軟口蓋の運動, 流涎❶の有無, 義歯の有無, 残存歯の状態, 咬合状態
(8) 咀嚼機能
(9) 構音機能
(10) 発声：湿性嗄声❷の有無

③ **全身状態**　下記の情報収集を行い, 全身状態を把握する。
(1) バイタルサイン
(2) 血液検査・胸部 X 線検査
(3) 呼吸状態, 肺炎の徴候
(4) 麻痺の有無

④ **食事の摂取状況**　下記の情報収集を行い, 食事の摂取状況を把握する。
(1) 栄養状態, 体重の変動, 脱水・下痢の有無
(2) 食事形態：とろみづけの有無・濃度, ペースト食・きざみ食など
(3) 食事摂取量・摂取時間
(4) 食事中の姿勢：リクライニング・頸部前屈など
(5) 食事の摂取方法：自力・介助, 摂食に用いる器具（スプーン・補食器など）
(6) 口腔内の食物残留状態
(7) 咽頭部の食物残留感
(8) 咳・痰：食事前・中・後に観察する。
(9) むせ：食事前・中・後に観察する。食事形態による違いも観察する。
(10) 食欲
(11) 疲労感
(12) 口唇からのこぼれの有無・程度
(13) 補助装置の有無

⑤ **口腔内の状態**　下記の情報収集を行い, 口腔内の状態を把握する。
(1) 口腔衛生状態：粘性痰付着・乾燥痰付着・舌苔・プラーク・歯石の有無, 口腔乾燥状態, 口臭の有無・程度
(2) セルフケア状態

⑥ **その他**　嚥下訓練に対する意欲, 精神状態

2　看護目標

(1) 適切な方法で, 必要な栄養量を摂取できる。
(2) 目標をもち, 嚥下訓練に対するモチベーションを維持できる。
(3) 誤嚥性肺炎を予防できる。
(4) 口腔内の清潔を保つことができる。

> **NOTE**
> ❶流涎
> 　よだれを口から流すことをいう。
> ❷湿性嗄声
> 　痰がからんだようなガラガラした声をいう。

3 看護活動

① 食事の形態の工夫 経口摂取が可能な患者に対しては，食事の形態を工夫する。ミキサーにかけペースト状にした食事（ペースト食）や，きざんでとろみ剤を加えた食事（きざみ・とろみ食）は摂取しやすい（◯図6-1）。ペースト食は，開口障害や咀嚼障害がある場合でも摂取でき，さらにとろみ剤を加えることで誤嚥しにくくなる。きざみ・とろみ食は，口腔内でまとまり食塊を形成しやすいほか，すべりがよいため，誤嚥しにくく送り込みがしやすい。水などの粘度の低い液体は誤嚥しやすいため，患者の状態に合わせてとろみをつける。

嚥下内視鏡検査や嚥下造影検査などにより，嚥下機能の状態を確認しながら，患者の食事摂取状況や意向に応じて，段階的に食事の形態を変更する（段階的摂食訓練）。たとえばペースト食にとろみ剤を加えた食事から開始し，きざみ・とろみ食へと進める。その後，誤嚥がなく送り込みに問題がなければ，咀嚼機能に合わせて，きざみ食や常食へと進めていく。食事の場所や食器，盛りつけなどの見た目を工夫し，食べる楽しみが失われないようにする。

歯の欠損や不正咬合，義歯の不適合などにより咀嚼障害がある場合には，障害の程度や患者の意向に合わせて，食事の形態を選択する。

管理栄養士と連携して，栄養や調理方法について指導するほか，患者に適した市販のレトルト食品や，やわらかい食品を紹介するとよい。

② 経管栄養管理 術後，口腔内の創が治癒するまでは経鼻経管栄養法が

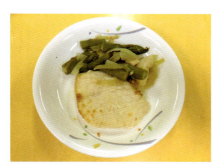

a. 常食

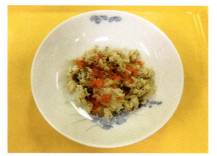

b. きざみ食

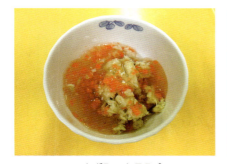

c. きざみ・とろみ食

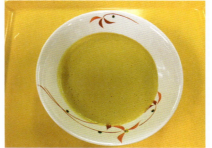

d. ペースト食

◯図6-1 食事形態の例（魚料理）

行われることが多く,胃管から濃厚流動食などの経腸栄養剤が注入される。投与速度が速いと腸の蠕動運動が亢進されて下痢がおこりやすくなるため,投与速度に注意し,また,経腸栄養剤を冷たい状態で投与することは避ける。投与開始時は経腸栄養ポンプを使用するなどして,ゆっくり投与することが望ましい。

下痢がおこった場合は,原因(経腸栄養剤の投与速度・成分,細菌汚染による感染性下痢など)を判別し,対策を行う。管理栄養士と連携しながら,中鎖脂肪酸・食物繊維・オリゴ糖を含有した栄養剤や,乳糖を含まない栄養剤,脂肪含有量の少ない栄養剤など,患者に合った栄養剤を選択し,必要な栄養量や水分量が摂取できるよう援助する。投与時は投与容器やルートを正しく使用し,栄養剤の細菌汚染の防止に努める。

経腸栄養剤だけでは水分不足になりやすいため,とくに制限がなければ,間食としてお茶や患者の好みの飲料などを注入し,必要量の水分を補給する。

■3 **嚥下訓練** 嚥下訓練には,食物を使用しない基礎的な訓練である間接訓練と,食物を使用する直接訓練とがある。

①**間接訓練** 間接訓練には,口唇・舌・頰を動かして行う訓練や,嚥下機能に関連する筋肉の可動域訓練,咽頭部をバルーンで拡張させる訓練など,患者の嚥下機能に応じた訓練メニューがあり,継続的に行えるよう支援する。

②**直接訓練** 直接訓練は,水飲みテストやフードテストなどの摂食・嚥下障害スクリーニングを行い,嚥下造影検査・嚥下内視鏡検査で誤嚥がないことを確認して開始される。直接訓練時は,バイタルサイン・血液検査データ・胸部X線写真などを確認しながら,誤嚥性肺炎や脱水,低栄養にならないように予防管理する。

誤嚥すると気道の防御反応によりむせや咳が生じるため,訓練時はむせ・咳の出現状況の観察が重要である。ただし,誤嚥があっても咳反射がおこらない状態(不顕性誤嚥)もあるため,嚥下検査結果を把握し,注意する必要がある。訓練時の急変に備えて吸引器を準備しておく。むせ・咳のほか,食事摂取量,口唇からのこぼれ,咽頭部の食物残留感,嚥下訓練に対する意欲,疲労感なども観察する。

食事形態,摂取する速度・量,摂食に用いる器具(スプーン・補食器など),食物挿入部位,姿勢・体位を工夫し,また嚥下後の咳や発声,交互嚥下,反復嚥下(複数回嚥下)などの代償法を考慮し,前向きかつ安全に訓練を継続できるよう支援する。

退院までに経口摂取できることが望ましいが,経口摂取と経鼻経管栄養の併用や,胃瘻を造設する場合もある。患者の残存機能が最大限に活用されるよう,退院後も訓練は継続される場合が多いため,家族の協力体制を整え,トラブル時の対応を指導しておく。

■4 **補助装置の使用** 口腔がん手術による舌の広範囲な切除により,舌と硬・軟口蓋の接触が得られない場合,舌接触補助床 palatal augmentation prosthesis(PAP)を用いることがある。PAPとは,口蓋部を肥厚させた形態の,上顎に装着する補助装置である(◎図6-2)。有床義歯型・口蓋床型があり,

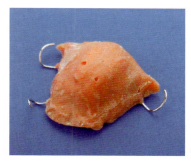

図6-2 舌接触補助床(口蓋床型)

欠損歯の有無により選択する。

　PAPの装着によって，摂食・嚥下機能および構音機能に必要な，舌の口蓋への接触が容易になる。摂食・嚥下障害がある場合，PAPを装着することで，摂食・嚥下運動の5期のうち，おもに口腔内で食塊を形成する準備期と，食塊を口腔から咽頭に送り込む口腔期の改善が期待できる。

　⑤ **口腔ケア**　摂食・嚥下障害のある患者は，唾液分泌量減少により，口腔内の自浄作用が低下している場合が多く，口腔内環境が悪化しやすい。これは誤嚥性肺炎のリスクとなるため，予防のための口腔ケアが重要である。また口腔ケアにはリハビリテーションの要素もある。

　口腔ケアは食前・食後に行うことが望ましい。食前の口腔ケアには，誤嚥性肺炎の予防，唾液分泌の促進などの効果がある。口腔乾燥が著しいときには，口腔ケアの前後に刺激の少ない含嗽剤や湿潤剤配合洗口剤を使用するとよい。誤嚥を防ぐため，患者の状態に応じて頸部前屈位など適切な体位でケアを行う。患者が自分で行えない場合は介助する。

e 言語障害のある患者の看護

　歯・口腔領域の言語障害は，おもに先天性形態異常や手術による欠損などで，口唇・舌・軟口蓋などの構音器官に生じる器質性構音障害である。また一時的なものとして，術後，気管カニューレの挿入中は発声ができなくなるほか，舌部分切除術や咽頭弁移植術などの手術後は，創部の安静のために会話が制限されることがある。

　発音が不明瞭となり，会話に支障をきたすようになった場合，患者の精神的苦痛は大きく，日常生活や社会生活にも影響を及ぼすことがある。

　看護師は患者の気持ちを受けとめ，患者が前向きな姿勢で治療やリハビリテーションを受けられ，日常生活や社会生活に適応できるよう支援する。

1 アセスメント

　① **言語障害の原因**　下記の情報収集を行い，原因を把握する。
（1）手術後の組織・器官（口唇・舌・軟口蓋）の欠損による構音障害
（2）口蓋裂や粘膜下口蓋裂，鼻咽腔閉鎖機能不全，口唇の形態異常
（3）手術後，創部の安静のための一時的な会話制限
（4）前歯の欠損，義歯不適合による発音不明瞭

2 言語障害の程度
(1) 手術後の組織欠損や瘢痕の有無・程度，残存機能
(2) 舌運動，口唇閉鎖状態，鼻咽腔閉鎖機能
(3) 構音に関する検査所見：発語明瞭度・会話明瞭度検査など
(4) 欠損歯の部位，残存歯の状態
(5) 義歯の有無・適合状態
(6) 咬合状態
(7) 摂食・嚥下機能
(8) 日常生活・社会生活への影響

3 その他　精神状態・精神的ストレス，リハビリテーションへの意欲

2 看護目標

(1) 自分の意思を表現できる。
(2) 日常生活に支障のないコミュニケーションがとれる。
(3) リハビリテーションに対するモチベーションを維持できる。
(4) 社会生活に適応できる。

3 看護活動

1 障害の特徴の把握
言語障害の原因が，口唇・舌・軟口蓋のどこにあるかによって影響を受ける音がかわるため，障害の特徴を把握し，患者の発音に早く慣れる必要がある。

口蓋部に欠損があり口腔と鼻腔がつながっている場合は，全体的に開鼻声となり，とくに破裂音(パ・タ・カ行)や通鼻音(マ・ナ・ガ行)が不明瞭となる。

2 コミュニケーションの工夫
筆談ボードや五十音の文字盤，予想される言葉を書いたボードなどのコミュニケーション板を使用し，意思の疎通をはかる(◯図6-3)。コミュニケーション手段については，手術前より患者とよく話し合って準備しておくことが大切である。意思が伝えにくい際の患者の負担は大きいため，患者の状態や表情から意思や訴えを予測し，質問をする際は，「はい」「いいえ」で答えられる形式にするなど，配慮する。

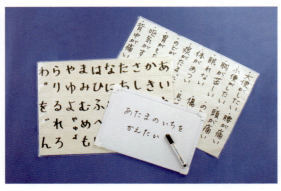

◯図6-3　コミュニケーション板

3 **リハビリテーション** 発声が可能になったら，構音機能のリハビリテーションを兼ねて，できるだけゆっくりはっきりとした会話を多く行うように促す。とくに破裂音のパ・タ・カ行の発音が不明瞭になることが多いため，これらの音を含んだ言葉の練習を行う。「パ行」は口唇閉鎖運動，「タ行」は舌先の運動，「カ行」は舌の後方部の運動と関連がある。

リハビリテーションでは，口唇・舌・頰の訓練など，嚥下訓練と同様の訓練を行う。構音機能と摂食・嚥下機能は密接に関連しているため，構音機能の評価・訓練は摂食・嚥下機能の評価・訓練にもつながる。

看護師は，患者が前向きな気持ちでリハビリテーションに取り組めるよう，話しやすい環境を整える。家族には積極的に患者に話しかけるよう促し，患者の言葉が聞きとりにくくても，あせらないで聞き，理解に努めるよう協力を得ておく。言語聴覚士とコンサルテーションを行うことも効果的である。

4 **補助装置の使用** 構音訓練を行っても構音障害が改善しない場合には，舌と口蓋の接触を補う舌接触補助床(PAP)や鼻咽腔閉鎖機能を補う軟口蓋挙上装置 palatal lift prosthesis(PLP)を上顎に装着し，改善をはかることがある。

また，口蓋裂患者では1歳6か月ごろに口蓋形成術が行われる(◯130ページ)。その後，数年を経ても発音時に鼻咽腔閉鎖機能が不十分な場合は，発音補助装置(スピーチエイド)を装着して構音訓練を行うことがある。訓練期間中は，言語聴覚士と連携し，患児・家族にアドバイスや精神的支援を行う。

C 検査を受ける患者の看護

歯・口腔領域におけるおもな検査には，組織・口腔機能・感覚・心理・画像検査などがある。また，疾患によっては，歯・口腔内にとどまらず，全身疾患に対する検査を実施することもある。患者がこれらの検査を安全で安楽に受けられるよう，準備と看護ケアの提供が重要となる。

1 検査前の看護

検査を安全かつスムーズに実施するためには，事前の準備が大切である。検査に必要な物品を不足のないように準備する。また，検査を受ける患者の情報を収集し，合併症やアレルギーの有無，内服中の薬剤の情報などを確認する。

検査前には患者誤認防止のため患者確認❶を行い，食事や薬剤中止の指示がある場合は，それらがまもられているかなどの確認も行う。

また，検査に対する不安の強い患者もいるため，これから行う検査について一緒に確認し，検査中に困ることがあったら申し出るように説明する。口腔内の検査では，検査器具が口腔内に入っていることもあり，言葉で苦痛を訴えることができない。そのため，苦痛があれば手を上げて知らせるなど事

NOTE

❶患者確認は次の方法で行う。
　①患者に，フルネームと生年月日を言ってもらう。②発語がむずかしい場合は，診察券・予約票・受付票などで確認する。③入院患者の場合はネームバンドにより確認を行う。

前に合図の方法を決め，急な体動などで口腔内を傷つけることがないようにする。

検査前の確認が終了したら患者の状態を観察する。必要に応じてバイタルサインを測定し，モニタリングが必要な患者にはモニター機器を装着する。

2 検査中の看護

患者の顔色や表情などに注意をしながら観察する。モニター機器を装着している場合はモニター上のバイタルサインの観察も行う。

検査によっては顔に覆布をかけることもあるため，声をかけながら事前に決めた合図などを活用して安全に検査が進むように観察する。

検査終了時には患者の状態を観察する。気分不快や痛みなどの苦痛の有無，また検査中に薬剤を使用した場合は全身状態を観察する。検査部位の強い痛みや気分不快があるなど状態の変化があった場合は，医師・歯科医師に報告して指示をあおぐ。

検査部位周辺や衣服の汚染などがないか確認して終了する。

3 検査後の看護

検査内容に合わせて，検査後の注意点の説明や生活指導を行う。たとえば観血的な検査であれば，検査部位から出血した場合の対処や，痛みが強くなるなどの症状が出たときの対処方法など，次回の受診までに困らないように対応方法を説明する。

4 嚥下造影検査を受ける患者の看護

嚥下造影検査は，X線透視下に造影剤を含んだ食品を嚥下してもらい，嚥下運動や適切な食形態を評価・診断する検査である。

嚥下造影検査を受ける患者は嚥下機能低下のおそれがある場合も多く，状態によっては検査中に誤嚥する可能性がある。また，検査では造影剤を使用するため，造影剤によるアレルギーをおこす患者もいる。

1 検査前の看護

■ 必要物品の準備
造影剤，食品（患者の状態により決定する），食品を提供するためのコップ，スプーン，エプロン，ティッシュペーパー，ガーゼ，ガーグルベースン，手袋，タオル，酸素ボンベ，吸引器，救急カート，パルスオキシメーターなどを準備する。

■ 患者の情報収集
患者の疾患・既往歴・アレルギーなどについて事前の情報を把握し，検査中のリスクに対応できるように環境を整える。

■ 患者の準備

患者本人であることを確認して検査室に案内する。検査に不安をもつ患者もいるため，これから行う検査について一緒に確認をする。検査中に苦痛や困ることがあったら申し出るように説明する。検査では検査用の食品を食べるため，口腔内に食物が入っていることで言葉で苦痛を訴えられない場合もある。そのような場合には手を上げて知らせるなど事前に合図を決め，安全に検査が進むようにする。

2 検査中の看護

患者の顔色や表情，嚥下の状態，全身の状態を観察し，緊急時の対応ができるように準備する。

検査中に誤嚥した場合は，あわてずゆっくり咳をするように声をかけながら，患者を落ち着かせる。頭を低くして横を向かせ，口腔内にたまっている食品は吐き出すように促す。誤嚥した食品を自力で吐き出せない場合は，吸引を行う。吸引は苦痛を伴うので，吸引するときには患者に説明し声をかけながら実施する。患者の処置をすると同時に呼吸状態の観察を行う。バイタルサインを測定し，酸素飽和度が低下している場合は医師・歯科医師の指示で酸素吸入を行うこともある。

また，検査ではヨード（ヨウ素）造影剤入りの食品を使うため，発赤・発疹・瘙痒感・息苦しさなどのアレルギー症状の観察を行う。症状が出た場合は医師・歯科医師に報告し早急に対応できるようにする。ヨードアレルギーでショックをおこす場合もあるので，すぐに処置ができるよう救急カートの準備をしておく。

3 検査後の看護

検査終了時には患者の状態の観察を行う。また，口腔ケアを行い，口腔内に検査用の食物が残っていないかを確認する。

造影剤を使用していることから，便秘にならないように下剤を処方される場合があるため，内服方法について説明する。嚥下機能に問題がある患者には，患者に合わせた方法で内服できるように説明をする。

D 治療・処置を受ける患者の看護

1 診療の準備・介助

1 歯科治療用ユニットの準備

歯科の治療や処置は，歯科治療用ユニットで行われる（◯図6-4）。治療や処置が安全・安楽に行われるよう，以下のように準備する。

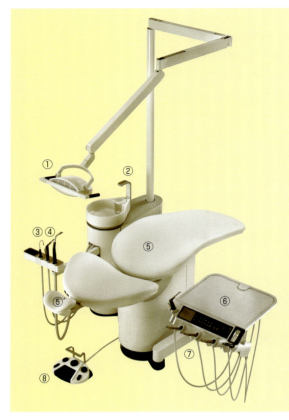

○図6-4　歯科治療用ユニット
①ライト
②含嗽用給水装置・スピットン鉢
③バキューム（吸引管）・エジェクター（排唾管）
④スリーウェイシリンジ
⑤治療椅子
⑤´按頭台
⑥ブラケットテーブル・操作スイッチ
⑦ハンドピース（エアタービン・マイクロエンジン・超音波スケーラー）
⑧フットコントローラー

①ライト　ライトが点灯することを確認し，患者がユニットへ着席する際にぶつからないよう，ライトのアームを治療椅子から離しておく。

②含嗽用給水装置・スピットン鉢　コップを使うユニットの場合は，含嗽用コップをのせて，必要量の水が供給されることを確認する。スピットン鉢やその周囲に汚染がなく，きちんと排水されることを確認しておく。

③バキューム（吸引管）・エジェクター（排唾管）　バキュームチップ・エジェクターチップを装着し，吸引がきちんと行われることを確認する。

④スリーウェイシリンジ　注水・エア・噴霧がきちんと作動することを点検する。

⑤按頭台・治療椅子　按頭台や治療椅子のカバーによごれや水ぬれ，破損がないかを確認する。肘掛けがある場合には，患者が着席しやすいように上げておく。

⑥ブラケットテーブル・操作スイッチ　テーブル上によごれや水ぬれがないかを確認する。

⑦ハンドピース（エアタービン・マイクロエンジン・超音波スケーラー）　機器が正しく作動することを確認する。

⑧フットコントローラー　患者が着席する際にじゃまにならず，歯科医師が着席したときに操作しやすい場所に置かれているかを確認する。

2 診療室への患者の誘導

患者を待合室から診療室へ誘導する際は，患者誤認の防止のためにも，大きな声で，はっきり，ゆっくりとフルネームを呼ぶ。入室時には患者自身にもフルネームで名のってもらい，確認をとることも有効である。また最近では，患者識別のために，患者氏名・生年月日・ID など，2種類以上の患者識別子を用いて個人を識別し特定することが多い。

診療室内では，直接，治療椅子まで案内する。高齢者や小児，身体の不自由な患者には，安全に着席できるよう相手のペースに合わせて介助する。手荷物は，ユニット横の備えつけラックなど，なるべく患者から見える場所に置いてもらうことが望ましい。

患者が着席してから，使用する器材や含嗽用のコップをブラケットテーブルに配置する。これには，器材やコップが清潔なものであることを示す意味もある。コミュニケーションをとりながらエプロン・膝掛けを装着する。このとき，診療の妨げになることもあるため，眼鏡は外し，口紅もとるように説明する。

「椅子を倒します」と声をかけてから，ゆっくり背もたれを倒し，椅子の高さを調節する。ライトは患者の顔から 70 cm 程度離し，目に光が直接あたらず，治療部位をきちんと照らすことができる位置に合わせる。ブラケットテーブル・フットコントローラー・ドクターチェアを寄せ，歯科医師が治療を開始できる体勢を整える。

3 診療の介助

介助者は基本的に患者に対して時計の3時の位置に立ち，ライトの調節や吸引などの介助を行う（○図6-5）。落下などの危険があるため，患者の顔の上ではけっして器具・器材を手渡さない。

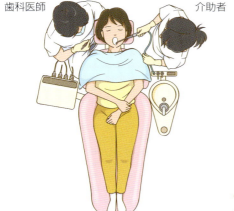

○図6-5 介助者の立ち位置
介助者は患者に対し，3時の位置に立つ。

2 保存治療を受ける患者の看護

　齲蝕・歯周疾患の保存治療は，歯およびその周囲組織の疾患を，抜歯せずに治療し，機能回復をはかることを目的としている。修復処置・歯内治療・歯周疾患の観血的手術など，多岐にわたる治療が行われる。患者の年齢層は幅広く，全身疾患をもった患者も多い。

　齲蝕・歯周疾患は，初期にはほとんど自覚症状がみられないため，痛み・腫脹・歯の動揺などの症状が出現してから医療施設を訪れる患者が多い。また，患者の多くは歯科治療に対し，痛みがあるなどのわるいイメージをもっており，不安や恐怖心をかかえながら来院する。

　緊張や不安を取り除き，安全・安楽に治療・処置が受けられるように援助するとともに，診療中の異常の早期発見に努める必要がある。また，治療後の再発を予防するため，患者の背景を考慮した生活指導や口腔保清指導が重要となる。

1 アセスメント

(1) 背景：年齢，性別，職業，家族構成
(2) 疾患：部位，進行の程度
(3) 症状：疼痛・腫脹・発赤・排膿・口臭などの口腔内の状態
(4) 治療の内容・進行状況
(5) 全身状態：表情・顔色など
(6) 食事：形態・内容・量，食欲の程度
(7) 現病歴・既往歴：アレルギー，高血圧症，糖尿病，心疾患など
(8) 生活習慣，嗜好品
(9) 口腔保清：回数・時間・方法，知識・技術
(10) 歯科治療に対する恐怖心の有無

2 看護目標

(1) 安全・安楽に治療・処置を受けることができる。
(2) 口腔保清の正しい知識をもち，自己管理できる。

3 看護活動

◆ 治療前の看護

1 治療の準備　患者を治療椅子に誘導する。着席後は，眼鏡を外して衣服をゆるめ，無理なく安楽に治療が受けられるような姿勢を整えるとともに，エプロン・膝掛けを装着する。含嗽後は，声をかけながら，ゆっくりと治療椅子を水平仰臥位に倒し，患者に苦痛がなく，かつ治療に適した位置に按頭台を調節する。

2 患者の状態の観察　緊張をほぐすことができるように，コミュニケー

ションをとりながら，表情・顔色・声かけへの反応などを観察し，気分不快の有無といった患者の状態を把握する。必要な情報は担当医に報告する。

③ **不安の軽減** 歯科治療は患者の視界の外で行われることが多い。エンジンやタービンなどの切削器具による音や振動のある処置，局所麻酔などの痛みを伴う処置は，患者の不安や恐怖心を増大させる。治療開始前に，治療内容や治療時間の目安，使用する器具について説明することで，患者の不安を取り除き，安心して治療が受けられるようにする。

④ **安全への配慮** 鋭利な器具を使用することが多い歯科治療中の急な体動は，危険を伴う。痛みなどの苦痛や気分不快を感じた場合には，がまんをせず，術者と反対側の手を上げて知らせるなど，会話が不可能な場合の合図を決めておくと，患者の安心と安全につながる。

ラバーダム防湿を用いた治療など，口での呼吸がむずかしい場合には，肩の力を抜いて，鼻からゆっくり深呼吸するよう指導しておく。

◆ 治療中の看護

① **患者の状態の観察** 患者は局所麻酔薬の使用などにより，ショック状態に陥る危険性がある。ときどき声をかけ，苦痛の有無を確認するとともに，顔色・口唇色，表情や手指の動きなど，全身状態の観察を通して異常の早期発見に努める。

② **不安・苦痛の軽減** 長時間，同一姿勢で治療を受けている患者に対しては，タイミングをみて適宜，上体を起こしたり含嗽を促したりして気分転換をはかり，安楽に治療を受けられるようにはたらきかける。診療室内に音楽を流して，リラックスできるよう配慮することも効果的である。医療者どうしの会話にはつねに注意をはらい，患者の不安を助長するような言動はつつしむ。

③ **治療の介助** 治療中，患者は開口状態が続き，嚥下がむずかしくなる。適切にバキュームを操作して，唾液や切削時の水を排除し，苦痛を緩和する。その際，嘔吐反射を誘発することがないように注意をはらう。

エンジン・タービンなどの切削器具使用時は，舌・頰粘膜・口唇を傷つけないように，バキュームチップやデンタルミラーの先で舌を押さえたり頰粘膜を広げたりして，治療を安全に進行できるよう介助する。患者にも急に舌や顔を動かさないように説明し，協力を得る。

治療に使用される器材は非常に小さく鋭利なものが多い。それらの破折片や充塡した金属の切削片，インレーなどの誤飲・誤嚥には十分に注意する。また超音波スケーラーを使用すると，霧状の水が周囲に飛散するため，エプロンやタオルなどを使用して，顔や衣服がぬれないように配慮する。

治療に使用する次亜塩素酸ナトリウムなどの薬品のなかには，生体に強い作用を及ぼすものもある。皮膚や衣服への漏洩をおこさないよう，取り扱いには細心の注意をはらい，事故防止に努める。

◆ 治療後の看護

1 患者の状態の観察 治療が終了したら，患者に声をかけながらゆっくりと治療椅子を起こす。ねぎらいの言葉をかけ，全身状態に異常がないかどうかを確認しながら，含嗽を促し，治療開始前にゆるめた衣服などを整える。

2 治療後の注意点の説明 局所麻酔が行われた場合には，咬傷や熱傷を予防するため，感覚がもとに戻るまで原則として飲食は禁止とし，飲食可能な時間の目安を指導する。鎮痛薬や抗菌薬が処方されている場合には，その薬効と内服方法を説明する。

治療が完了しない場合は，次回の治療までの一時的な充塡（仮封充塡）が行われる。この場合には，仮封材の脱落を予防する必要がある。食事の際は，かたいものや粘着性のあるものの摂取を控え，仮封側での咀嚼はなるべく避けるようにし，また，仮封した部分を指や舌で不必要に触れたり，強くブラッシングしたりしないように指導する。

帰宅後，処方された鎮痛薬を内服しても痛みがおさまらず増強した場合や，仮封材が脱落した場合には，担当医に連絡するよう指導する。

◆ 再発の予防

齲蝕や歯周疾患は，生活習慣や口腔ケアの改善により予防できることも多い。再発を予防するため，患者が正しい口腔ケアの知識や技術をもち，自分自身で口腔内を清潔に保つことができるように指導する。また，社会的背景・生活習慣・嗜好など，患者の個別性をふまえた生活指導も必要となる（○表6-1）。

間食を減らして甘味食品を制限した規則的な食生活を送り，頻回に時間をかけて口腔保清を実施することが理想ではあるが，学校や職場などでは困難な場合も多い。患者のおかれている状況を把握したうえで，実現可能な目標をたてて，指導・評価を継続していくことが望ましい。

○表6-1　生活指導・口腔保清指導に必要なアセスメント

項目	内容
生活サイクル	起床から就寝まで
日常口腔保清環境	回数・時間・使用物品(歯ブラシ・電動歯ブラシ・デンタルフロス・歯間ブラシ・歯みがき剤・含嗽剤など)・実施環境
口腔保清に関する知識・技術	ブラッシング方法や必要性の理解，ブラッシング技術
口腔保清状態	プラークの付着状態，歯肉の炎症の状態
食事	回数・時間・規則性・内容
間食・嗜好	回数・内容
喫煙習慣	有・無

3 外来で外科的治療を受ける患者の看護

外来で行われる外科的治療には，口腔外科外来で行われる抜歯・歯根端切除術・嚢胞摘出術・良性腫瘍摘出術や，歯周病外来で行われる歯肉剝離搔爬術 などがある。

患者は疾患に対してのみならず，治療に対しても不安をかかえていることが多いため，不安の軽減と治療中の苦痛の緩和に努める。また，局所麻酔薬を使用することが多いため，治療中の患者の状態を把握し，異常を早期に発見する必要がある。

治療後，患者は帰宅するため，帰宅後の生活における注意点や異常時の対処方法について，十分に指導する。

a 治療前および治療中の看護

患者が最善の状態で，安全・安楽に治療・処置を受けることができるよう支援する。

1 アセスメント

(1) 背景：年齢，性別，職業，家族構成
(2) 疾患：部位，進行の程度
(3) 症状・患部の状態：疼痛，腫脹，発赤，排膿，口臭
(4) 治療内容：術式，麻酔薬（種類・使用量）
(5) 全身状態：前日の睡眠状況，食事摂取状況，バイタルサイン，表情，顔色，爪床色，口唇色，四肢冷感・気分不快の有無
(6) 現病歴・既往歴：アレルギー，高血圧症，糖尿病，心疾患など
(7) 生活習慣・嗜好品
(8) 歯科治療の経験
(9) 治療内容の理解度，治療に対する不安・緊張の有無

2 看護目標

(1) 治療内容や治療前の注意点を理解し，最善の状態で治療にのぞむことができる。
(2) 安全・安楽に治療・処置を受けることができる。

3 看護活動

◆ 治療前の看護

■ 治療前のオリエンテーション

1 **不安の軽減** 患者は，これからどのような治療が行われるのかわからず，強い不安や緊張をかかえていることも多い。治療の日程が決定した時点で，治療の目的やその内容，治療時間の目安などについて詳しく説明する。

表6-2　外科的治療当日の注意点の伝え方

- 欠食や過食は，気分不快や吐きけ・嘔吐の原因となる場合があります。控えめの食事を，少なくとも1時間前までにはすませてください。
- 治療前にていねいに歯をみがき，口腔内を清潔にしておきましょう。
- 身体を締めつけない，らくな服を選びましょう。
- マニキュアや口紅は，落としておいてください（爪床色や顔色を観察する際の妨げとなるため）。
- ネックレスは，頸部を圧迫するおそれがあるため，つけないでください。
- 髪が長い場合は，仰向けに寝たときにじゃまにならない位置で束ねてください。
- 身体的・精神的に余裕をもって手術にのぞめるよう，時間にゆとりをもって来院してください。
- 体調が思わしくない場合には，無理をせず早めに連絡してください。

女性患者については，月経が貧血や気分不快をおこす要因となる場合もあるため，月経日を考慮に入れて日程を調整することが望ましい。

② **治療前の注意点の説明**　体調を整えて治療にのぞむために，食べすぎ・飲みすぎ・過労などを避け，睡眠を十分にとって来院するよう指導する（●表6-2）。治療当日の注意点はパンフレットを用いて説明すると，帰宅後にも再確認することができて効果的である。

■ 治療当日の看護

治療時間が通常よりも長いため，患者を診療室に誘導する前に，排尿・排便などをすませておくよう説明する。

① **患者の状態の観察**　バイタルサインを確認しながら，コミュニケーションをとり，体調がわるくないか，不安や緊張が強くないかなどの状態を把握し，担当医に報告する。

② **不安の軽減**　治療内容や治療時間の目安，使用する麻酔薬や器具などについて再度説明し，不安や緊張の軽減に努める。

③ **安全への配慮**　治療途中の急な体動は危険を伴うため，痛みなどの苦痛や気分不快を感じた場合には，がまんをせず，術者と反対側の手を上げて知らせるなど，事前に安全な意思表示の合図を決めておく。

④ **治療の準備**　衣服による締めつけをなくし，リラックスした状態で治療を受けられるよう，靴を脱がせたり，ベルトやネクタイをゆるめたりする。

治療椅子の背もたれや按頭台の角度を調節して，施術しやすく，かつ患者にとって安楽な姿勢にする。含嗽剤で口腔内を清潔にしたあと，口周囲を消毒し，顔に穴あき布を掛ける。

◆ 治療中の看護

① **患者の状態の観察**　治療中，患者の顔は穴あき布でおおわれている（●図6-6）。そのため，全身状態（バイタルサイン・表情・顔色・爪床色・口唇色，舌や手指の動き，四肢冷感や発汗の有無など）に注意をはらい，頻回に観察する必要がある。ときどき声をかけて意識状態や気分不快・苦痛の有無を確認し，異常の早期発見に努める。

② **不安・苦痛の軽減**　患者は穴あき布により視界をふさがれ，周囲を確認できないため，不安に陥りやすい。治療が長時間にわたる場合には，途中

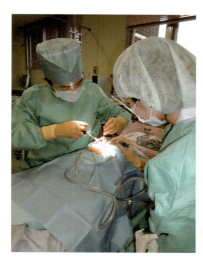

● 図 6-6　外科的治療(外来手術)の様子
患者の顔は穴布でおおわれている。

で治療の進行状況や残り時間を説明し、患者の不安の軽減をはかる。診療室内に音楽を流すなどして、緊張をほぐすことも効果的である。長時間の開口や同一体位の保持など、時間の経過とともに疲労が加わることへの配慮も必要となる。

　③ **緊急時の対応**　治療・処置中におきるショックなどの異常事態にすみやかに対処できるよう、日ごろから救急カートなどを準備・点検しておくことが大切である。

b 治療後の看護

　治療後の注意点や異常時の対処方法を説明し、治癒に向けて患者が自己管理できるよう支援する。

1 アセスメント

(1) 出血：止血状態
(2) 疼痛：有無・程度
(3) 腫脹増強の可能性の有無
(4) 創部の状態：縫合・止血パックなどの有無
(5) 全身状態：バイタルサイン、表情、顔色、口唇色、気分不快の有無

2 看護目標

(1) 食事摂取・口腔保清などにおける注意点を理解し、自己管理できる。
(2) 異常時の対処方法が理解できる。

3 看護活動

　① **止血**　抜歯した場合には、抜歯部に折りたたんだ乾燥ガーゼをあて、かみ合わせて圧迫止血する。止血するまでは、座位または仰臥位で 10〜15 分安静にして休ませる。

2 治療後の注意点，異常時の対処方法の説明　創部の止血が確認され，全身状態にも問題がなければ，パンフレットなどを用いて，帰宅後の生活における注意点や異常時の対処方法を指導する。

①**食事**　局所麻酔が行われた場合には，咬傷や熱傷を予防するため，感覚がもとに戻るまで原則として飲食は禁止とし，飲食可能な時間の目安を指導する。創部の安静をはかるため，しばらくの間，食事はかたいものや粘着性のあるものを避け，創部を避けて咀嚼する。主食はおかゆとしたり，副食はやわらかく煮て，つぶしたりきざんだりして摂取するなど，食事の加工方法についても説明する。

とくに，創部保護の目的で口腔内に止血パックが施されている場合には，脱離を防ぐためにも，創部以外での咀嚼を心がける。

②**飲酒・運動・入浴**　治療当日の飲酒，激しい運動，長湯は，血行が促進され，再出血の原因となるため，避ける。

③**口腔ケア**　治療当日の強い「ぶくぶくうがい」は再出血の原因となるため避け，水を口に軽く含む程度とする。創部は抜糸までブラッシングを避け，含嗽のみとするが，創部以外は通常どおりにブラッシングするよう指導する。創部に触れる義歯は，創部が治癒するまでは食事や外出などどうしても必要なとき以外は外し，安静を保つ。

④**疼痛・腫脹への対処**　処置後2～3日は創部の腫脹が増強する可能性があり，徐々に回復することを説明する。氷水や保冷剤などを用いた極端な冷罨法は，血行を阻害して創部の回復が遅くなったり腫脹が長引いたりするため，創部を冷やす場合には水道水程度の温度にとどめるようにする。鎮痛薬や抗菌薬が処方されている場合には，その薬効と内服方法も説明する。

⑤**出血などの異常への対処**　何回も強く「ぶくぶくうがい」をしたり，指や舌で創部に触れたりすることは止血を妨げ，感染をおこす原因となるため避ける。帰宅後，出血がとまらない場合は，乾燥した清潔なガーゼで創部を圧迫し，安静にして様子をみる。数時間たっても止血しない場合には異常と判断し，担当医（医療施設）に連絡するよう説明する。そのほか，夜間も含め異常があった場合の連絡先を伝えておく。

4 入院で手術を受ける患者の看護

入院で行われる手術には，腫瘍や囊胞の摘出術，顎変形症の手術，外傷の手術などがある。手術には全身麻酔を使用するため，患者の全身状態を観察し，安全に治療が行われるよう援助する。また，術後は創部の固定や安静が必要となり，呼吸・摂食・会話などの機能が一時的に障害される。術後のQOLを維持できるよう，患者の心理的側面への援助も含めた看護が必要となる。

a 手術前の看護

患者は治療に対する期待とともに，手術への不安をかかえている。また，

術後の経過や予後，社会復帰に不安，経済的負担など，さまざまな因子により，精神的に不安定になりやすい。

1 アセスメント

1 身体的側面　以下の情報収集をし，アセスメントを行う。
(1) 食事内容，摂取量，方法，時間，食欲，嚥下状態
(2) 排泄状況
(3) 清潔状況
(4) 転倒・転落のリスク
(5) 喫煙状況

2 心理・社会的側面　以下の情報収集をし，アセスメントを行う。
(1) 患者および家族の手術に対する理解，受けとめ方
(2) 手術に必要な検査・処置に対する理解
(3) 術後の苦痛および機能障害に対する認識
(4) 表情の変化，不安の訴え
(5) 支援してくれる家族の有無，支援の状況，家族との関係

2 看護目標

不安が軽減し，心身ともに手術への準備ができる。

3 看護活動

　手術方法や術後に予測される状況，機能障害などに対する理解の程度，受けとめ方を把握する。医師による説明が必要と判断されたときは，説明の場を調整して，患者に十分な情報が提供されるよう努める。また，患者・家族とコミュニケーションを十分にはかって信頼関係を築き，訴えを表出しやすい環境をつくることが大切である。
　手術に向けての準備として，次のような術前指導を行う。
- 口腔保清指導
- 必要物品の確認
- 経管栄養の説明
- 深呼吸の練習
- 術後のコミュニケーション方法についての説明
- 術前オリエンテーション

b 手術後の看護

　手術後の患者に生じる問題として，以下のようなものがあげられる。

1 循環変動　入院で行われる手術は，全身麻酔を伴い，長時間に及ぶ侵襲の大きい手術であるため，術後は循環血液量の低下や不整脈など，循環動態が不安定になりやすい。

2 呼吸障害　創部の腫脹や浮腫，分泌物などによって気道が閉塞されやすい。長期臥床による気道分泌物の貯留や咳嗽反射の低下，創痛による痰の

喀出困難などは，誤嚥性肺炎を引きおこす要因となる。とくに高齢者は，加齢による反射機能の低下があるためリスクが高い。

3 **痛み**　術後は，手術部位の創痛が出現する。痛みにより安楽が阻害される。

4 **感染リスク状態**　口腔内の創部は唾液や痰などで汚染されやすく，創感染をおこしやすい。

5 **不眠・不穏**　手術後は痛みや長期臥床，ドレーン・ライン類の留置，気管切開によるコミュニケーション障害など，身体的・精神的苦痛が大きく，不眠を訴える患者が多い。また，長時間の侵襲の大きい手術の場合には，とくに高齢者では術後せん妄を発症する可能性が高まる。

6 **皮膚障害**　長期臥床やドレーン類による皮膚の圧迫，痰による皮膚汚染などにより，皮膚障害をきたしやすい。

7 **セルフケア不足**　術後は，侵襲からの回復と創部の安静のため，ADLの制限がある。口腔保清・身体清潔・食事・排泄・歩行など，日常生活全般においてセルフケアの介助が必要となる。

1 アセスメント

1 **身体的側面**　以下の情報収集をし，アセスメントを行う。
(1) 呼吸状態：呼吸音，気道狭窄音，喘鳴の有無，痰の性状・量
(2) バイタルサイン
(3) 痛み：部位・程度，頻度，性質，持続時間，誘因，鎮痛薬の効果
(4) 創部の状態：発赤，腫脹，出血，
(5) 栄養状態：経管栄養量，血液データ
(6) 顔面・頸部の浮腫
(7) 排泄状況
(8) 皮膚状況
(9) 睡眠状況
(10) 安静度と ADL の状況：転倒・転落リスクのアセスメント，上肢や頸部の可動域
(11) 機能障害の程度：構音障害，咳嗽反射
(12) 検査所見：血液データ，X線検査，CT検査，シンチグラフィなど

2 **心理・社会的側面**　以下の情報収集をし，アセスメントを行う。
(1) コミュニケーションの手段
(2) 表情の変化，不安の訴え
(3) 支援してくれる家族の有無，支援の状況，家族との関係

2 看護目標

(1) 術後合併症がおこらず，異常が早期に発見される。
(2) 痛みや苦痛が緩和する。
(3) 創部の安静を保つ。
(4) 口腔内の清潔を保つことができ，感染の徴候がない。

3 看護活動

1 循環動態の管理 術後は，出血量やバイタルサイン測定，心電図および経皮的動脈血酸素飽和度（SpO_2）モニターの管理，血液検査所見，輸血・輸液量と尿量・排液などの水分出納バランスを観察し，循環動態を把握する。意識障害・神経障害の程度，冷感，チアノーゼなどの観察を行い，循環血液量の低下などの異常の早期発見に努める。

2 呼吸管理 手術直後は，SpO_2 モニターの管理に加え，呼吸のリズムや呼吸数，呼吸の深さなどの呼吸の観察を行う。また，胸郭の動きやチアノーゼ，喘鳴，聴診による呼吸音異常の有無の確認を行う。また，動脈血ガス分析により呼吸機能を把握する。このほか，分泌物の量・性状・臭気などの観察を行い，適切に分泌物を吸引する。呼吸管理については，「呼吸障害のある患者の看護」（◯161 ページ）を参照のこと。

3 創部の観察 感染徴候に注意し，発赤・腫脹・疼痛・滲出液の有無や臭気などを観察する。あわせて，発熱の持続や CRP の上昇など，炎症所見についても確認していく。

4 痛み・苦痛の緩和 痛みは患者にとって最も大きな苦痛である。痛みは不眠や体力の消耗などにつながり，術後の回復に影響する。痛みをがまんしないように伝え，痛みの部位・程度・性質・誘因や，バイタルサインなどを把握する。鎮痛薬を効果的に使用し，痛みの誘因を取り除くよう援助する。痛みのある患者の看護については「痛みのある患者の看護」（◯154 ページ）を参照のこと。

5 経管栄養管理 手術後は，経鼻経管栄養法による栄養摂取となるため，手術中に胃管が挿入される。全身麻酔によって胃・腸の蠕動運動が低下するため，手術直後は胃管を開放し，胃内に停滞している血液・消化液などを自然排出させる。

聴診により蠕動音を確認したあと，水を注入し，吐きけ・嘔吐がなければ，ゆっくりとした速度で濃厚流動食の注入を開始する。吐きけ・嘔吐，胸やけ，腹部膨満感，腹痛，下痢などの症状がないかどうかを観察し，投与速度を調整しながら，必要な栄養量を注入する。経管栄養管理時の注意点については，「摂食・嚥下障害のある患者の看護」（◯165 ページ）を参照のこと。

胃管は，創部の治癒や嚥下機能の回復が確認されたあと，抜去される。

6 不眠・不穏 手術直後は，創痛や体位制限による苦痛，モニターや点滴ライン，ドレーンなどによる拘束感などから，術後不眠やせん妄となることがある。入院時にせん妄スクリーニングを行うとともに，手術後には訴えの傾聴や早期離床への援助，夜間十分な睡眠を得るための配慮，安全への配慮などを行い，不安や苦痛の緩和に努める。状況によっては心療内科などへのコンサルテーションを行い，睡眠薬や精神安定薬などが処方されることもある。

装着物が抜去される時期や回復過程の目安を説明し，回復に向けた意欲がもてるよう支援する。患者の訴えや病状の受けとめ方を把握し，必要があれ

ば医師へ治療経過の説明を依頼し,患者が現状を理解できるよう支援する。

7 清潔のケア 創部や全身状態を観察しながら,全身清拭・陰部洗浄・足浴・手浴などを行う。清拭の際は,ドレーン・膀胱留置カテーテルなどの抜去や圧迫,体位制限に注意し,褥瘡好発部位の皮膚を観察する。洗髪は,頸部の伸展に注意し,創部をぬらさないよう注意する。清潔ケアの指示,ならびに ADL の状況に合わせて介助していく。

口腔内は創部があるため,感染予防のためにも清潔の保持は重要である。スポンジブラシや吸引チューブつき歯ブラシなどを用いてこまめに口腔保清を行う。口腔内の乾燥は細菌が繁殖しやすくなり,誤嚥性肺炎のリスクが高まるため,口腔保湿スプレーなどを用いて保湿に努める。

8 コミュニケーションの工夫 術後は発声しにくくなるため,筆談ボードやタブレット端末,文字盤,予想した言葉を書いたボード,筆談パッドなどを使用し,意思の疎通をはかる(●169ページ)。コミュニケーション手段については,手術前から患者とよく話し合って準備しておくことが大切である。

5 補綴治療を受ける患者の看護

補綴治療とは,齲蝕・歯周疾患・外傷などにより生じた歯の欠損を,ブリッジ・有床義歯・インプラントなどの人工的な補綴物で補うことで,咀嚼や構音などの失われた機能と,顔貌の形態の回復・改善をはかるものである。ここでは,とくに有床義歯による補綴治療を受ける患者の看護について述べる。

有床義歯には,全部床義歯・部分床義歯などがある。義歯の完成までには何度も通院する必要がある。また,義歯の完成後も調整のために通院を継続する必要があり,義歯に慣れるまでには時間を要する。

補綴物による機能回復には限界もある。患者は日々の手入れや通院での調整を繰り返しながら,補綴物とじょうずに付き合っていかなければならない。看護師は,患者が義歯を使いながら健康で快適な生活を送れるように,食事のとり方,義歯の管理方法,異常時の対処方法などについて,十分に指導する必要がある。

治療の内容上,患者は中高年層が多く,合併症や障害をかかえた人も少なくない。患者の全身状態や社会的背景などを十分に考慮に入れた対応が求められる。

a 補綴物作成時の看護

患者が安全・安楽に治療を受けることができるよう支援する。

1 アセスメント

(1)背景:年齢,性別,職業,家族構成
(2)口腔内の状態:欠損歯の部位・本数,残存歯の状態
(3)口腔機能の状態:咀嚼機能,構音機能

（4）審美障害の程度・審美面に対する気持ち
（5）食事：形態・内容・量，食欲の程度
（6）現病歴・既往歴：アレルギー，高血圧，糖尿病など
（7）生活習慣・嗜好品
（8）口腔保清：回数・時間・方法，知識・技術
（9）義歯作成・使用経験の有無

2 看護目標

安全・安楽に治療・処置を受けることができる。

3 看護活動

◆ 補綴物の作成開始前の看護

補綴物の種類などにより異なるが，補綴物作成には何度も通院が必要な場合がある。事前に治療内容や通院回数，補綴物ができあがるまでの日常生活の注意点などの概略を説明し，患者が希望する治療を納得したうえで受けられるようにする。

■ 毎回の治療前の看護

患者が安心して治療を受けることができるよう，来院ごとに治療前には必ず体調を確認する。また，その日の治療の目的や方法，注意点などを，わかりやすく説明する。

患者が高齢の場合は，歩行介助や車椅子介助など，転倒を防止するための対応が必要となる。

◆ 治療中の看護

1 患者の状態の観察　治療中はつねに全身状態を観察するとともに，ときどき声をかけて，気分不快・苦痛の有無を確認し，異常の早期発見に努める。

2 印象採得時の看護　義歯作成では印象採得を行うことが多い。印象材で患者の衣服が汚染されるおそれがあるため事前にエプロンなどを患者に装着する。

印象材のにおいや咽頭部への刺激から，吐きけ・嘔吐が誘発される場合もある。使用する印象材の味やにおい，印象材が硬化するまでの時間の目安などについて事前に説明し，印象トレイが口に挿入されたら，肩の力を抜き，鼻でゆっくり深呼吸するように指導する。嘔吐を考慮して膿盆を準備しておく。

印象材が硬化して印象トレイを口腔内から除去するまで，患者の体位は起座位とし，嘔吐による窒息の予防に努める。印象採得が終了したら，含嗽を促しながら，ねぎらいの言葉をかけ，口周囲に付着している印象材を除去する。

3 口腔ケアの指導・栄養指導　補綴物完成まで，患者は歯が欠損した状

態や仮の歯の状態で生活しなければならない。残存歯などの口腔内の状態や，食事調理者が誰かといった情報を把握し，患者1人ひとりに合わせた口腔ケアの指導や栄養指導を行う必要がある。

b 補綴物完成後の看護

義歯の取り扱い方法などを説明し，患者が義歯を使用しながら健康で快適な生活を送ることができるよう支援する。

1 アセスメント

(1) 生活習慣・嗜好品：食事調理者は誰か，外食は多いか
(2) 義歯使用経験の有無
(3) 義歯の取り扱いに関する知識の有無
(4) 義歯使用時の口腔保清方法に関する知識の有無
(5) 食事加工方法に関する知識の有無
(6) 現病歴・既往歴：アレルギー・高血圧・糖尿病など
(7) 異常時の対処方法に関する知識の有無

2 看護目標

(1) 義歯の取り扱い方法を理解し，管理することができる。
(2) 義歯を使用し，健康で快適な生活を送ることができる。

3 看護活動

はじめて義歯を装着する患者には，その構造や着脱方法，清掃方法，保管方法，食事のとり方，異常時の対処，定期的な通院調整の必要性など，多くの指導が必要となる。

指導内容をまとめたパンフレットを用いると，帰宅後に再確認することができて効果的である。パンフレットは高齢者にもわかりやすいように，日常的な用語や絵を多く用いるとよい。患者が高齢などの理由で自己管理できない場合には，家族などの介護者にも一緒に指導する。

1 義歯の着脱方法 義歯は装着前に水でぬらし，鏡を見ながら着脱する。無理な力で外したり，落下による衝撃を与えたりすると，破損するおそれがあるため，ていねいに取り扱う。

2 義歯に慣れるまでの対処 はじめて義歯を装着した患者は，なんらかの違和感をいだくことが多い（▶表6-3）。担当医による調整を受けながら，

▶表6-3 はじめて義歯を装着した際に多い違和感

・歯が締めつけられて，きつく感じる	・熱を感じにくい
・歯頸部が痛くなる	・味がよくわからない
・話しにくい	・気持ちがわるくなる，吐きそうになる
・発音が不明瞭になり，電話での話がうまく伝わらない	・頰や舌をかんでしまう
	・唾液がたくさん出る

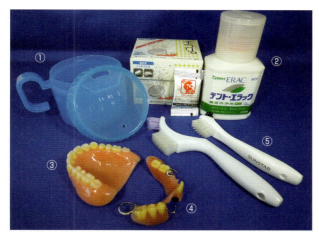

○図6-7　義歯および義歯洗浄用具
①義歯洗浄容器，②義歯洗浄剤，③全部床義歯，④部分床義歯，⑤義歯用ブラシ

時間をかけて徐々に慣らしていくことになる。義歯に慣れるまでの期間には個人差があり，数か月かかることもまれではない。義歯が合わないときには，自分で義歯床を削ったりクラスプを曲げたりせずに，担当医に連絡するよう説明する。

　義歯は残存歯や口腔粘膜で支えて使用するため，体調によって使用感が左右されることもある。栄養や運動，睡眠などに気を配り，体調を整える必要がある。会話が困難だったり，発音が不明瞭だったりしても，積極的に義歯を入れて，ゆっくりと発音練習をするとよい。

　③義歯の清掃方法　義歯を清潔に保つため，破損・変形などに注意しながら清掃を行う。残存歯や口腔粘膜も，義歯の保持に重要な役割を果たすため，ていねいに清掃する。

(1) 毎食後，義歯は必ず口から外し，義歯用ブラシまたは歯ブラシで清掃する（○図6-7）。
(2) 研磨剤入りの歯みがき剤は，義歯が傷つきやすいため使用しない。
(3) クラスプがついている場合は，強い力がかからないように注意しながら，クラスプ周囲もていねいに清掃する。
(4) 落下時の破損を予防するため，水をはった洗面器かタオルの上で清掃する。小さい義歯は清掃時に誤って排水溝に流すことのないように，必ず排水溝に栓をした状態で取り扱う。
(5) 熱いお湯につけると，義歯の合成樹脂部分が変形するため，注意する。
(6) 週に1回程度，またよごれが落ちにくい場合は，義歯洗浄剤を使用することが望ましい。

　④義歯の保管方法　義歯床下の口腔粘膜の安静をはかるため，就寝時には必ず義歯を外す。保管にあたっては，以下の点に注意する。

(1) 外した義歯は，乾燥による変形を防ぐため，義歯全体がつかる大きさのふたつき容器に入れて，水に浸して保管する。
(2) 義歯をティッシュペーパーやハンカチなどに包んだままにしておくと，乾燥により変形して合わなくなったり，不注意で踏みつぶして破損させ

● 表6-4 義歯に慣れるまでの食事加工の工夫

- かまなくても，舌と上顎でつぶせるまで，やわらかく煮る
- 細かくきざむ
- 牛乳やスープなどに浸す
- スプーンやフォークの背を使い，つぶす
- すりおろす
- ミキサーにかける

たり，家族に間違って捨てられてしまったりすることがあるため，注意する。

⑤ **食事** 部位や大きさにより異なるが，義歯を使用すると，欠損歯のない状態の咬合と比較して咀嚼能力が低下し，味覚も変化することが多いといわれている。そのことをふまえて，以下のような指導を行う。

(1) 義歯に慣れるため，装着当日は，重湯やスープ，ジュース，牛乳などの流動食から開始し，徐々に，おかゆやとうふ，プリン，ゼリーなどのやわらかい食事とする。最終的に普通食が食べられるように，段階をふんで食事を加工する(●表6-4)。
(2) 義歯により食物の温度に対する感覚が鈍くなるため，熱すぎるものや冷たすぎるものには注意する。
(3) 義歯では食べにくい食品を説明する。おもなものとして，もち・ガムなどの粘着性のあるもの，たくあん・せんべいなどのかたいもの，ゴマなどの小さい種子類，かまぼこ・イカなどの弾力性のあるものがあげられる。
(4) 全部床義歯の場合，前歯でかむと義歯が外れやすいので，奥の歯で左右均等にかむことを心がける。
(5) 栄養バランスを考慮した食品選びが基本であるが，現病歴・既往歴により食事制限がある患者には，疾患に応じた食事指導が必要となる。

⑥ **異常時の対処** 粘膜が傷つき痛みが持続する場合や，バネがゆるんで外れやすくなった場合など，なんらかの異常が発生したときは，自分で義歯を調節するようなことはせず，担当医に連絡するよう説明する。

6 矯正歯科治療を受ける患者の看護

矯正歯科治療とは，歯列に矯正装置を装着し機械的な力を加えることで，歯列ならびに咬合の異常を矯正する治療であり，咀嚼障害・発音障害・審美障害を改善することを目的としている。患者は顎骨の発育時期である学童期や青年期が中心であるが，最近では成人を対象に治療が行われることも多い。

治療は，歯や歯周組織に影響を与えないよう，時間をかけて行われるため，2～3年以上と長期にわたることが多い。治療開始前に治療方法・期間・費用などについて詳細に説明し，患者が希望する治療を納得したうえで受けられるようにする必要がある。

矯正装置装着後は月1回程度の来院となるため，その間の自宅や学校・職場での口腔保清・装置管理が治療効果に影響を及ぼす。とくに学童期では治療を始めるきっかけが保護者の意思であることが多いため，治療に協力を得られるよう患者自身のモチベーションを高めることが治療を成功させるカギとなる。患者の家族も含めた協力体制を構築する必要がある。

　矯正装置には，可撤式のものと固定式のものとがある。ここでは，とくに固定式矯正装置（マルチブラケット装置）を用いた矯正歯科治療時の看護について述べる。

a 矯正装置装着前の看護

　患者が治療の内容を理解し，意欲をもって治療にのぞむことができるよう支援する。また，正しい食習慣・口腔保清習慣を習得し，実践できるよう指導する。

1 アセスメント

(1) 背景：年齢，学業または職業，家族構成
(2) 口腔内の状態
(3) 発音状態・咀嚼状態・審美状態
(4) 口腔習癖の有無：吸指癖・咬唇癖・弄舌癖など
(5) 食事：内容・量，食欲の程度
(6) 生活習慣・嗜好品：間食などの摂取状況
(7) 現病歴・既往歴：アレルギー，高血圧，糖尿病など
(8) 口腔保清：回数・時間・方法，知識・技術
(9) 矯正歯科治療に対する理解・意欲

2 看護目標

(1) 矯正歯科治療を理解し，意欲をもって治療にのぞむことができる。
(2) 生活習慣（食習慣・口腔保清習慣）の正しい知識をもち，自己管理できる。
(3) 口腔習癖が改善できる。

3 看護活動

　1 治療に対する意欲の向上　矯正歯科治療は治療期間が長期にわたるため，患者の，治療に対する理解と協力が重要となる。歯列が整うことにより，きちんと咀嚼できるようになる，口腔保清がいきとどくようになり齲蝕や歯周疾患の予防につながる，審美的にも整うなどの効果を説明し，患者が納得したうえで，意欲をもって治療を開始できるよう援助していく。

　しかし，患者が低年齢の場合には，治療に対する意欲が不十分な場合もある。医療者と保護者の間で綿密に情報を交換し，協力体制を築きながら治療を進める必要がある。

　2 栄養指導・口腔ケアの指導　不規則な食事や頻回な間食，いわゆるだらだら食いなどは，口腔内がよごれたままとなりやすい。また，矯正装置の

装着により，口腔内の清掃はさらにむずかしくなり，齲蝕や歯周疾患になりやすい。

矯正装置装着後は月1回程度の来院となるため，自宅や学校・職場での食習慣と口腔保清習慣が治療に大きな影響を及ぼす。治療開始前から，正しい食習慣・口腔保清習慣を習得し，実践できるよう指導する。

3 口腔習癖の改善 吸指癖や咬唇癖などの口腔習癖は，不正咬合の原因や治療の妨げとなる場合がある。治療をスムーズに進めるためにも，口腔習癖を早い時期に改善する必要がある。

b 矯正装置装着時の看護

患者の年齢に合わせて治療内容を説明し，安全・安楽に治療を受けることができるよう支援する。

1 アセスメント

(1) 治療の内容・進行状況
(2) 矯正部位
(3) 矯正装置の種類
(4) 治療に対する理解・協力の程度
(5) 精神状態：不安・緊張の程度

2 看護目標

安全・安楽に治療を受けることができる。

3 看護活動

◆ 治療前の看護

1 患者の状態の観察，不安の軽減 患者が低年齢の場合など，保護者が付き添って来院しているときには，治療前に当日の患者の体調や治療への意欲について情報を収集する。また同時に，その日に行われる治療内容と所要時間について説明する。

患者を待合室から診療室へ誘導するときには，目を合わせてやさしく言葉をかけ，表情や言動から不安や緊張の有無を把握する。治療椅子では，患者の年齢に合った言葉でわかりやすく治療内容を説明し，不安の軽減に努める。

2 安全への配慮 治療途中の急な体動は危険を伴うため，術者と反対側の手を上げて知らせるなど，言いたいことがある場合の合図の方法を事前に決めておく。

◆ 治療中の看護

適宜声をかけ不安や緊張の軽減に努めると同時に，患者の全身状態を観察しながら，治療が安全に手ぎわよく進行するよう介助する。

C 矯正装置装着後の看護

矯正装置装着中の注意点などを説明し，患者が自己管理しながら治療を継続できるよう支援する。

1 アセスメント

(1) 治療の内容・進行状況
(2) 矯正歯科治療に対するストレスの有無
(3) 矯正装置の取り扱い方法，異常時の対処方法についての知識
(4) 口腔保清に関する知識・技術
(5) 口腔保清状態：口腔内の状態，ブラッシング回数・時間・方法

2 看護目標

(1) 矯正歯科治療を理解して協力でき，治療が安全に継続できる。
(2) 矯正装置を自己管理できる。
(3) 口腔保清を適切に実施できる。

3 看護活動

矯正装置装着後に，栄養指導や口腔ケアの指導などの治療中の生活指導を行い，異常時の対処方法を説明する。患者の年齢に応じて，必要があれば家族を含めた指導を行う。指導時はパンフレットなどを用いると，実際に困ったときに読み返すことができる。また当日に説明を受けていない家族にも正しく理解してもらうことができ，協力が得られる。

[1] **痛みがあるときの対処**　矯正装置装着後，6〜7時間程度で痛みや不快を感じはじめる。その後2〜3日間は歯が痛かったり，歯の浮いた感じがするなど違和感が強かったりする。

痛みはなにもしていないときよりも，歯を食いしばったときに強くみられるため，食事をしているときに痛みを強く感じ，食事摂取が困難になることもある。食事以外では，ブラッシング時や，口を大きく開けたとき，起床時，洗顔時などに痛みを感じる場合が多いが，痛みや不快の感じ方，感じる期間には個人差がある。

これらの痛みは，矯正歯科治療の効果に伴って一時的にあらわれる症状であることを説明する。また，痛みががまんできないときには，処方された鎮痛薬を服用するよう内服方法を指導する。

[2] **食事**　矯正装置装着後しばらくは，痛みにより食事摂取が困難になることもある。その際は，食事を加工すると食べやすくなる（●表6-5）。外出先などで食事の加工がむずかしいときは，とうふやプリン，ゼリー，ヨーグルト，調理ずみのやわらかいレトルト食品，ベビーフード，栄養補助食品などの，市販食品を利用するとよい（●図6-8）。

肉類や，ゴボウ・キュウリなどのかたい野菜類は，食べるときに痛みを感じやすく，かまぼこやイカなどの弾力性のある食品は，かみ切りにくい。ま

表6-5 痛みがあるときの食事加工の工夫

食品	加工の工夫
穀類	ご飯はおかゆにする，パンは牛乳やスープに浸す，めん（うどん・そば）は短く切る ※麩も食べやすい
イモ類	裏ごしする（スイートポテトなど），煮込んでやわらかくする，スープにする（シチューなど）
マメ・マメ製品	すり鉢でする，ミキサーにかける ※とうふ料理は食べやすい
肉・魚・たまご	ひき肉を用いる，細かくほぐす，やわらかく煮る ※たまご料理（茶わん蒸し・だし巻きたまご・オムレツ・プリン）は食べやすい
野菜類	やわらかく煮る，ミキサーにかける，スープにする，市販の野菜ジュースなどで補う
果物	小さく切る，ミキサーにかけて生ジュースにする，市販の果汁入りジュースなどで補う

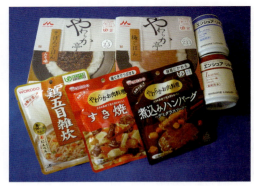

図6-8　市販食品の例

た，ホウレンソウやわかめなどの繊維質の多い食品は矯正装置にからまりやすい。ごはんやパン，ひき肉などは矯正装置に詰まったり，くっついたりする。

　矯正装置がこわれる原因となるため，もちやガムなどの粘着性のあるもの，たくあんやせんべいなどのかたい食品を食べる際は，注意が必要である。

　③ **口腔ケア**　矯正装置には針金がはりめぐらされているため，野菜の繊維がからまったり，ご飯がくっついて詰まったりするなど，食物残渣が付着しやすい。また，矯正装置により清掃がいきとどきにくいため，齲蝕や歯肉炎になりやすい。

　矯正装置の種類や装着部位などを念頭におき，みがき残しがなく，矯正装置に負担をかけない歯みがき方法を指導する（図6-9）。

　基本的に歯ブラシは，矯正装置にむだな力が加わりにくいペンホルダーグリップ（鉛筆持ち）で持つ。握り持ちは必要以上に強い力が加わり，矯正装置に負担をかけてしまうことがあるが，みがく部位によってはよごれを落としやすい。ブラッシングの際は，斜め上45度・真横・斜め下45度と，3方向から歯ブラシをあて，1か所につき2〜3本の歯を対象に10回くらいずつ細かく振動させる。みがきづらい場所は，歯ブラシを縦向きにしてヘッドの先端でみがくとよい。

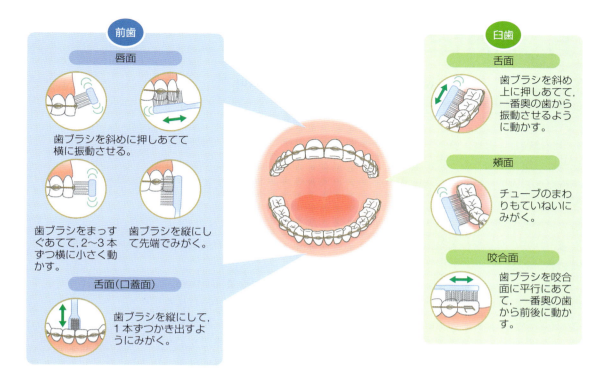

◉図6-9　矯正装置装着後の歯みがき法

　十分な採光のもとで，手鏡を用いながらブラッシングすると，どの歯のどの部分をみがいているか，歯ブラシの毛先がきちんとあたっているか，よごれが残っていないか，歯肉炎の症状はないかなどを確認することができる。

　歯肉とブラケットの間，歯と矯正装置の境目，歯と歯の間，歯並びがわるく引っ込んだところはみがきにくいため，注意してみがく。歯間ブラシ・デンタルフロスといった補助用具の使用も有効である。

　自分なりにブラッシングの順序を決めておくと，みがき残しを防ぐことができる。来院ごとにプラーク染色液で清掃状態を確認し，みがき残しやすい部分を認識させることも効果的である。

　[4] **異常時の対処**　矯正装置がとれたり，ワイヤーが折れたりした場合など，矯正装置に異常が発生したときには，担当医に連絡するよう説明する。また，矯正装置の一部が口唇や頰粘膜にあたって痛みが生じたときには，応急処置として，小さくちぎって丸めたワックスを矯正装置があたっている部分につけると，痛みを軽減できることを指導する。

E 疾患をもつ患者の看護

1 口腔がん患者の看護

　口腔は構音，摂食・嚥下，呼吸などの重要な機能を担っている。口腔がん患者は，がんの進行や手術によって，これらの機能に障害をきたしやすい。手術による切除部位が広範囲に及ぶ症例では，術後の機能障害が大きくなると同時に，顔貌の変化による審美障害を伴うことが多い。機能障害・審美障害の精神的影響は大きく，社会復帰への妨げとなる。看護師は術後の QOL を考え，残存機能を最大限にいかせるよう，身体的，心理・社会的支援を行う必要がある。

　口腔がんの治療には，主体となる手術療法のほか，放射線療法，薬物療法などがある。早期がんでは，手術療法あるいは放射線療法が単独で行われることが多いが，進行がんではこれらの併用療法が行われる。通常，放射線療法・薬物療法は，手術療法を終えたのちに行われ，治療期間が長期に及ぶため，副作用による苦痛の緩和をはかり，患者が前向きな姿勢で治療に専念できるよう支援する。

　ここでは，手術療法・放射線療法・薬物療法を受ける患者の看護について説明する。

a 診断から治療開始まで

◆ 患者の問題

　口腔がんという診断を受けた患者は，がんに対する不安や恐怖を感じる。歯・口腔領域では扁平上皮がんが大多数を占め，病変部を患者自身が見られることもあるため，がんに対する不安や恐怖は一層強くなる。

　また，患者は治療に対する期待とともに，手術に対する漠然とした不安をかかえている。進行がんの広範な切除手術では，切除後に，欠損した組織の形態・機能改善を目的として，各種の皮弁を用いて移植する即時再建術が行われる。口腔がんが頸部リンパ節に転移している場合には，頸部郭清術が併用され，歯・口腔領域の手術のなかでは最も侵襲が大きい。創部が広域にわたり，術後に機能障害や審美障害を伴うことから，患者の身体的・精神的苦痛は大きい。

　さらに，術後の経過や予後への不安，社会復帰への不安，経済的負担など，さまざまな因子により，精神的に不安定になりやすい。

1 アセスメント

1 身体的側面　「入院で手術を受ける患者の看護」（●182ページ）を参照のこと。

② **心理・社会的側面**　以下の情報収集をし，アセスメントを行う。
(1) 患者および家族の手術に対する理解，受けとめ方
(2) 手術に必要な検査・処置に対する理解
(3) 術後の苦痛および機能障害に対する認識
(4) 表情の変化，不安の訴え
(5) 患者を支援する家族の有無，支援の状況，家族との関係
(6) 経済的状況

2 看護目標

不安が軽減し，心身ともに手術への準備ができる。

3 看護活動

■ 不安の軽減

手術方法や術後に予測される状況，機能障害などに対する理解の程度，受けとめ方を把握する。医師による説明が必要と判断されたときは，説明の場を調整して，患者に十分な情報が提供されるよう努める。また，患者・家族とコミュニケーションを十分にはかって信頼関係を築き，訴えを表出しやすい環境をつくることが大切である。

経済的な不安をかかえている患者に対しては，必要に応じて社会資源を紹介するなどの支援を行う。

■ 術前指導

手術に向けての準備として，術前指導を行う（●183ページ）。

b 手術直後の看護

◆ 患者の問題

手術直後に患者に生じる問題として，以下のようなものがあげられる。

① **循環変動**　全身麻酔を伴い長時間に及ぶ侵襲の大きい手術が行われるため，手術後は循環血液量の低下や不整脈など循環動態が不安定になりやすい。

② **呼吸障害**　口腔内の創部の腫脹や浮腫，分泌物などによって気道が閉塞されやすい。切除範囲が大きく，手術後の腫脹や浮腫により気道の閉塞が予測される場合は，気道確保のために手術中に気管切開が行われ，一時的に人工呼吸器管理となる。長期臥床による気道分泌物の貯留や咳嗽反射の低下，創痛による痰の喀出困難などは，誤嚥性肺炎を引きおこす要因となる。とくに高齢者は，加齢による反射機能の低下があるためリスクが高い。誤嚥性肺炎を予防するため，術後は気管カニューレから分泌物を吸引する必要があるが，その際の患者の苦痛は大きい。

③ **痛み**　術後に，手術部位の創痛が出現する。

④ **感染リスク状態**　術後は，口腔内の創部は露出しており唾液や痰などで汚染されやすい。そのため清潔に保つことがむずかしく，創感染をおこし

やすい。

　5 **不眠・不穏**　手術後は，痛みや長期臥床，ドレーン・ライン類の留置，気管切開によるコミュニケーション障害など，身体的・精神的苦痛が大きく，不眠を訴える患者が多い。また長時間の侵襲の大きい手術であり，とくに高齢者は術後せん妄を発症する可能性が高まる。

　6 **皮膚障害**　長期臥床やドレーン類による皮膚圧迫，痰による皮膚汚染などにより，皮膚障害をきたしやすい。

　7 **セルフケア不足**　術後は，侵襲からの回復と創部の安静のため，ADLの制限がある。口腔保清・身体清潔・食事・排泄・歩行など，日常生活全般においてセルフケアの介助が必要となる。

1 アセスメント

　1 **身体的側面**　「入院で手術を受ける患者の看護」（●182ページ）を参照のこと。そのほかに，ドレーンからの排液の性状・量，皮弁の色調を確認することが重要である。

　2 **心理・社会的側面**　以下の情報収集をし，アセスメントを行う。
（1）コミュニケーションの手段
（2）表情の変化，不安の訴え
（3）支援してくれる家族の有無，支援の状況，家族との関係

2 看護目標

（1）術後合併症がおこらず，異常が早期に発見される。
（2）痛みや苦痛が緩和する。
（3）創部の安静を保ち，皮弁の血流不全をおこさない。
（4）口腔内の清潔を保つことができ，感染の徴候がない。

3 看護活動

◾ 循環動態の管理

　「入院で手術を受ける患者の看護」（●182ページ）を参照のこと。

◾ 呼吸管理

　手術直後は，SpO_2 モニターの管理に加え，呼吸のリズムや呼吸数，呼吸の深さなどの観察を行う。また，胸郭の動きや，チアノーゼ，喘鳴，聴診による呼吸音異常の有無の確認を行う。動脈血ガス分析により呼吸機能も把握する。加えて，分泌物の量・性状・臭気などの観察を行い，適切に分泌物を吸引する。

　気管切開の場合は，サイドチューブがついたタイプのカフつきカニューレが挿入されている（●図6-10-a）。気管への痰の垂れ込みを防ぐため，インジケーターカフにより適宜カフ圧を確認する。気管カニューレからは清潔操作で吸引を行う。気管からの分泌物が乾燥してかたくならないよう，ネブライザーによる加湿を行い，分泌物の排泄を促して気道浄化に努める。分泌物の口腔内からの吸引時は，皮弁の色調を観察し，創部を刺激しないよう注意を

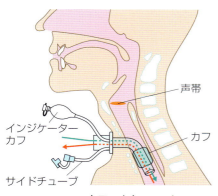
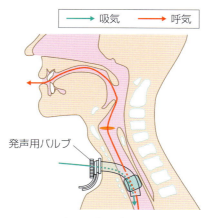

a. カフつきカニューレ
サイドチューブからカフ上部に貯留した分泌物を吸引することで，気管への痰の垂れ込みが予防できる。

b. カフつきスピーチカニューレ
発声用バルブを装着すると，呼息が側孔から出て，発生が可能になる。

図 6-10　気管カニューレ

はらう。

　咳ばらいによる痰の喀出ができ，上気道の閉塞がなく，発声が行えると判断されたら，術後1週間程度で，発声可能なスピーチカニューレ（図6-10-b）に交換し，発声訓練や呼吸訓練，痰喀出訓練，嚥下訓練などを行っていく。呼吸困難がなく，発声・痰の喀出・唾液の嚥下が良好に行われ，肺炎の徴候がなければ，カニューレを抜去する。カニューレ交換時や抜去直後は，呼吸状態を注意深く観察する。呼吸管理については，「呼吸障害のある患者の看護」（161ページ）を参照のこと。

創部の観察

　移植した皮弁の状態は，術後48時間以内はとくに注意深く観察し，うっ血や色調の変化など異常の早期発見に努める。血管吻合部の安静保持のため，頸部の伸展は禁止され，術後2日目まではベッド上安静となる。体位交換時や体動時には血管吻合部に負荷がかからないよう十分注意する必要がある。

　また，感染徴候にも注意し，発赤・腫脹・疼痛・滲出液の有無や臭気などを観察する。あわせて，発熱の持続やCRPの上昇など，炎症所見も確認していく。

　創部周囲には，体内に貯留した血液・浸出液を体外へ排出し，感染や合併症を予防する目的でドレーンが留置され，持続吸引が行われる。術後出血や血腫形成が生じた場合は再手術となる可能性があるため，陰圧が十分かかっているか，ドレーンの性状や量，創部周囲の腫脹などに十分注意する。頸部郭清をした場合はドレーンにリンパ液がもれ出てくることもある。ドレーンの抜去や閉塞などの事故を防止するため，固定を十分に確認する。

痛み・苦痛の緩和

　痛みがある場合はがまんしないように伝える。バイタルサインや，痛みの部位・程度・性質・誘因などを把握し，効果的に鎮痛薬を使用し，痛みの誘

因をとり除くよう援助する。

　腹直筋皮弁による再建術を行った場合は，吸引時の咳嗽反射の刺激により腹部の創痛が増強するため，吸引時は創の上に手をあてて保護するよう促し，痛みの軽減をはかる。

■ 経管栄養管理
　「入院で手術を受ける患者の看護」（●182ページ）を参照のこと。

■ 不眠・不穏
　「入院で手術を受ける患者の看護」（●182ページ）を参照のこと。

■ 清潔のケア
　「入院で手術を受ける患者の看護」（●182ページ）を参照のこと。

■ コミュニケーションの工夫
　カニューレ挿入中は，スピーチカニューレに交換されるまで発声ができなくなる。そのため，コミュニケーションに工夫が必要となる。具体的な方法については，「入院で手術を受ける患者の看護」（●182ページ）を参照のこと。

C 手術後の回復期の看護

◆ 患者の問題

　[1] **摂食・嚥下障害**　口腔がんの手術で切除される原発病巣や所属リンパ節周囲の器官は，摂食・嚥下にかかわりが深いため，術後に摂食・嚥下障害を呈することが多い。摂食・嚥下障害による問題として，誤嚥性肺炎のリスクの上昇や，脱水・低栄養，食べる楽しみの喪失などが考えられる。とくに高齢者は，加齢により術前から嚥下機能が低下している可能性があり，より誤嚥のリスクが高くなる。

　[2] **構音障害**　手術により，上顎・下顎・舌・口底・中咽頭が欠損すると，皮弁により再建された場合でも，構音障害を呈することが多い。社会復帰を考える患者にとっては，支障をきたす場合がある。

　[3] **退院後の生活に対する不安**　手術後の機能障害の程度は，切除部位や範囲によって異なるが，退院後の生活に及ぼす影響は大きく，患者の不安の原因となる。さらに顔貌の変化による精神的苦痛を伴うことも多い。そのほか，社会復帰への不安，再発への不安など，かかえる問題は多様である。

1 アセスメント

　[1] **身体的側面**　以下の情報収集をし，アセスメントを行う。
（1）バイタルサイン
（2）痛み：部位・程度，頻度，性質，持続時間，誘因，鎮痛薬の効果
（3）創部の状態：発赤，腫脹，皮弁の色調
（4）栄養状態：食事形態，摂取量，方法，時間，食欲，血液データ
（5）安静度とADLの状況：転倒転落アセスメント，上肢や頸部の可動域
（6）機能障害の程度：構音障害，摂食・嚥下障害
（7）検査所見：嚥下内視鏡検査，血液データ，CT検査など

② **心理・社会的側面**　以下の情報収集をし，アセスメントを行う。
(1) コミュニケーションの手段
(2) 術後の苦痛および機能障害に対する認識
(3) リハビリテーションに対する意欲
(4) 表情の変化，不安の訴え，睡眠状況
(5) 支援してくれる家族の有無，支援の状況，家族との関係
(6) 退院後の不安：社会的地位・役割の変化，構音障害，摂食・嚥下障害，顔貌の変化，再発への不安など
(7) 社会資源の活用

2 看護目標

(1) 早期離床ができ，日常生活が自立する。
(2) 残存機能をいかし，経口摂取や日常の会話ができる。
(3) 退院後の生活を見すえた心理・社会的支援が受けられる。
(4) 異常時の対処方法が理解でき，不安なく退院できる。

3 看護活動

■行動拡大

合併症予防のために早期離床を促す。検査データやバイタルサインの変動に注意し，ベッドアップ30度から90度へ，さらに室内歩行，病棟内歩行へと，徐々に行動拡大を進めていく。筋力低下や貧血，ドレーン・ライン類の留置などにより転倒のリスクが高くなりやすいため，適宜アセスメントを行い，患者の状態に応じた転倒予防に努める。

■リハビリテーション

① **嚥下訓練**　摂食・嚥下障害がある患者に対しては，嚥下訓練が行われる。意識清明であり，気管カニューレ抜去後の呼吸状態が安定している，発熱がないなどが判断されると，間接訓練の適応となる。嚥下訓練については，「摂食・嚥下障害のある患者の看護」(○165ページ)を参照のこと。

② **構音訓練**　構音障害がある場合，積極的に話す機会を多くもつことが訓練となる。会話を多くし，ゆっくりはっきりと話すことを心がけるよう指導する。また，嚥下機能と構音機能をつかさどる筋肉は関連が深いため，一方の訓練が他方にも効果があることを説明する。リハビリテーションについては，「言語障害のある患者の看護」(○169ページ)を参照のこと。

③ **頸部・上肢の運動**　頸部郭清術や肩甲骨皮弁術後は，頸部から上肢にかけての可動域制限があるため，創部が安定したら頸部・上肢の運動を実施していく。日常生活のなかでも，できるだけ上肢を使うよう意識して，リハビリテーションが自然にできるように指導する。

■心理・社会的支援

患者が訴えや思いを表出しやすい環境をつくり，退院に向けて気がかりなことはないかを，日々のかかわりのなかで確認していく。家族のサポート状況や自宅環境，疾患や機能障害，社会復帰に対する意欲，顔貌の変化などの

現在の状況を理解できているかどうか，などを確認する。

また，社会的地位・経済状況などの社会的状況を把握し，医療ソーシャルワーカーなどと連携・調整しながら，必要時は社会資源を活用する。

▌退院指導

1 食事 摂食・嚥下障害がある場合には，退院後の食事形態や管理方法について，患者と家族が理解できるよう指導していく。管理栄養士と協力しながら，食事の加工方法や加工に用いる調理用具，摂取時の工夫，栄養のバランスなどについて指導する。栄養指導には，できれば家族にも同席してもらうことが望ましい。

2 口腔保清 手術により口腔内の状態が変化しているため，口腔保清を行いにくいことがある。感染予防のためにも口腔内の清潔を保持する必要があることを説明し，ベンゼトニウム塩化物（ネオステリン® グリーン）での含嗽や，患者に適したブラッシング方法を説明・指導する。

含嗽の許可がでたら，含嗽指導を行う。その際には，上を向いて行う，いわゆる「がらがらうがい」は誤嚥のリスクが高い。嚥下が良好になるまでは，口腔内全体に含嗽液がいきわたるよう「ぶくぶくうがい」を指導する。口唇の閉鎖障害などで，「ぶくぶくうがい」が不可能である場合は，口腔内に含嗽液を含ませて吐き出す方法をとる。

d 手術後に放射線療法を受ける患者の看護

放射線療法の目的は，早期がんの根治治療，術前・術後の補助的治療，再発や転移に対する緩和的治療など幅広い。進行がんで頸部リンパ節に転移がある場合は，術後に外部照射が行われる。

看護師は治療によって引きおこされる身体的・精神的苦痛の緩和をはかるとともに，照射線量に応じた変化を把握し，個々に合った方法で援助していく必要がある。ここでは，外部照射を受ける患者の看護について述べる。

◆ 患者の問題

口腔がんに対する外部照射は，がん細胞を可能な限り死滅させ，同時に障害を受けた正常細胞を回復させるために，複数回に分割して照射される。そのため，長い治療期間を必要とする。

▌治療に対する不安

放射線療法は，治療期間が長期にわたり，治療が進むにつれて副作用症状が出現しやすくなるため，患者はその間さまざまな不安や恐怖，ストレスを受けやすい。治療の効果があるのか，仕事への影響はないか，再発への懸念など，その思いはさまざまである。

▌副作用による苦痛

口腔がんにおける放射線療法の副作用には，急性期の反応として，全身的には放射線宿酔や骨髄抑制，局所的には口内炎や皮膚炎，味覚障害，唾液分泌の低下などがある。また，治療後半年以上経過してから出現する晩発性放射線障害がある。副作用の出現の有無や程度は，照射範囲や照射線量によっ

て異なり，個人差がある．だが，いずれも照射線量の増加に比例して症状が増強していく．症状の増強に伴い，患者の身体的・精神的苦痛は大きくなり，日常生活にさまざまな影響を及ぼす．おもに以下の症状が考えられる．

1 **局所的症状**　以下の情報収集をし，アセスメントを行う．

①**口内炎**　照射範囲が口腔全体に及び，また頸部リンパ節転移のある場合では，頸部に広い範囲で照射することが多いため，口内炎は必発である．総量 10〜20 Gy（グレイ）で出現しはじめ，30 Gy 以上で高頻度に出現するといわれている．進行すると，びらんや潰瘍となり出血することもある．また，口内炎が咽頭付近に出現すると嚥下痛を伴うことがあり，経口摂取困難や闘病意欲の低下などにもつながる．化学療法との併用により症状が増強する．

②**皮膚炎**　照射部位の皮膚に炎症がおこり，発赤やびらん，瘙痒感，ヒリヒリした痛み，乾燥による皮膚の落屑などがあらわれる．放射線療法後約1か月で回復するが，皮膚の黒ずみが2年ほど残る場合がある．

③**口腔乾燥**　放射線療法により唾液腺が萎縮し，唾液の分泌量減少により口腔乾燥をきたす場合が多い．症状は2〜5年以上続き，回復しないこともある．唾液の分泌量が減少すると，口腔の自浄作用が低下し，口腔内が不潔になりやすい．また唾液には，咀嚼を補助する作用や嚥下を円滑にする作用，食物残渣の停滞を防止する洗浄作用があるため，摂食・嚥下機能の低下にもつながる．

④**味覚障害**　放射線療法により舌の味蕾が萎縮し，味覚障害がおこる．回復には，治療終了後半年〜2年くらいかかる．

2 **全身的症状**　以下の情報収集をし，アセスメントを行う．

①**放射線宿酔**　治療開始後，短期間（2〜3時間くらい）におこる．全身倦怠感，食欲不振，吐きけ・嘔吐，頭重感などがあらわれることがある．

②**骨髄抑制**　放射線総照射線量が増加するとおこりやすく，とくに化学療法を併用したときにおこりやすい（易感染・出血傾向・貧血など）

1 アセスメント

1 **身体的側面**　以下の情報収集をし，アセスメントを行う．
(1) バイタルサインの変化
(2) 放射線宿酔症状：全身倦怠感，食欲不振，吐きけ・嘔吐，頭重感など
(3) 口腔乾燥：唾液の粘稠度など
(4) 味覚，嗄声・咳嗽，嚥下困難感
(5) 口内炎の程度：痛み（口内痛，咽頭痛，摂食・嚥下時痛），発赤，腫脹，びらん，潰瘍，出血
(6) 皮膚炎（顔面，頸部）の程度
(7) 水分・食事摂取量と体重の変化
(8) 口腔内の清掃状態：汚染・口臭の有無など
(9) 検査データ：栄養状態・骨髄抑制など

2 **心理・社会的側面**　以下の情報収集をし，アセスメントを行う．
(1) 表情の変化，不安の訴え，睡眠状況

(2)治療の必要性・方法・副作用・効果に対する理解の程度，受けとめ方
(3)支援してくれる家族の有無，支援の状況，家族との関係
(4)治療によっておこる社会的地位・役割の変化に対する不安

2 看護目標

(1)不安が軽減される。
(2)副作用による苦痛が緩和され，予定された照射線量に到達できる。
(3)皮膚障害・粘膜障害を理解し，保護行動がとれる。
(4)口腔内を清潔に保つことができる。
(5)必要栄養量を摂取できる。

3 看護活動

■不安の軽減

　看護師は，治療内容や効果，副作用に関する正確な知識をもち，患者が理解しやすいように説明を行う。また，必要に応じて医師からの説明を受けられるようはたらきかけ，患者に十分な情報が提供されるようにする。患者が納得して，前向きな姿勢で治療にのぞめるよう支援することが大切である。説明時はできる限り家族にも同席してもらい，協力を得る。家族の支援は，患者にとって大きな励みとなる。

　副作用には個人差があるが，今後予測される症状や，予防・早期対応により症状が軽くなることをあらかじめ説明し，患者・家族が過度な不安をいだかないようにする。

　また，患者の身体的変化や，睡眠状況・表情・行動などの精神的変化を見逃さず，患者・家族とのコミュニケーションを十分にとり，不安を表出しやすい関係を心がける。チームで支援することが重要であり，医療者の言動や対応に不一致がおこらないよう，医療者間の情報交換を緊密にする。

■副作用による苦痛の緩和

　1 皮膚・口腔粘膜の保護　照射線量の増加に伴って，皮膚・口腔粘膜の症状は増強する。早期に対応するため，患者の自覚症状を確認するとともに，皮膚・口腔粘膜をよく観察する。個人差は大きいが，一般に 10〜20 Gy ころから口腔乾燥感，粘膜の発赤などがあらわれる。治療終了後 1〜2 週間が副作用発現のピークであり，約 2〜3 週間後までは皮膚・口腔粘膜の炎症が続くので，炎症が落ち着くまでケアを継続する。

　①**口腔乾燥感への対応**　口腔乾燥感に対しては，飲水や含嗽を促したり，ぬれたガーゼとマスクの着用やネブライザー，人工唾液の使用などで口腔内を湿潤させるなどして，苦痛を緩和する。具体的には，「口腔乾燥のある患者の看護」(◯159ページ)を参照のこと。

　②**口腔粘膜の保護**　毛がかたい歯ブラシでの歯みがきや，刺激のある食品の摂取，喫煙など，口腔粘膜への刺激となるものは避けるよう指導する。口内炎が進行した場合には，治療を一時休止することもある。

　③**皮膚の保護**　照射部位の皮膚は脆弱になっているため，入浴時はこすら

ないようにし，弱酸性の石けんをよく泡立てて，泡でやさしく洗うようにする。また，かみそり・絆創膏・湿布・油剤は用いないようにする。

皮膚の乾燥やびらんに対して保湿剤や軟膏が処方されることがあるが，軟膏が皮膚についたまま放射線を照射すると，化学物質が反応して皮膚炎を悪化させたり，線量が上がってしまう原因となるため，照射前には必ず洗い流すように指導する。口内炎に対して軟膏を塗布している場合も，照射前には控えるよう指導する。

照射範囲を示す，皮膚に直接つけられている印（マーキング）は，治療が終了するまで消えないように注意する。

② **口腔保清** 歯や補綴物が口腔粘膜を刺激している場合，照射中に炎症が悪化する可能性が高い。照射開始前の準備として，歯科医師により齲歯の処置や歯石除去，場合によってはブリッジの撤去などを行う必要がある。

口内炎を予防するため，口腔保清を行うようはたらきかける。まずは，照射前の口腔保清の必要性について説明し，口腔内の衛生状態を観察する。殺菌作用がある含嗽剤を使用し，起床時・毎食前後・就寝前を目安に行うと効果的である。

治療開始後は，口腔粘膜への刺激となるため，発泡作用のある歯みがき剤の使用は避ける。ブラッシングでは，照射野を刺激しないように，毛がやわらかくヘッドが小さめの歯ブラシを使用し，歯肉をできるだけ傷つけないように行う。口腔内細菌は乾燥に弱いので，使用後の歯ブラシは流水でよく洗浄し乾燥させる。汚染が目だつときには，スポンジブラシや綿棒などを使用して口腔清掃を行うよう指導する。

また，義歯を装着している場合は，粘膜を傷つけないようにするため，食事のとき以外は外すよう説明する。治療終了後，急性期の口腔粘膜の炎症が消退したあとは，水歯みがき剤や刺激の弱い小児用歯みがき剤などを使用し，ブラッシングを行うとよい。

③ **痛みの緩和** 口内炎・口内痛が出現したら，粘膜治癒促進作用があるアズレンスルホン酸ナトリウム水和物（ハチアズレ®，アズノール®など）や局所麻酔薬（キシロカイン）が入った含嗽剤を使用するとよい。含嗽は，起床時・毎食前後・就寝前および痛みがあるときに行い，薬理効果が得られるよう長めに口腔内に含むようにする。

痛みが増強するときは医師と相談のうえ，鎮痛薬の使用を考慮する。場合によってはオピオイド鎮痛薬を使用することもある。咽頭痛があるときや嚥下時に痛みが増強するときは，医師の指示により副腎皮質ステロイド薬の吸入を行う場合がある。

会話に伴う痛みが強い場合は，コミュニケーションの手段を筆談にしたり，「はい」「いいえ」で返答できるような問いかけをしたりするなど工夫し，痛みの軽減をはかる。

④ **食事摂取に向けた援助** 味の濃い飲食物や，柑橘類，酸味の強いもの，香辛料などの刺激のあるものは，痛みやしみるなど口内炎の症状を悪化させるため，なるべく控えるようにする。口内炎の程度に合わせて，刺激の少な

い，薄味で香辛料・酸味・柑橘類を含まない食事への変更や，食事形態の変更を考慮する。また，熱い飲食物は避け，人肌程度の温度にして摂取できるよう配慮する。

　ほかの疾患による水分・食事制限がない限り，高タンパク質・高カロリー食にして水分補給を十分にし，患者の栄養状態や体力を保持できるよう援助する。接触痛や味覚障害などで食事摂取量が減少し，必要栄養量を得られない場合は，濃厚流動食の補食を検討したり，プリンやゼリー，とうふなどののどごしがよくやわらかい食べ物や，患者の好みの食べ物をすすめる。

　嚥下困難や口内痛の増強により経口摂取が困難な場合は，経管栄養食へ変更することも必要となる。

　5 感染の予防と休息　放射線療法を受ける患者は，栄養摂取量の低下や，口腔乾燥，骨髄抑制などにより易感染状態になりやすい。薬物療法を併用する場合は，さらに易感染状態になる可能性が高い。感染対策として，手洗いと含嗽，マスクの着用などをすすめる。また，皮膚を清潔に保つため，全身保清を心がける。

　骨髄抑制時の発熱の原因としては感染が考えられ，抗菌薬や解熱薬の投与が必要となる。顆粒球減少がある場合，顆粒球コロニー刺激因子 granulocyte colony-stimulating factor（G-CSF）を投与することがある。

e　手術後に薬物療法を受ける患者の看護

　口腔がんに対するがん薬物療法は，術後の補助療法などを目的として行われることが多い。副作用の早期発見により，患者への影響を最小限にとどめ，前向きな姿勢で治療を継続しながら日常生活に適応できるよう支援することが大切である。

　医療者は，安全で有効な治療が行えるよう医師・薬剤師・看護師など多職種や関連部署の医療チームで連携をはかり，診療体制を整え支援していくことが重要である。

◆患者の問題

　1 治療に対する不安　「放射線療法を受ける患者の看護」（202ページ）を参照のこと。

　2 副作用による苦痛　口腔がんの薬物療法では，経静脈的に抗がん薬のシスプラチン❶を投与する方法がおもに用いられる。経口抗がん薬を内服で投与する場合もあり，経静脈的投与に比べ副作用出現の頻度・程度が低い。薬物療法は治療計画にそって行われる。抗がん薬の投与時期によって予測される副作用があるため，看護師は治療計画を把握しておく必要がある。

　①吐きけ・嘔吐　薬物療法に伴う吐きけ・嘔吐には，投与後24時間以内に発現する急性のものと，投与後24時間〜5日に発現する遅延性のものがある。とくにシスプラチンは，投与後24時間までに激しい吐きけ・嘔吐がみられ，患者の苦痛は大きい。

> **NOTE**
> ❶シスプラチンは，IUPAC命名法による表記では，cis-diamine dichloropratinumとあらわされ，この略称であるCDDPとよばれることもある。

②**皮膚・粘膜障害**　薬物療法は放射線療法と併用される場合が多いため，投与後数日以降は，消化器粘膜の細胞障害による口内炎が出現しやすい（◎203ページ）。そのほか，消化器粘膜の症状として，胃炎・下痢・腹痛などがある。シスプラチン投与による脱毛頻度は10〜50％程度であり，治療開始後2〜5週ごろから始まる。

抗がん薬のなかには，少量でも血管外漏出すると，皮膚の紅斑・発赤・腫脹・水疱・壊死から難治性潰瘍へと進行し，局所組織障害があらわれるものがある。

③**感染のリスク状態**　抗がん薬を使用すると骨髄の造血機能が影響を受け，治療開始後7〜10日くらいで白血球が減少し，易感染状態になる。好中球が500個/μL以下になると，重症感染症を発症しやすくなる。口腔内・呼吸器・消化器・尿路などが感染するほか，全身性の感染もおこる。

④**腎機能障害**　抗がん薬のなかでも，シスプラチンは腎障害をおこしやすい。初期は自覚症状に乏しいが，進行すると尿量減少，体重増加，浮腫などがあらわれる。

⑤**転倒のリスク状態**　骨髄の造血機能低下により貧血になりやすい。また，点滴ルートが留置されている場合，転倒のリスクが高くなる。患者は出血傾向にあるため，注意が必要である。

1　アセスメント

①**身体的側面**　以下の情報収集をし，アセスメントを行う。
(1) 吐きけ・嘔吐，食欲不振，全身倦怠感
(2) 食事摂取状況
(3) 皮膚障害・粘膜障害：口内炎，脱毛，出血斑，色素沈着，発疹など
(4) 骨髄抑制：易感染，出血傾向（歯肉出血，鼻出血，便潜血，下肢の出血斑など）・貧血など
(5) 静脈内点滴注射刺入部の発赤・腫脹・痛み
(6) 腎・循環障害：浮腫，水分出納バランス，体重増加，胸部症状など
(7) 排泄状況，便の性状
(8) 口腔内の清掃状態：汚染・口臭の有無など
(9) バイタルサイン，血液検査データの変化
(10) 転倒・転落のリスク

②**心理・社会的側面**　「放射線療法を受ける患者の看護」（◎202ページ）を参照のこと。

2　看護目標

(1) 不安が軽減される。
(2) 副作用による苦痛が緩和され，予定の治療を受けることができる。
(3) 感染予防行動がとれる。
(4) 必要栄養量を摂取できる。
(5) 転倒しない。

3 看護活動

■ 不安の軽減
「放射線療法を受ける患者の看護」(202ページ)を参照のこと。

■ 副作用による苦痛の緩和
　症状の早期発見と早期対応が重要となる。そのため，事前に副作用について患者に十分に説明し，患者自身が異常に気づき，すぐに看護師に知らせることができるようにする。

　薬物の理解・異常の早期発見・副作用出現時の迅速な対応が重要であり，医療者だけではなく患者自身や家族も理解し自己管理できるように支援する。パンフレットやチェックリストなどを活用し，副作用症状や対応方法について，患者や家族が理解できるよう十分に説明する。投与終了後も自覚症状がおこる可能性や長期間症状が残る場合もあることを伝える。

　１ アナフィラキシー　初回投与の場合は，とくにアナフィラキシー反応に注意し，投与開始直後しばらくはベッドサイドで待機する。バイタルサインを注意深く観察し，血圧低下や呼吸器症状，皮膚症状が出現した場合は，すみやかに投与を中止し医師に報告する。

　２ 吐きけ・嘔吐　5-HT$_3$受容体拮抗型制吐薬や，選択的ニューロキニン1受容体拮抗型制吐薬などが使用される。症状が軽減しているときに，好みのものや食べやすいものを摂取するようにする。できるだけ水分補給を心がけ，高タンパク質・高カロリーの食品を摂取する。

　３ 口内炎　放射線療法との併用で症状が強く出現し，痛みを伴うことが多い。具体的には「放射線療法を受ける患者の看護」(202ページ)を参照のこと。

　４ 脱毛　患者の精神的苦痛を受けとめ，必ず再生することを伝える。また必要時は，かつらや帽子などを紹介する。

　５ 腎・循環障害　患者は症状を自覚しにくいため，浮腫の有無や水分出納バランス，体重増加などを注意深く観察し，血液検査データなども把握しておく。とくにシスプラチンは腎毒性が強いため，患者に水分補給を促し，尿をできるだけ多く出すことでシスプラチンを体外へ排出させる。また心毒性の薬剤については，不整脈や血圧の変動などに注意が必要である。

　６ 血管外漏出への対処　末梢血管からの薬液注入時は，血管外漏出がないかどうかを注意深く観察し，漏出した場合はすみやかに対処する。

　７ 内服投与の場合　内服投与は，経静脈的投与に比べ副作用出現の頻度・程度は低いが，正しい内服方法や副作用について十分に説明し，症状出現時はすぐに知らせるよう伝えておく。また，骨髄抑制，肝機能の低下など，自覚しにくい症状については，血液検査データを把握し，すみやかに対応できるようにする。併用禁忌薬に注意し，必要量を定められた期間，正確に内服できるようにする。

　８ 分子標的治療薬　セツキシマブ[1]の副作用として，痤瘡様皮疹，皮膚の乾燥，爪囲炎などの皮膚症状が高頻度でおこる。適切な皮膚のケアを行い，

NOTE
[1] 2012年に，分子標的治療薬であるセツキシマブ（アービタックス®）の頭頸部がんへの効能が承認され，局所進行性の口腔扁平上皮がんや再発・転移性の扁平上皮がんの患者に使用されるようになった。状況により，放射線療法との併用療法が行われる。

症状をコントロールしながら治療が継続できるよう支援する。また，日常生活において患者自身が皮膚のケアを行えるよう指導する。

セツキシマブの投与中は，発熱や発疹などのインフュージョンリアクションが発現する可能性がある。多くはセツキシマブの初回投与中または投与終了後1時間以内にみられるが，数時間後や2回目以降にも発現することがある。インフュージョンリアクションを軽減するため，セツキシマブの投与前には抗ヒスタミン薬や副腎皮質ステロイド薬が事前に投与される。

セツキシマブの投与後は，バイタルサインを頻回に測定し，注意深く観察する必要がある。緊急時に対応できるよう，必要な薬物や機器を準備しておき，インフュージョンリアクションが発現した場合には，症状や重症度に応じた適切な処置をすみやかに行う。

⑨ **免疫チェックポイント阻害薬** ニボルマブ❶は，自己免疫疾患に関連する副作用を引きおこすことが報告されている。副作用の症状・発症時期は多様で，インフュージョンリアクションのほか，甲状腺機能異常・下垂体炎などの内分泌障害，大腸炎などの消化器障害，肺・肝臓・神経・筋・皮膚・眼の障害など，全身のあらゆる臓器に生じる可能性がある。間質性肺炎や劇症1型糖尿病，副腎不全など，ときに重篤化する場合もある。

■ **感染の予防**

手洗い，マスクの着用，含嗽の必要性を説明し，患者自身が感染予防行動をとれるよう支援する。含嗽は，口内炎の予防にも効果があることを理解してもらう。具体的には，「放射線療法を受ける患者の看護」（202ページ）を参照のこと。

■ **転倒の防止**

患者が転倒なく安全に過ごせるよう，輸液ポンプの点検やコードの位置調整，ベッド周囲の環境整備などを行う。また，貧血があるときはできるだけ壁側を歩き，ふらつきが強ければその場に座るよう指導する。輸液ポンプ使用中は，電源の取り扱いや歩行時の注意点などについても説明する。転倒のリスクが高い場合，歩行時は患者に付き添う。出血傾向があるときには，経過を注意深く観察し，転倒により出血を助長させないように注意する。

■ **動脈内注入療法時の看護**

上顎がんでは，手術療法・放射線療法を併用した集学的治療で，病変部位を支配する浅側頭動脈内にカテーテルを挿入して抗がん薬を注入するカニュレーションが行われる場合がある。

カテーテルが耳前部から挿入されているため，患者が誤って抜去することのないように，固定をしっかりと確認する。カテーテル内の血液逆流がないか，接続がきちんとされているか，カテーテル先端が不潔になっていないかを注意深く観察する。また抗がん薬注入後の全身状態を観察し，異常の早期発見に努める。

f 継続看護

口腔がんの場合，退院後に追加治療を行うことや，摂食・嚥下障害に対す

NOTE

❶免疫チェックポイント阻害薬のニボルマブ（オプジーボ®）は，頭頸部がんにおいても有効性が確認され，2017年3月より，再発または遠隔転移を有する頭頸部がんの適応が承認された。

る継続した支援が必要となる場合がある。高齢であれば、入院中に社会資源の調整を行い、退院後から介護サービスの利用を開始する場合もあり、患者は入院前と異なった状況で退院することとなる。退院後も定期的に外来で経過をみていくことがほとんどであるため、外来の看護師が患者への支援を継続して行えるよう、状況提供を行っていく必要がある。

2 顎変形症患者の看護

　顎変形症とは、顎の発育異常により顎骨の形態異常をおこした疾患であり、下顎前突症・上顎前突症などがある。原因としては、先天的要因や後天的内分泌異常、発育期の顎骨外傷があげられるが、原因不明な場合もある。
　治療では、手術前後の歯列矯正治療を併用した、外科矯正手術を行うことが多い。外科矯正手術後は、腫脹や分泌物喀出困難による呼吸障害、創部などの痛みによる苦痛、口腔保清が困難なことによる感染の危険性といった問題が考えられるため、これらに対する援助を行う。

a 手術前の看護

　顎変形症の患者は、手術にいたるまで長期にわたり歯列矯正治療を受けていることが多く、無事に手術が終えられるか不安をかかえている。入院・手術前のオリエンテーションを十分に行い、術後の経過が具体的にイメージできるよう支援する。医師による説明が必要と判断されたときは説明を受けられるよう調整する。
　手術の対象年齢は、顎骨の成長発育が終了する17〜20歳前後以降である。このことから、咬合機能の改善だけではなく、顔貌の審美性向上にも期待をもつ患者が多い。そのため、精神面を十分に考慮に入れた援助を行う必要がある。

1 アセスメント

　1 **身体的側面**　以下の情報収集をし、アセスメントを行う。
（1）食事内容、摂取量、食欲
（2）睡眠状況
（3）転倒・転落のリスク
（4）喫煙状況
　2 **心理・社会的側面**　以下の情報収集をし、アセスメントを行う。
（1）患者および家族の手術・検査に対する理解、受けとめ方
（2）術後の苦痛に対する認識
（3）表情の変化、不安の訴え
（4）支援してくれる家族の有無、支援の状況、家族との関係

2 看護目標

　不安が軽減し、心身ともに手術への準備ができる。

3 看護活動

　手術方法や術後に予測される状況に対する理解の程度，受けとめ方を把握する。医師による説明が必要と判断されたときは，説明の場を調整して，患者に十分な情報が提供されるよう努める。また，患者・家族とコミュニケーションを十分にはかって信頼関係を築き，訴えを表出しやすい環境をつくることが大切である。

　手術に向けての準備として，次のような術前指導を行う。
(1) 含嗽・ブラッシングなどの口腔保清指導
(2) 必要物品の確認
(3) 吸引指導
(4) 術後の鎮痛薬の説明
(5) 術前オリエンテーション

b 手術後の看護

◆ 患者の問題

　手術後の患者に生じる問題として，以下のようなものがあげられる。

　1 呼吸・循環障害　手術後は，手術や経鼻挿管の刺激による咽頭・口腔内・鼻粘膜の腫脹や，痛み・倦怠感・咳嗽反射の低下などによる分泌物の喀出困難により，呼吸が障害される可能性がある。また，通常は輸血を要するほどの出血量はみられないが，出血量が多くなると輸血を行う可能性もある。

　2 痛みやはれ　手術後は，外科的治療による創部の痛み，手術中の挿管チューブの影響による咽頭痛，口角炎による痛み，矯正装置による口腔粘膜損傷による痛みなどがある。また術後2〜3日目をピークに頬部や口唇の腫脹をみとめ，下顎や頬部の麻痺やしびれは高確率で出現する。

　3 感染リスク状態　手術後は，口唇・頬部の腫脹や両頬部の圧迫帯装着，口腔内ドレーン挿入などにより，口腔内分泌物の喀出が困難である。また，矯正装置などにより，食後の口腔保清が不十分になりやすい。このため，創部感染の危険性がある。

　4 手術の経過に対する不安　患者は，術前・術後の一般的経過に対する知識不足や，手術による咬合機能改善への期待，顔貌の審美性向上への期待など，多様な不安因子を抱えている。術後は一時的ではあるが腫脹による顔貌の変化があるため，術後の経過に不安をいだく患者は多い。

1 アセスメント

　1 身体的側面　以下の情報収集をし，アセスメントを行う。
(1) バイタルサイン
(2) 呼吸状態：呼吸音，気道狭窄音，喘鳴の有無，咳・痰
(3) 痛み：部位・程度・頻度・性質・持続時間・誘因，鎮痛薬の効果
(4) 創部の状態：発赤，腫脹，出血，ドレーンからの排液の性状と量

(5) 鼻閉感の有無
(6) 分泌物の量・性状
(7) 吐きけ・嘔吐の有無，胃部不快の有無，食事・水分摂取量
(8) 睡眠状況
(9) 口腔内の保清状態・口臭の有無
(10) 安静度と ADL の状況：転倒転落アセスメント，ふらつき・めまいの有無
(11) 検査所見：X 線検査，CT 検査，血液データなど

② **心理・社会的側面** 以下の情報収集をし，アセスメントを行う。
(1) 表情の変化，不安の訴え
(2) 支援してくれる家族の有無，支援の状況，家族との関係
(3) 口腔保清の必要性の理解
(4) 食事管理についての理解
(5) 退院後の社会復帰の時期

2 看護目標

(1) 呼吸・循環障害がおこらず，異常が早期に発見される。
(2) 痛みや腫脹による苦痛が緩和する。
(3) 口腔内の清潔を保つことができ，感染の徴候がない。
(4) 不安が軽減される。
(5) 退院後の生活上の注意点を理解できる。

3 看護活動

① **呼吸・循環管理** 呼吸音と気道狭窄音の聴取，呼吸苦や口腔内の腫脹の有無を観察する。SpO₂ のモニタリングを行い，異常時にはすみやかに主治医へ報告する。

　術前から吸引器を用いた自己吸引方法を説明し，必要時には患者自身で分泌物を吸引できるよう指導しておく。術直後はベッドアップなどで体位を調整し，吸引器を用いて唾液・痰の十分な喀出をはかる。また，ゆっくり深呼吸するよう説明し，換気の改善をはかる。術後は鼻粘膜の腫脹により高確率で鼻閉感が出現するため，点鼻用局所血管収縮剤を用いて症状緩和をはかる。

　口腔内にはドレーンが留置されているため，ドレーンからの排液の量や性状を注意深く観察し，異常出血や血腫の徴候があればすみやかに主治医に報告する。出血量が多い場合は貧血症状を伴う場合も少なくなく，血圧変動や歩行時の転倒に十分注意する必要がある。

② **苦痛の緩和** 手術後は，さまざまな要因により痛みが出現する可能性がある。痛みの程度をスケールなどを用いて評価し，適切なタイミングで鎮痛薬を使用する。鎮痛薬使用時には，効果・持続時間を説明し，観察を行う。

　また，手術後には頬部や口唇の腫脹が出現する。腫脹の予防を目的に，術後数日は顔に圧迫帯を装着することが多く，圧迫による苦痛を生じやすい。きつすぎない程度の圧迫となっているか確認する。また，術中に大きく開口

するため，口角や口唇にびらんを生じやすい。保湿剤や軟膏を塗布し愛護的ケアを行う。

3 **感染の予防** 状況に合わせて口腔ケア用品を選択し，含嗽や口腔清拭の介助，ブラッシングの指導により，創部の感染を予防する。

4 **不安の軽減** 術後は，口腔内にドレーンが留置されることや，鼻閉感などから呼吸苦を自覚することも多く，また腫脹による顔貌の変化が目に見えてわかるため，患者は不安をいだきやすい。術後2～3日目をピークに腫脹は徐々に軽減していくことを説明する。

5 **退院指導** 術後の食事は流動食から開始する。退院時には五分がゆきざみ食が摂取できるようになっていることが多い。管理栄養士による栄養指導を行うなどして，かたいものや刺激のある食事は避けるよう指導する。食事の際は，患者自身で顎間固定のゴムを外せること，また，食後の口腔ケア後に，清潔なゴムを使用して適切に顎間固定ができているかを確認する。創部をぶつけたり強く押すなど，創部への強い刺激を避けることも指導する。

3 顎嚢胞患者の看護

顎嚢胞とは，顎骨内に嚢状の病変を形成し，内腔に液状成分を貯留した疾患である。顎骨内の嚢胞は小さいものは無症状であるが，感染がおこると歯肉部の腫脹・痛みなどの症状を呈する。嚢胞摘出術は全身麻酔下で行われるため，手術後の全身管理が必要である。また，開放創の場合も多いため，口腔内の保清に関しての援助も重要である。

a 手術前の看護

◆ 患者の問題

顎嚢胞の摘出術にあたっては，患者の不安や口腔保清に対する知識が問題となる。

1 **手術の経過に対する不安** 顎嚢胞は，自覚症状が乏しいことも多いため，入院・手術の必要性を予測できていない患者も少なくない。病状や環境の変化に気持ちが追いついていない場合があり，外来の時点から入院・手術・疾患の受けとめ方を把握し，患者の不安を軽減する必要がある。

2 **口腔保清に関する知識の不足** 手術後の口腔保清は，術後経過に影響を与える。しかし，患者は口腔保清の重要性を意識していないこともある。

1 アセスメント

1 **身体的側面** 以下の情報収集をし，アセスメントを行う。
(1) 現病歴・既往歴
(2) 自覚症状の有無：腫脹，痛み，違和感
(3) 言動，表情
(4) 食事摂取状況

（5）睡眠状況
（6）内服薬の有無・内容
（7）嗜好の有無・内容

② **心理・社会的側面**　以下の情報収集をし，アセスメントを行う。
（1）患者および家族の手術・検査に対する理解，受けとめ方
（2）表情の変化，不安の訴え
（3）支援してくれる家族の有無，支援の状況，家族との関係
（4）社会復帰の時期

2 看護目標

不安が軽減し，心身ともに安定した状態で手術にのぞむことができる。

3 看護活動

　入院・手術の必要性をどの程度理解できているか，受けとめ方を把握する。医師による説明が必要と判断されたときは，説明を受けられるよう調整する。術前指導をすることで，患者に術後の状態変化をイメージしてもらい，不安の軽減につなげる。

　手術に向けた準備として，次のような術前指導を行う。
（1）含嗽やブラッシングなどの口腔保清指導
（2）必要物品の確認
（3）経管栄養の説明，食事の形態など
（4）吸引指導
（5）術後の鎮痛剤の説明
（6）術前オリエンテーション

　上記以外にも，疾患・手術に関する疑問や不安を表出できる環境を整える必要がある。

b 手術後の看護

◆ 患者の問題

　顎嚢胞の摘出術後の患者では，以下のような点が問題となる。

　① **呼吸障害**　全身麻酔下での手術であるため，手術後は全身状態，とくに呼吸状態の観察が重要である。創部が口腔内に存在し，上顎嚢胞の場合は上顎洞内から鼻腔内にガーゼが挿入されていることがあるため，閉塞感が強い。創部からの残流血（上顎洞内に残っていた血液）や創部の知覚鈍麻，および鼻閉による呼吸困難などから，苦痛や不安が強い状況にある。

　② **痛み**　麻酔からの覚醒に伴い，創部の痛みや，手術中の挿管チューブの影響による咽頭痛，胃管挿入による咽頭不快感，長時間の同一体位による身体の痛みなど，さまざまな苦痛が生じる。これらに加え，術後に口腔内あるいは上顎洞内に挿入したガーゼを抜去する際は，刺激による痛みが生じる。

　③ **感染リスク状態**　術後は，創部内に軟膏ガーゼやドレーンが挿入され

た状態で，経口的な食事摂取や，経管栄養による栄養補給を行うことがある。そのため，口腔内の保清が不十分だと創部感染のリスクが高まる。

　4 **退院後の生活に対する不安**　手術後は 10 日前後で退院となる。患者は，食事管理や生活上の留意点，仕事や学校などの社会復帰のタイミングなど，日常生活に対する疑問や不安をかかえている。

1 アセスメント

　1 **身体的側面**　以下の情報収集をし，アセスメントを行う。
(1) バイタルサイン
(2) 呼吸状態：呼吸音，気道狭窄音，喘鳴の有無，痰の性状・量
(3) 痛み：部位・程度，性質，頻度，持続時間，誘因，鎮痛薬の効果
(4) 創部の状態：出血，発赤，腫脹，浸出液の有無・性状，臭気
(5) 栄養状態：経管栄養量，食事摂取量
(6) 口腔保清の状況：舌苔・食物残渣・口臭・プラーク・乾燥の有無など
(7) 排泄状況
(8) 皮膚状況
(9) 睡眠状況
(10) 安静度と ADL の状況：転倒転落アセスメント
(11) 検査所見：X 線検査・CT 検査・採血データなど

　2 **心理・社会的側面**　以下の情報収集をし，アセスメントを行う。
(1) 表情の変化，不安の訴え
(2) 病状の理解・受けとめ方
(3) 支援してくれる家族の有無，支援の状況，家族との関係

2 看護目標

(1) 術後合併症がおこらず，異常が早期発見に発見される。
(2) 痛みや苦痛が緩和する。
(3) 口腔内の清潔を保つことができ，感染の徴候がない。
(4) 退院後の生活上の注意点が理解できる。

3 看護活動

　1 **呼吸管理**　術後は全身状態の観察に加え，とくに呼吸状態に注意して観察を行う。口腔内創部からの出血の有無や，その誤飲・誤嚥などにも注意する。

　軟膏ガーゼを挿入している場合は，術後 1 週間ほどで抜去や入れかえを行う。出血が誘発されるため，鼻を強くかまないように指導する。上顎洞に挿入していたガーゼを抜去したあとは，血性の鼻汁が出ることもあるため，患者にあらかじめ説明しておく。

　2 **痛みの緩和**　術後は，創部の痛みや術中の挿管チューブによる咽頭痛，胃管の不快感などが出現してくる。痛みの程度をスケールなどを用いて評価し，適切なタイミングで鎮痛薬を使用する。鎮痛薬使用時には，効果・持続

時間について説明し，観察を行う。

  3 **口腔保清**　創部が口腔内にあるため，口腔内の保清は創部感染の予防に重要である。術後は，経口からの食事または経管栄養となるが，いずれも食後や就寝前には口腔内の保清を行い，食物残渣を除去し，細菌の減少を心がける。

  4 **退院指導**　退院に向けた生活指導を行っていく。具体的には次のような退院指導を行う。
 (1) 食事に関する注意点
 (2) 運動や日常生活における注意点
 (3) 口腔保清
 (4) 退院後，異常時などの連絡方法
  退院後の生活に対して患者がかかえている不安や疑問を具体的に把握し，解決できるよう支援する。

4　唇顎口蓋裂患者の看護

　唇顎口蓋裂患者は，出生直後から青年期にかけて，身体的成長に合わせた複数回の手術を必要とする。治療は長期間にわたり，そのつど，手術のための入院とその後の定期的な通院が必要となる。また，唇顎口蓋裂は言語障害や審美障害を伴う疾患であるため，患者は成長過程のなかで精神的苦痛を感じることが多い。

　看護師の役割としては，患者・家族への生活指導および精神的援助が重要である。とくに乳幼児期は，親の心理状態が患児に大きな影響を及ぼす。そのため，親の不安を軽減し，親との信頼関係を築くことが，患児の情緒的安定につながり，治療過程にもよい影響をもたらす。患児の成長に伴い，親子間の関係に配慮することも必要である。

　唇顎口蓋裂は自立支援医療制度の申請を行うことにより，医療費の助成を受けることができる疾患である。医療ソーシャルワーカーと連携・調整しながら支援制度のしくみなどの情報を提供する。

■work　復習と課題

❶ 歯・口腔疾患に特徴的な症状をあげ，その看護の要点を説明しなさい。
❷ 歯科保存治療・補綴治療・矯正治療を受ける患者の看護の要点をまとめなさい。
❸ 外来で手術を受ける患者の看護の要点をまとめなさい。
❹ 入院で手術を受ける患者の看護の要点をまとめなさい。
❺ 口腔がん患者の看護について，疾患の特徴をふまえ看護の要点を述べなさい。
❻ 顎変形症患者の看護について，疾患の特徴をふまえ看護の要点を述べなさい。

― 歯・口腔 ―

第 7 章

事例による看護過程の展開

A 放射線療法を受ける舌がん患者の看護

ここでは，左舌がんのため入院して手術を受けたが，病理検査でリンパ節に転移がみとめられたために，追加で化学療法・放射線療法を受けた患者の看護を学ぶ。

看護師には，治療の副作用への早期対応と身体的・精神的苦痛の緩和とともに，照射線量に応じた変化を把握し，患者の状況に合った方法で援助していくことが求められる。

1 患者についての情報

1 患者のプロフィール

- **患者**：Kさん，58歳，女性
- **身長・体重**：152.2 cm，34.9 kg
- **診断名**：左舌がん
- **入院期間**：3月29日～7月2日。
- **既往歴**：2月に術前化学療法目的で当院臨床腫瘍科に入院。10年以上前に，突発性難聴の既往あり。
- **職業**：事務職
- **家族構成**：長女（26歳），長男（22歳）との3人暮らし。キーパーソンは長女・長男。
- **性格**：きちょうめん，がまん強い。
- **食事**：やわらかい食事を摂取しており，補食で，濃厚流動食であるエンシュア®・Hを1日1缶摂取している。偏食なし。病院食は半分程度摂取している。家では宅配食なども使用していた。術前化学療法のために入院した際に，栄養士による栄養指導を受けている。
- **嗜好**：飲酒は20歳より58歳まで，缶ビールを1日1本程度。現在は禁酒している。喫煙歴なし。
- **睡眠**：1日6間程度眠れている。熟眠感あり。
- **清潔**：毎日入浴・洗髪を行っている。歯みがきは1日2回行っている。
- **排泄**：2日に1回排便あり。排尿は1日5回。

2 放射線治療までの経過

一昨年10月ごろより左舌の疼痛を自覚したが，矯正治療中のため経過観察していた。昨年11月に疼痛の増悪があり，近くの歯科を受診したところ，当院での検査をすすめられた。検査の結果，左舌がんと診断された。

化学療法を行ったあとに手術を行う方針となり，本年2月に術前化学療法を施行した。4月2日に，舌亜全摘・左下顎辺縁切除術・左側下顎の側切歯から第二大臼歯抜歯術・両側頸部郭清術・腹直筋皮弁移植術・気管切開術を施行した。手術後は順調に回復していったが，病理検査の結果，左側頸部に5か所のリンパ節転移をみとめた。

担当医より「左側の頸部に5つリンパ節転移がみとめられました。複数のリンパ節転移では，放射線治療と薬物療法による術後補助治療が推奨されて

います。最終決定は病理検査の結果が出てからになりますが，放射線治療の内容について放射線治療科で話を聞いてもらいたいと考えています。」という説明を受け，「追加治療が必要なことはわかりました。放射線治療科で話を聞いてみたい。不安ですがかんばります。」と，術後補助療法に対して前向きな様子であった。その後，病理検査の結果を受け，テガフール・ギメラシル・オテラシルカリウム配合剤の投与を併用した放射線治療となることが説明されたが「いまのところ気になることはないです。だいじょうぶ」と，治療に対して理解を示していた。

3 放射線療法中の経過

- 5月14日：左頸部に50 Gy[1]の予定で外部照射が開始となる。テガフール・ギメラシル・オテラシルカリウム配合剤の口腔内崩壊錠の投与が開始され，1回2錠，朝・夕食後に服用となった。
- 5月17日(総量8 Gy)：軽度の吐きけあり。頓用でメトクロプラミドを処方され，就寝前に内服した。「あんまりかわらなかった。」との言葉が聞かれ，薬効は得られなかった。
- 5月20日(総量10 Gy)：「ご飯はほとんど食べているけど，濃厚流動食が飲めない」との訴えがあった。体重も34.2 kgから33.7 kgまで減少したため，管理栄養士に相談し，MCTオイル[2]で摂取カロリーの増加を目ざすこととなった。
- 5月22日(総量14 Gy)：左頸部にごく軽度の発赤が出現した。
- 5月26日(総量16 Gy)：右顎下部に疼痛を伴う腫脹が生じた。担当医より「創部瘢痕と思われる。」と言われる。経過観察となった。
- 5月29日(総量22 Gy)：「はれてる感じがして，飲み込みづらい。」と，嚥下困難感を自覚する言葉があった。食事に，とろみ液を追加し，主菜などの食べづらいものにかけて食べてもらうこととなった。
- 5月30日(総量26 Gy)：口腔粘膜に紅斑あり。本人からの申し出により，食事をペースト食に変更する。「まあ，食べやすくはなりましたね。」との言葉が聞かれ，主食は4割を，副食は全量を摂取できた。
- 5月31日(総量28 Gy)：「痛みが強くなってきました。放射線照射中に痰が飲み込めなくて，とてもつらいです。」との訴えがあった。1日3回，定時に，アセトアミノフェンの200 mg錠を2錠，内服を開始した。リドカイン塩酸塩を加えたアズレンスルホン酸ナトリウム水和物による含嗽も開始となる。また，去痰を促すために，1日3回，ブロムヘキシン塩酸塩の吸入が開始となった。
- 6月1日(総量28 Gy)：「気持ちわるさもあるけど，それよりも痛みが強いです。ご飯が食べられなくて一口も手をつけられませんでした。夕食はがんばってみます。」と，涙を流しながら話す。口腔内に粘膜炎が出現してきている。
- 6月3日(総量30 Gy)：「ずっと治療のつらさを考えてしまいます。」との言葉が聞かれ，夜中に窓を見ながら涙を流している様子であった。ペロスピロン塩酸塩水和物を照射30分前に服用することとなる。照射後は「先週よりらくだった。薬を飲めばがんばれそう。」と話していた。左頬粘膜および軟口蓋に粘膜炎あり。オピオイド鎮痛薬であるオキシコドン塩酸塩水和物の徐放カプセルを1日2回(9時・21時)に分けて服用開始となる。
- 6月4日(総量32 Gy)：両側頬粘膜・口唇・軟口蓋に粘膜炎あり。食事摂

NOTE
[1] Gy(グレイ)とは，放射線の吸収線量の単位である。

NOTE
[2] MCTオイル
中鎖脂肪酸油のこと。

取ができていない状態が続いていたため，胃管を挿入し，経管栄養で栄養管理をしていくこととなった。放射線治療に向かう途中で，水様性の嘔吐あり。放射線治療を休むかをたずねたところ，「いまは吐きけが落ち着いたので，できれば受けたい。」と言い，予定どおり放射線治療を行った。

- 6月9日（総量 38 Gy）：両側頬粘膜・口唇・軟口蓋・歯肉に粘膜炎が進行している。左顎下部に表皮剝離あり。「痛みはあるけど，わるくなってはいません。」とのことであった。
- 6月17日（総量 50 Gy）：放射線照射が終了となった。
- 6月21日（外部照射終了後4日目）：「なにもしなければそんなに痛くない。」と言い，両側頬粘膜・口唇・軟口蓋・歯肉に粘膜炎があるが，改善傾向にある。麻薬性鎮痛薬は，オキシコドン塩酸塩水和物の徐放カプセルから，散剤の朝・昼・夕食後の内服に変更となる。
- 6月24日（外部照射終了後7日目）：嚥下機能検査を施行し，その際に胃管を抜去した。検査の結果，放射線治療前後で嚥下機能に変化はなかった。そのため，胃管の再挿入はせず，ペースト食で経口摂取再開となる。
- 6月25日（外部照射終了後8日目）：「痛みどめを減らしたいです。ごはんは食べられてます。」との言葉が聞かれた。オピオイド鎮痛薬は，朝・昼・夕の内服から，疼痛時のみの内服に変更となった。
- 7月2日（外部照射終了後15日目）：前日に行われた CT 検査では，左舌腫瘍切除部位周囲や頸部に再発・転移はみとめられなかったことが説明され，退院となった。

4 血液検査データ

- 表7-1 にまとめた。

表7-1 血液検査データの経日的変化

検査項目	3/5	3/22	3/29	5/13	5/23	5/30	6/6	6/20	6/27
赤血球数（$10^4/\mu L$）	317	291	292	361	355	333	384	336	333
ヘマトクリット（%）	30.5	28.6	28.6	35.9	34.5	32.8	37.0	33.8	33.1
ヘモグロビン濃度（g/dL）	9.9	9.3	9.4	11.9	11.7	10.9	12.4	11.2	11.1
白血球数（$10^3/\mu L$）	2.4	4.1	4.5	5.2	3.3	5.2	4.2	3.8	2.8
血小板数（$10^4/\mu L$）	21.7	17.2	18.1	17.7	19.7	14.3	17.1	22.3	18.1
総タンパク質（g/dL）	6.2	6.1	6.0	6.7	6.7	6.3	6.5	6.6	6.3
アルブミン（g/dL）	3.9	3.7	3.8	4.4	4.3	4.3	4.2	4.1	4.0
アスパラギン酸アミノトランスフェラーゼ（U/L）	30	19	23	15	22	15	17	30	38
アラニンアミノトランスフェラーゼ（U/L）	47	27	22	10	13	8	10	32	42
尿中尿素窒素（g/日）	13.8	13.2	13.8	12.3	10.1	12.2	20.2	16.8	11.8
血清クレアチニン（mg/dL）	0.43	0.53	0.47	0.57	0.47	0.50	0.42	0.50	0.46

> **▼ 情報収集のポイント**
> - ☐ **疾患・治療の認識**：手術後に追加治療が必要になったことを，どう受けとめているか。
> - ☐ **治療に対する不安**：副作用への不安はないか。治療に対する家族の支援体制はどうか。キーパーソンは誰か。
> - ☐ **入院時の口腔内の状態**：術前化学療法によりどのような影響があるか。
> - ☐ **治療中の状態**：口腔粘膜の状態と，それに伴う痛みの程度はどうか。また食事や口腔ケアへの影響はどうか。疼痛コントロールはどのような方法で行われたか。
> - ☐ **検査データの把握**：治療による骨髄抑制，および栄養状態・肝機能・腎機能の低下はないか。
> - ☐ **退院後の生活に対する不安**：食事摂取や内服薬の自己管理などといった，退院後の生活に対する不安はないか。

2 看護過程の展開

1 アセスメント

● **痛み** 病巣がある左頸部に向けて照射を行うため，左側口腔内が照射範囲に入り，粘膜炎が出現すると予測される。また，抗がん薬であるテガフール・ギメラシル・オテラシルカリウム配合剤の内服を併用するため，粘膜炎の症状が増強し，痛みが出現すると考えられる。

Kさんは手術前に化学療法を行っており，その副作用として吐きけや患部の痛みがあり，やわらかい食物を摂取している。また，栄養補助食品も併用して摂取していた。粘膜炎により痛みが出現した場合は，経口摂取にさらに影響を及ぼすと考えられる。また，粘膜炎による痛みのために口腔清掃が不十分になり，口腔内の清潔保持が困難となる可能性がある。

● **感染** 放射線療法と化学療法を併用するため，治療開始から7日を過ぎたころから骨髄抑制により白血球が減少する可能性がある。抗がん薬の副作用である消化器症状や，照射量増加に伴う口内炎による痛みから，入院前から少なめであった栄養摂取量がさらに低下すると考えられる。

骨髄抑制や栄養摂取量の低下に伴い免疫能が低下し，感染のリスクが高くなると考えられる。

2 看護問題の明確化

上述のアセスメントにより，看護上の問題として以下の2点が考えられる。

#1 粘膜炎による痛みがある
#2 栄養摂取不足・骨髄抑制による感染のリスク状態にある

3 看護目標と看護計画

#1 粘膜炎による痛みがある

看護目標
(1) 痛みがコントロールされる（NRS[1] 3/10 以下）。
(2) K さんが口腔粘膜障害を理解し，保護行動がとれる。

看護計画
　期限：外部照射終了後 2 週間。

● 観察計画
(1) 口腔粘膜症状：乾燥，唾液の粘稠度，発赤・びらん・潰瘍・出血の有無・程度
(2) 痛みの有無と程度：NRS の使用
(3) 含嗽剤や鎮痛薬の効果
(4) 食事摂取状況：食事内容，摂取量，食欲の有無，味覚異常の有無
(5) 嚥下困難の有無
(6) 口腔内の清掃状態
(7) 睡眠・活動状況
(8) 不安を示す言動・ストレスの有無
(9) 血液検査データ・バイタルサイン

● 援助計画
(1) 口腔乾燥に対しては，マスクの着用や含嗽・飲水を促す。
(2) 麻酔薬入り含嗽剤を起床時，毎食前，就寝前，および粘膜炎の状態に合わせて疼痛時に使用する。
(3) 医師の指示に従い鎮痛薬を投与する。痛みの程度に合わせて効果的に使用する。
　・アセトアミノフェンの 200 mg 錠を 2 錠，各食前に内服する。疼痛時はロキソプロフェンナトリウム水和物の 60 mg 錠を 1 錠，内服する（5 月 31 日より）。
(4) 口腔内の状態，味覚障害・食欲の程度により食事形態を変更する。1 回の食事で十分な栄養量を摂取できない場合には補食をとるなど，摂取方法についてアドバイスする。状況により経管栄養へ切りかえる。
　・香辛料・柑橘類・酸味のあるものを控える。
　・常温程度にさましてから摂取する。
　・食事摂取量が少ないときは，高カロリーの濃厚流動食や刺激の少ない好みのもので補食する。
　・水分を補給する。
(5) 会話時の痛みが強い場合は，質問を「はい」「いいえ」で返答できるような形式にしたり，筆談にしたりするなど，コミュニケーションの方法を工夫する。
(6) 放射線療法を行わない日は，血液検査データ・バイタルサインが安定しており体調がよければ，気分転換のため外泊をすすめる。

NOTE
[1] NRS
　ペインスケールの一種である。

● **教育計画**
(1) 痛みはがまんしないように伝える。
(2) 口腔清掃の重要性と方法を指導する。
- 歯みがき剤はつけずに,毛がやわらかくヘッドの小さい歯ブラシを使用する。
- 口内炎・口内痛が出現したら,歯肉や粘膜に歯ブラシの毛が触れないように,できる範囲でみがくよう指導する。
- 頻回な含嗽を励行する。

#2 **栄養摂取不足・骨髄抑制による感染のリスク状態にある**

■ **看護目標**
(1) 感染の徴候がない。
(2) 感染を予防する行動がとれる。

■ **看護計画**
期限：退院まで。

● **観察計画**
(1) 発熱・悪寒の有無
(2) 照射部位・口腔粘膜の状態
(3) 血液検査データ：栄養状態・骨髄抑制
(4) 上気道感染・尿路感染の有無
(5) 口腔内の清掃状態

● **援助計画**
(1) 手洗い・含嗽の励行。
(2) マスクの着用を促す。
(3) 口腔乾燥・口内炎の悪化を予防する。
(4) 栄養状態を整える。

● **教育計画**
(1) 口腔清掃を指導する。
(2) 感染予防のための自己管理の必要性について説明する。

4 実施と評価

#1 **粘膜炎による痛みがある**

● **実施** がまん強い性格であったので,口腔粘膜症状や痛みが出現したときには早めに知らせるよう伝え,協力を得た。

痛みは食事時に増強していたため,毎食前に麻酔薬入り含嗽剤で含嗽を行った。食事は,柑橘類など刺激のあるものを抜いたうえでやわらかいものをきざんだ形態にし,食事摂取状況や本人の意向を確認したうえで,管理栄養士と情報共有しながら食形態の調整を行っていった。

濃厚流動食を併用することで必要栄養量の確保を試みたが,吐きけにより摂取がむずかしくなったために中止し,食事にMCTオイルを追加した。放射線治療が進むにつれて粘膜炎の症状が悪化し,痛みのために食事摂取でき

ない状態が続いたため，経管栄養で必要栄養量を確保した。経管栄養による栄養管理で口腔内を安静に保つことができ，痛みをコントロールすることができた。

　鎮痛薬は，食事摂取時にその鎮痛作用が得られるように，本人と相談のうえ使用時間を決定した。照射線量の増量とともに徐々に粘膜炎の範囲が広がり，粘膜炎による痛みも強くなっていった。それまで使用していた鎮痛薬の効果が期待できなくなったため，6月3日（総量30 Gy）から6月21日（外部照射終了後4日目）までは，オピオイド鎮痛薬であるオキシコドン塩酸塩水和物の徐放カプセルの内服による疼痛コントロールが行われた。

　入院前より便秘になりやすく，オピオイド鎮痛薬の副作用によりさらに便秘が助長される可能性があったため，オピオイド鎮痛薬の内服開始とともに，酸化マグネシウムの内服が開始された。酸化マグネシウムの内服開始後は連日排便があり，排便コントロールができていたが，経管栄養の開始に伴い下痢が出現した。そのため，酸化マグネシウムの服用を中止とし，酪酸菌の内服を開始し，1～2日に1回排便があるように排便コントロールも行った。

　粘膜炎による痛みのため口腔清掃が不十分となり，口腔内に食物残渣がみられた。5月31日より麻酔薬入り含嗽剤の使用を開始し，麻酔作用による痛みの緩和とともに口腔内の清潔を保持できるようにした。

●評価　口内炎による痛みが強かったため，麻酔薬入り含嗽剤を使用することで，口腔内の疼痛を緩和することができた。疼痛増強時はNRS 5/10～8/10であったが，治療後半にオピオイド鎮痛薬が使用されると，安静時はNRS 2/10～3/10で経過するなど，疼痛を軽減できた。

　Kさんは術前化学療法の影響で，入院前から食事摂取量が少なめであった。入院中は，血液検査データでは栄養状態がやや低めであったが，粘膜炎により食事摂取量が低下した時点で経管栄養へ変更したため，明らかな栄養状態の低下はみられなかった。また，痛みにより口腔清掃が不十分となることがあったが，指導により口腔内の清潔を保持できた。

#2　栄養摂取不足・骨髄抑制による感染のリスク状態にある
●実施　6月27日の血液検査で白血球数2,800/μL（好中球2,136/μL）と，白血球減少傾向がみられた。そのため，マスクの着用，手洗い・含嗽を励行し，感染予防について説明し，本人の協力を得た。また，粘膜炎の症状が増強しないようにするためにも，口腔清掃の必要性を説明し，清潔の保持に努めた。
●評価　抗がん薬の内服により吐きけが出現したため，メトクロプラミドの投与により吐きけの軽快をはかったが，明らかな効果は得られなかった。また，疼痛コントロールをはかり，早期に食事摂取方法を経管栄養に変更したため，血液検査の結果からは明らかな栄養状態の悪化はみられなかった。

　手術前に化学療法を行っていたためか感染予防の必要性については理解しており，協力を得ることができた。その結果，発熱などの感染徴候はみられることなく経過した。

3 事例のふり返り

　顎口腔領域の放射線外部照射では，照射範囲が口腔全体に及んでしまうため，副作用により会話・口腔保清などの日常生活活動に影響が生じる。また，照射は5～6週と長期にわたることが多く，治療を進めていく過程では，粘膜炎の進行に伴って疼痛が増強したり，食事摂取が困難になったりすることで，精神的に不安定になることも少なくない。

　この事例では，粘膜炎による疼痛に対して，Kさんと相談しながらよりよい対処方法を考え，早めの対応を心がけていった。口腔内における疼痛コントロールの工夫の必要性をふまえ，早めに疼痛コントロールを行うことで，放射線治療を無事に完遂することができた。一方で，治療の過程では，痰の飲み込みづらさや粘膜炎による疼痛から，Kさんが精神的に不安定になる様子もみられた。粘膜炎に対する疼痛コントロールや口腔内保清の指導だけでなく，精神面におけるケアも重要な事例であった。

B　顎変形症患者の看護

　顎変形症の治療では，手術前後の歯列矯正治療と外科矯正手術を併用することが多い。ここでは，術前矯正後，両側下顎枝矢状分割術およびルフォーI型骨切り術による咬合改善を行った24歳の顎変形症の女性に対する，入院から退院までの看護について解説する。

　看護師は，腫脹や分泌物の喀出困難による呼吸障害など，術後に予測される合併症を予防し，患者が安全・安楽に回復期を過ごせるように援助していかなければならない。また，手術の対象となる患者の年齢が顎骨の成長発育終了時期以降であることから，審美面の精神的影響への配慮も求められる。

1 患者についての情報

1 患者のプロフィール

- 患者：Yさん，24歳，女性
- 身長・体重：154.8 cm，52.9 kg
- 診断名：顎変形症（下顎前突症）
- 入院期間：9月3日～9月12日
- 主訴：かみ合わせがわるい
- 既往歴：とくになし。
- 職業：会社員
- 家族構成：母（49歳），姉（26歳），妹（10歳）との4人暮らし。
- 性格：まじめ，おとなしいと言われる。
- 食事：常食。偏食なし。食事摂取量はふつう。

- 嗜好：飲酒はときどきつきあい程度で，喫煙なし。
- 睡眠：8時間/日，良眠。
- 清潔：入浴・洗髪は1回/日。歯みがきは毎食後，3回/日。
- 排泄：排便1回/日，排尿4回/日。

2 入院までの経過

3年前の6月，かみ合わせがわるいことを主訴に歯科医院を受診し，外科手術をすすめられた。7月に当院矯正歯科を受診し，顎変形症と診断され，外科的矯正治療の方針となった。12月25日，術前矯正のため両側の下顎第三大臼歯，および両側の上顎第一大臼歯の抜歯の依頼で口腔外科を受診した。翌年1月8日に左側の下顎第三大臼歯の抜歯，1月29日に右側の下顎第三大臼歯の抜歯，2月26日に両側の上顎第一大臼歯の抜歯を行い，その後，矯正歯科にて術前矯正を実施した。本年4月，手術治療方針が決定した。

3 入院から手術までの経過

9月3日，ルフォーⅠ型骨切り術・両側下顎枝矢状分割術による咬合改善目的で入院となる。Yさんは今回の入院について「歯のかみ合わせがわるいので，それをよくするための手術をする。手術後1週間程度入院すると聞いている」と理解していた。また，入院時は「入院や手術ははじめてですが，心配なことはいまのところないです。」と話していたが，言葉数は少なかった。

4 手術当日から手術後の経過

9月4日（手術当日）：全身麻酔下にてルフォーⅠ型骨切り術および両側下顎枝矢状分割術を施行した。手術時間は5時間6分，手術中の出血量は237 mLであった。

帰室時より創部痛の訴えがあり，フルルビプロフェン アキセチルの点滴投与を実施した。帰室時より口腔内分泌物の喀出困難がみとめられたため吸引方法を指導し，Yさん自身が吸引することで対応した。フルルビプロフェン アキセチル使用後，創部痛は軽減した。

9月5日：手術後より膀胱留置カテーテルが留置されていたが，活動の制限がなくなったため抜去された。看護師の付き添いのもと立位をとるが，気分不快の出現はなかった。トイレへは歩いていくようになった。創部痛に対してロキソプロフェンナトリウム水和物を内服し，創部痛は軽減した。

9月6日：創部痛および顔面腫脹による痛みが強いため，アセトアミノフェンの500 mg錠を，1日4錠，定時に内服した。また，神経の損傷回復を目的としてメコバラミンの内服開始となる。昼から流動食の経口摂取が開始された。食事摂取開始に伴い，創部を避けてブラッシングをすることが許可された。また，シャワー浴が許可されたため，実施した。

9月8日：「はれは少し落ち着きました。」と話す。食事は五分がゆ・五分菜きざみ食に食上げとなり，全量摂取した。

9月11日：下顎部の抜糸が行われた。管理栄養士より退院後の食事について指導が行われた。

9月12日：上顎部の抜糸が行われた。経過良好のため退院となった。

○表7-2 血液検査データの経日的変化

検査項目	8/4	9/3	9/5
白血球数(10^3/μL)	4.7	4.9	10.5
ヘモグロビン濃度(g/dL)	11.6	12.2	11.5
総タンパク質(g/dL)	6.2	6.4	6.0
アルブミン(g/dL)	4.0	4.1	3.6
C反応性タンパク質(mg/dL)	―	0.03	8.76

5 血液検査データ

○表7-2にまとめた。

▼ 情報収集のポイント

- □ **生活環境の変化**：入院によって生活環境がどのように変化するか
- □ **検査データの把握**：血液検査データはなにをあらわしているか。
- □ **術後合併症の予防と早期発見**：術後合併症の発症に影響すると思われることはなにか。
- □ **身体的変化によるストレスと不安**：どのような身体的変化がストレスや不安につながるのか。また，それにどのように対処すべきか。

---

2 看護過程の展開

1 アセスメント

● **不安** 入院時は「入院や手術ははじめてですが，心配なことはいまのところないです。」と話していたが，言葉数は少なく，表情もあまりなかった。はじめての入院という生活環境の変化や，手術・手術後の経過に対する知識不足から，不安をかかえ緊張ぎみである様子がうかがえた。不安・ストレスの表出ができ，不安が軽減するように援助していく必要がある。

● **呼吸** 喫煙歴や喘息などの既往歴はないため，肺合併症のリスクは低いと考えられる。しかし，手術や手術中に挿管されていた経鼻胃管の刺激による咽頭・口腔内・鼻粘膜の腫脹や，痛みや倦怠感，咳嗽反射の低下などによる分泌物の喀出困難から，呼吸が障害されるおそれがある。呼吸苦の有無やSpO_2値，腫脹の状態などを十分に観察し，呼吸状態の安定をはかる必要がある。

● **痛み** 帰室直後には，外科的治療による創部痛の訴えがあった。また，ブラケット・ワイヤー類といった矯正装置の頬粘膜への刺激による痛みなども生じることが考えられるため，状況に応じた疼痛緩和を行う必要がある。

● **感染** 術後は，口唇・頬部の腫脹や，両頬部の圧迫帯装着，口腔内ド

レーン挿入などにより，口腔内分泌物の喀出が十分にできない場合がある。また，経口的に食事を摂取している患者では，矯正装置などにより口腔の保清が不十分になり，感染の危険性が高まる。口腔内分泌物の吸引方法と，状態に応じた口腔の保清方法を指導し，感染を予防する必要がある。

2 看護問題の明確化

上述のアセスメントにより，看護上の問題として以下の4点が考えられる。

#1 手術や術後の経過に対する不安がある
#2 呼吸障害のおそれがある
#3 痛みによる苦痛のおそれがある
#4 口腔保清が困難なことによる感染の危険性がある

3 看護目標と看護計画

#1 手術や術後の経過に対する不安がある

看護目標
(1) 不安・ストレスの表出ができる。
(2) 不安徴候が軽減する。

看護計画
期限：手術当日。

● **観察計画**
(1) 言動・表情
(2) ほかの患者・医療者とのコミュニケーションの状況
(3) 治療に対する訴えや受けとめ方
(4) 食事摂取状況
(5) 睡眠状況

● **援助計画**
(1) 不安・不満・苦痛を訴えやすい環境をつくる。
(2) コミュニケーションを十分にとり，信頼関係を築く。
(3) 手術前のオリエンテーションを十分に行う。
(4) 医師による説明が必要と判断されたときは説明が受けられるように調整する。

● **教育・指導計画**
(1) 不安・疑問などがあるときは，ひとりでかかえ込まず，すぐに話すよう伝える。
(2) 術前指導を行う。
- 必要物品の説明・確認
- 術後感染予防のための含嗽方法，創部を避けたブラッシング方法の指導
- 吸引器の使用方法の指導
- 術後に会話が困難となった場合のコミュニケーション方法の指導
- 手術前日指導

#2　呼吸障害のおそれがある
看護目標
（1）呼吸困難が出現しない。
（2）SpO_2値が95％以上で安定する。
看護計画
　期限：手術後1週間まで。
● 観察計画
（1）呼吸状態：回数・呼吸音・SpO_2値・呼吸苦の有無
（2）腫脹の有無・程度
（3）創部出血の有無
（4）鼻閉感の有無
（5）吐きけ・嘔吐の有無
（6）睡眠状況
（7）不安を示す言動の有無・内容
● 援助計画
（1）頭部挙上し，安楽な体位に調整する。
（2）痰の十分な喀出をはかる。必要時は吸引を行う。
（3）深呼吸を促し，換気の改善をはかる。
（4）吐きけ・嘔吐時の早期対処を行う。とくに術直後には注意が必要である。
（5）手術後2〜3日くらいまでは頰や唇の腫脹が増強し，つらい状況であるが，徐々にはれがひくことを説明して励ます。
● 教育・指導計画
（1）呼吸困難があるときはすぐに知らせるように伝える。
（2）自己吸引方法を指導する。
（3）呼吸法を指導する。

#3　痛みによる苦痛のおそれがある
看護目標
　疼痛コントロールができる。
看護計画
　期限：手術後1週間まで。
● 観察計画
（1）痛みの部位・程度・持続時間
（2）創部の状態，ドレーンからの排液の状態
（3）バイタルサイン
（4）睡眠状況，食事摂取状況
（5）表情・言動
（6）鎮痛薬の使用状況・効果
● 援助計画
（1）患者からの訴えに応じて，鎮痛薬を使用する。
（2）口角のびらんにはアズレンの軟膏を塗布する。

(3) ブラケット・ワイヤー類が口腔粘膜を刺激している場合は，ワックスなどで保護する。
● **教育・指導計画**
(1) 痛みがあるときは，がまんせず，すぐに知らせるように伝える。
(2) 鎮痛薬の効果・持続時間について説明する。

#4 口腔保清が困難なことによる感染の危険性がある
▊ **看護目標**
感染の徴候がない。
▊ **看護計画**
期限：手術後1週間まで。
● **観察計画**
(1) 口腔保清状態，口臭の有無
(2) 創部の状態，ドレーンからの排液の状態
(3) 顔面・口唇の腫脹の有無・程度
(4) 食事の形態，食事摂取状況
(5) 含嗽やブラッシングの回数・時間・方法
(6) 口腔保清についての知識・技術
● **援助計画**
処置時などに，口腔の保清状態を確認する。
● **教育・指導計画**
(1) 矯正装置装着時のブラッシング方法を指導する。
(2) 食事の前に牽引用ゴムを外し，食後口腔ケアを行ったあと，歯科医師の指示の場所のフックに牽引用ゴムをかけるように指導する。

4 実施と評価

#1 手術や術後の経過に対する不安がある
● **実施** Yさんは「入院や手術ははじめてですが，心配なことはいまのところないです。」と言い，看護師や医師に対して直接的な不安の表出はみられなかった。しかし，はじめての入院という生活環境の変化や手術および手術後の経過に対する知識不足から不安をかかえている可能性があった。
　そのため，コミュニケーションを密にとるとともに，不安を解消するように努めた。術前には，医師から手術の内容や術後の経過についての説明があり，看護師からは必要物品の説明と吸引指導などを行った。
● **評価** 看護師・医師が術前に説明や指導を行ってからは，笑顔がみられるようになった。手術前夜には「とくに不安なことはありません。」という言葉も聞かれ，安定した精神状態で手術を迎えることができた。

#2 呼吸障害のおそれがある
● **実施** 手術室から帰室してからは，麻酔科医の指示により酸素投与が行われた。呼吸困難感はなかったが口腔内分泌物の喀出がむずかしかったため，

術前に指導した吸引についてあらためて説明し，実践してもらった．手技は問題なく行えていた．帰室2時間後に麻酔科医の指示にて酸素投与終了となったが，SpO_2は96〜99%を維持できており，呼吸困難感は出現しなかった．

術後2日目には，両頬部・口唇の腫脹が著明となり，Yさんからは「息をするのがつらいです．」との発言がきかれた．SpO_2は96〜100%を維持できていた．体位をファウラー位として深呼吸を促すことで，呼吸困難感は改善された．

● 評価　腫脹は手術後2〜3日目に著明となり，一時的に身体的苦痛を訴えることもあったが，SpO_2や全身状態には問題がなく，経過観察となった．

#3　痛みによる苦痛のおそれがある
● 実施　帰室直後には，手術による創部痛の訴えがあったため，フルルビプロフェンアキセチルが点滴投与された．投与後，創部痛は一時的に軽減したが，時間がたつと再度出現した．創部痛が出現した際には，1日2回の頻度でロキソプロフェンナトリウム水和物の内服を行っていた．Yさんに対するロキソプロフェンナトリウム水和物の使用上限が1日3回であったため，ほかの鎮痛薬の併用を提案すると，Yさんはそれを希望した．そこで，担当歯科医師に鎮痛薬の併用について相談したところ，手術後2日目より，アセトアミノフェンの500 mg錠を1日4錠，定時に内服することとなった．アセトアミノフェン内服開始後も，ロキソプロフェンナトリウム水和物は1日1〜2回の頻度で内服していた．

● 評価　アセトアミノフェン内服開始前は，NRS 5〜6程度で経過していたが，開始後はNRS 2〜3に変化し，夜間も良眠できていた．矯正装置類の頬粘膜への刺激による痛みなどの訴えはなかった．

#4　口腔保清が困難なことによる感染の危険性がある
● 実施　術後は，口唇・頬部の腫脹や両頬部の圧迫帯装着，口腔内ドレーン挿入，矯正装置などにより，口腔内分泌物の喀出が困難な状態であった．術後2日目より経口流動食が開始され，徐々にペースト食やきざみ食など，固形物が多い食事を摂取するようになり，口腔内が食物残渣などにより汚染されやすい状況となった．術後1日目の朝までは，医療者が綿球を使用して口腔清拭を行っていたが，その後，創部を避けたブラッシングが許可され，患者自身により毎食後と就寝前にブラッシングを行った．

● 評価　術前から吸引器の使用方法を指導していたため，手術当日から患者自身で口腔内分泌物の吸引を行うなど，対処できていた．また，Yさんは正しい方法でブラッシングを行うことができており，感染の徴候はみられなかった．

3 事例のふり返り

　この事例では，術前の緊張が緩和され，術後にとくに大きなトラブルや合併症をおこすこともなく，順調な経過をたどった。

　顎変形症に対する手術では，術後の腫脹や分泌物の喀出困難による呼吸障害，痛みによる苦痛，口腔保清が困難なことによる感染の危険性などが考えられ，適切な判断と援助が重要となる。今回の事例のYさんは，術前に不安の訴えはなかったが，術後の疼痛緩和はロキソプロフェンナトリウム水和物だけではむずかしく，アセトアミノフェンも併用となった。咬合機能の改善や顔貌の審美性の向上だけに目を向けるのではなく，状況に応じて医師と情報を共有しながら，術後の疼痛緩和を行った事例であった。

　なお，顎変形症に対する手術は，顎骨の成長発育が終了する17〜20歳前後に行われることが多い。患者が若年者である場合は，腫脹による術後の顔貌の変化に対して不安をかかえていたり，咬合機能の改善だけでなく顔貌の審美性の向上も期待していたりするため，心理的な援助も必要となる。また，一般的に，顔貌は女性が気にするものと思われがちであるが，実際は男性も気にしていることに留意する必要がある。

― 歯・口腔 ―

特 論

口腔ケア

A 口腔ケアの意義

　口腔ケアとは，口腔の疾病予防，健康保持・増進，リハビリテーションにより QOL の向上を目ざした，口腔より全身を考える科学であり技術である。
　その内容は多岐にわたり，広義には感染予防や支持療法なども含む。一般的には，口腔清掃を中心とする器質的口腔ケアと，口腔機能訓練を中心とする機能的口腔ケアをさすことが多い。また，口腔ケアはセルフケアとしても実施されるが，歯科医師・歯科衛生士・看護師などの専門職が行う広義の口腔ケアを，専門的口腔ケア professional oral care という。
　口腔ケアを行うことにより，以下の効果が期待できる。
(1) 口腔保清により口腔内細菌を除去することで，気道や全身の感染症の予防，口臭の予防になる。
(2) 口腔内の刺激により，唾液分泌が促進される。また，刺激により，脳の活性化・認知症の予防になる。
(3) 摂食嚥下機能の維持向上により栄養状態が改善される。それによって免疫機能が向上し，体力の維持向上につながる。
(4) 健康な生活へつながり，意欲や行動力が向上し，QOL の向上へつながる。

B 口腔ケアの実際

　ここでは，器質的口腔ケアを中心として解説する。

1 口腔清掃の方法

　口腔清掃のおもな方法には，含嗽・歯みがき（ブラッシング）・清拭がある。含嗽は，表面に付着した食物残渣の除去などを目的に行われ，水や含嗽剤が用いられる（◎表1）。ただし，含嗽だけではプラークや歯間のよごれは除去できないので，除去のためには歯みがきを行う必要がある。歯みがき法にはさまざまな種類があり，部位や目的に合ったものを選択するとよい。また，歯みがきには，清掃だけでなく，歯肉のマッサージの効果もある。
　含嗽や歯みがきを実施するには，患者の身体機能がある程度維持されている必要がある。たとえば含嗽の実施には，①意識レベルが明瞭である，②口を閉じられる，③頰や舌の運動に障害がない，④自分で口腔内の水分を排出できることが必要となる。含嗽や歯みがきができない患者には，水や洗口剤をしみ込ませて軽くしぼった綿球やガーゼ，スポンジブラシで，歯・歯肉・口腔粘膜の清拭を行う。

表1　医療施設でおもに使用されている含嗽剤・洗口剤

薬剤一般名	効能・効果	おもな商品名
ベンゼトニウム塩化物	口腔内の消毒，抜歯創の感染予防	ネオステリン® グリーンうがい液 0.2%
アズレンスルホン酸ナトリウム水和物	咽頭炎・扁桃炎・口内炎・急性歯肉炎・舌炎・口腔創傷	アズレン含嗽用散 0.4%，含嗽用ハチアズレ® 顆粒
ポビドンヨード	咽頭炎・扁桃炎・口内炎・抜歯創を含む口腔創傷の感染予防，口腔内の消毒	イソジン® ガーグル液 7%
フラジオマイシン硫酸塩	抜歯創・口腔手術創の二次感染	デンターグル® 含嗽用散 20 mg/包
クロルヘキシジングルコン酸塩，グリチルリチン酸アンモニウム，ほか	齲蝕の発生および進行の予防，歯肉炎の予防，歯槽膿漏の予防，口臭の防止	コンクール F®（医薬部外品）

2 口腔ケアの展開

1 アセスメント

患者のセルフケア能力と一般状態，ならびに口腔内の状況をアセスメントする。

■ セルフケア能力
以下のような場合は介助や見まもり，観察が必要となる。
- 誤嚥性肺炎を繰り返している。
- 麻痺や運動能力の低下により ADL が不十分である。
- 気管挿管管理中である。
- 精神疾患をもっている。
- 化学療法・放射線療法を受けている。

■ 一般状態
現病歴・既往歴，意識レベル，理解力の有無，バイタルサイン，検査データ，ADL，服用している薬物などについて確認しておく。

■ 口腔アセスメント
口腔ケアは，医療職者や介護職者がチームでかかわるため，アセスメントツールを用いて情報を共有するとよい。いくつかのアセスメントツールが開発されており，その1つに Oral Health Assessment Tool 日本語版(OHAT-J)がある。OHAT-J は，口唇，舌，歯肉・粘膜，唾液，残存歯，義歯，口腔清掃，歯痛の8項目について，健全・やや不良・病的の3段階で評価を行う（◯図2）。歯科医師，歯科衛生士，看護師・介護職などの誰が評価しても同じ点数評価となる整合性のある評価ツールである。

2 看護計画

現在の問題と予測される問題をふまえて計画を立案する。計画には，実施するタイミング(時間)，実施時の体位，使用する物品，手技，注意すべき点

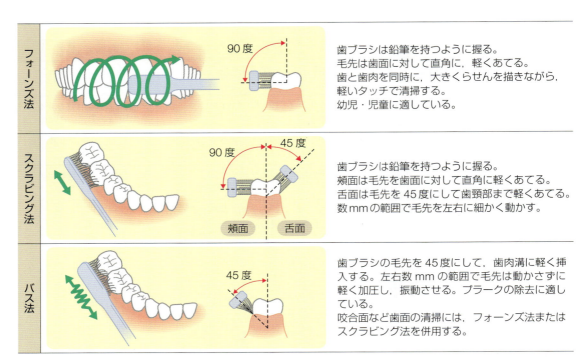

a. 毛先により清掃を行う方法

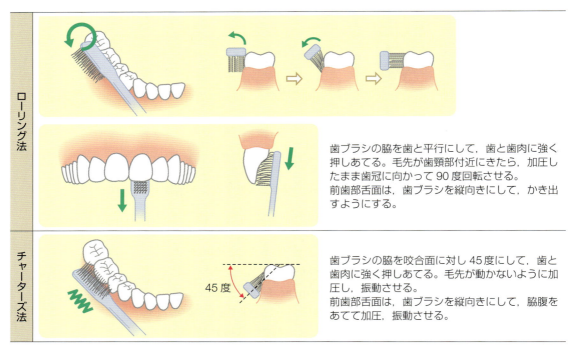

b. 歯ブラシの脇でマッサージを行う方法

図1 おもな歯みがき法

B. 口腔ケアの実際　237

項目	0＝健全	1＝やや不良	2＝病的	スコア
口唇	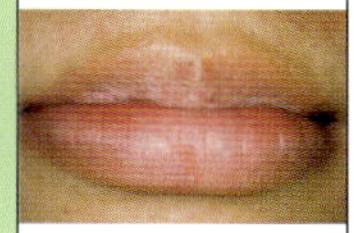 正常，湿潤，ピンク	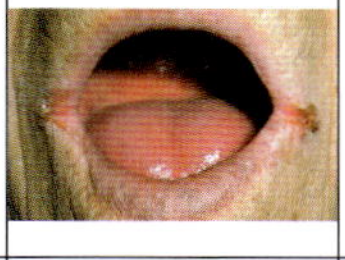 乾燥，ひび割れ，口角の発赤	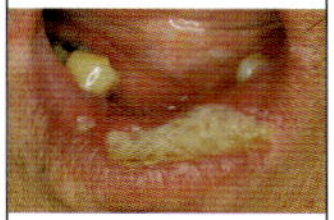 腫脹や腫瘤，赤色斑，白色斑，潰瘍性出血，口角からの出血，潰瘍	
舌	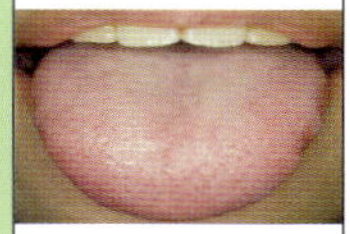 正常，湿潤，ピンク	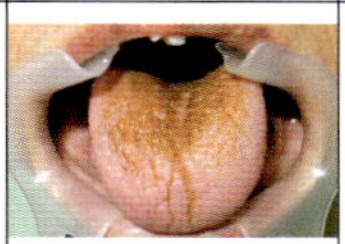 不整，亀裂，発赤，舌苔付着	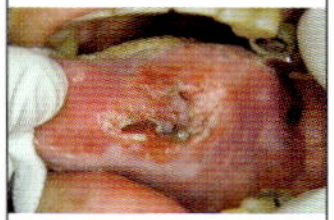 赤色斑，白色斑，潰瘍，腫脹	
歯肉・粘膜	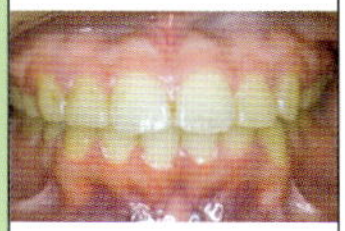 正常，湿潤，ピンク	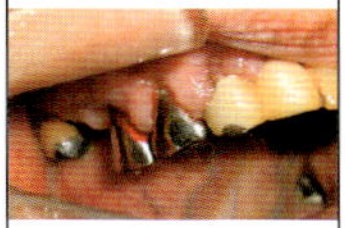 乾燥，光沢，粗造，発赤 部分的な(1～6歯分)腫脹 義歯下の一部潰瘍	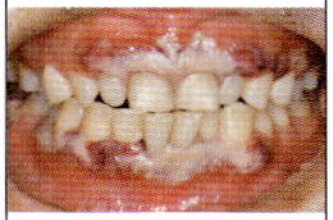 腫脹，出血(7歯分以上) 歯の動揺，潰瘍 白色斑，発赤，圧痛	
唾液	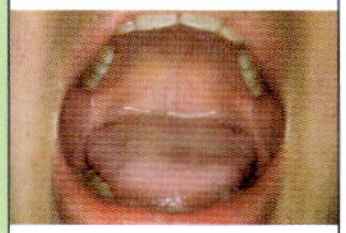 湿潤，漿液性	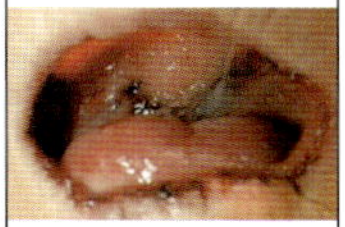 乾燥，べたつく粘膜，少量の唾液 口渇感若干あり	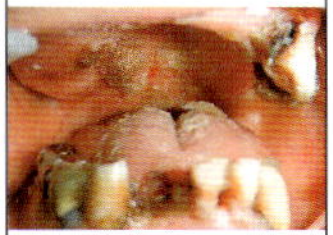 赤く干からびた状態 唾液はほぼなし，粘性の高い唾液 口渇感あり	
残存歯 □有 □無	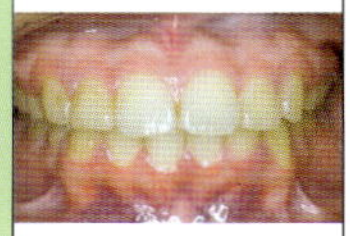 歯・歯根のう蝕または破折なし	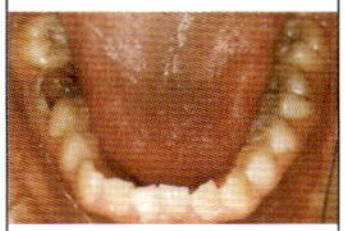 3本以下のう蝕，歯の破折，残根，咬耗	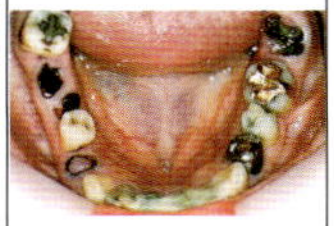 4本以上のう蝕，歯の破折，残根 非常に強い咬耗 義歯使用無しで3本以下の残存歯	
義歯 □有 □無	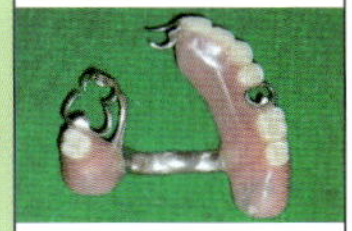 正常 義歯，人工歯の破折なし 普通に装着できる状態	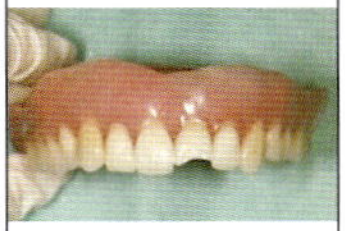 一部位の義歯，人工歯の破折 毎日1～2時間の装着のみ可能	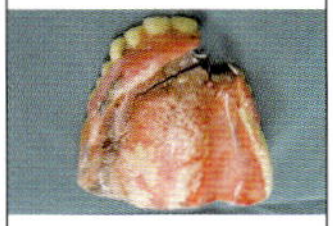 2部位以上の義歯，人工歯の破折 義歯紛失，義歯不適のため未装着 義歯接着剤が必要	
口腔清掃	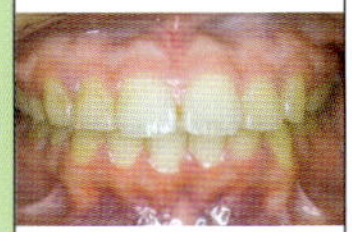 口腔清掃状態良好 食渣，歯石，プラークなし	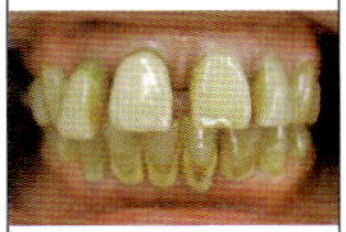 1～2部位に食渣，歯石，プラークあり 若干口臭あり	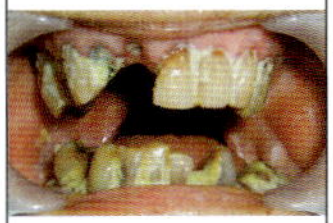 多くの部位に食渣，歯石，プラークあり 強い口臭あり	
歯痛	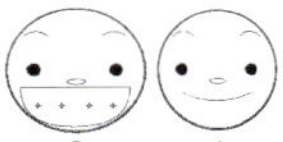 疼痛を示す言動的，身体的な兆候なし	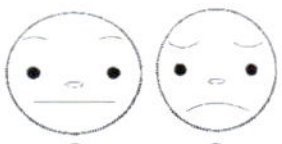 疼痛を示す言動的な兆候あり：顔を引きつらせる，口唇を噛む 食事しない，攻撃的になる	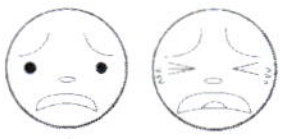 疼痛を示す身体的な兆候あり：頰，歯肉の腫脹，歯の破折，潰瘍，歯肉下膿瘍 言動的な徴候もあり	
歯科受診（ 要 ・ 不要 ）		再評価予定日　/　/	合計	

● 図2　Oral Health Assessment Tool 日本語版(OHAT-J)

健全を0点，やや不良を1点，病的を2点とし，評価する．2点以上は歯科医師に介入を依頼する．判断に迷う場合は，高い点数をつけ，ケア・介入を行うことが望ましい．

(Chalmers, J. M., King, P. L., Spencer, A. J., Wright, F. A., Carter, K. D.: The oral health assessment tool-validity and reliability. Australian dental journal. 50: 191-199. 2005., 松尾浩一郎，中川量晴．口腔アセスメントシート Oral Health Assessment Tool 日本語版(OHAT-J)の作成と信頼性，妥当性の検討．障害者歯科．37：1-7. 2016., Oral Health Assessment Tool(OAHT)日本語版．Available from：https://www.ohcw-tmd.com/research)

を具体的に記し，実施者がかわっても，同じ基準で継続したケアが実施できるようにする。

　口腔内の細菌数は口腔ケアの実施により減少するが，4 時間以上経過すると，実施前と同程度に戻る。そのため，4〜6 時間に 1 回の頻度で口腔ケアを実施することが望ましい。臨床の現場において頻回に口腔ケアを行うことはむずかしいが，口腔機能の維持・改善のためには，少なくとも 1 日 3 回は適切に口腔ケアを実践する必要がある。とくに就寝前には念入りに実施し，時間が経過し細菌が増殖している朝のケアは確実に実施することが望ましい。患者が経口摂取（経管栄養含む）している場合は毎食後に，経口摂取していない場合でも，時間を決めて最低 1 日 3 回口腔ケアを実施することを計画に入れる。

3 実施

◆ 準備

(1) 必要物品を準備する。歯ブラシやガーゼ❶のほか，患者の状態に合わせた清掃具や保湿剤などを用意する❷。
(2) 患者の全身状態を観察する。
(3) 患者に口腔ケアを行うことを説明する。
(4) 口唇を保湿する。看護師が開口する際に，いきなり口唇を引っぱると口角が切れてしまうことがあるため，口腔ケアの実施前には保湿が必要である。
(5) ペンライトで口腔内を照らし，よごれや，看護計画で問題ととらえている部位の状況を十分観察する。とくに舌側は見えにくいため，ケアを実施する前に，よごれの状態や問題のある部位を把握しておく必要がある。
(6) 患者の体位を，誤嚥しにくく，苦痛でない体位に調整する。状態が安定しており座位をとることが可能な患者では，ベッドアップ 90 度または椅子などを用いて座位とする。90 度まで起こせない患者では，可能な範囲で頭側を挙上し，ファウラー位またはセミファウラー位とする。

　誤嚥を防ぐため頸部前屈とし，顎下に 3〜4 横指が入る角度とする。後頸部や枕の下にバスタオルを入れて角度を調整し，頭部を安定させる（●図 3）。

　頭側挙上がむずかしい場合は側臥位とし，麻痺がある患者では健側を下にする。
(7) 看護師 2 名でケアを行う場合は，①患者の表情・全身状態，周囲の状況を観察するサポート役，②ケアの実践役，などの役割を明確に決めておく。口腔内のアセスメントは 2 名で一緒に行う。
(8) 看護師は，口腔内や患者の顔が観察できる位置に立つ。口腔内がよく見えるようにライトを照らす。

> **NOTE**
> ❶口腔粘膜専用の口腔ケアガーゼの使用が望ましいが，やわらかいガーゼを使用してもよい。
> ❷近年，口腔ケアに必要な物品が 1 回分ずつパックされた口腔ケアキットが販売されている。看護師が物品をそろえる負担や時間が軽減され，また，必要な物品をベッドサイドにそろえておけるために，看護師が口腔ケアを意識し実施するという効果につながっている。

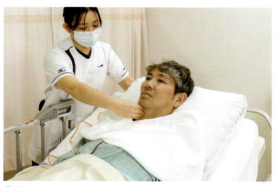
①頸部は顎の下に指が3～4横指入る角度にする。

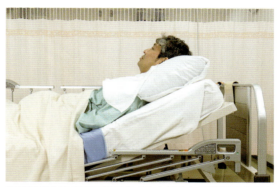
②後頸部や枕の下にバスタオルを挿入して頸部の角度を調整するとよい。

◎図3　口腔ケア時の体位の調整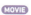

◆ 部位ごとのケア

　歯・歯間のよごれは，口腔内を湿潤させると落ちやすくなるため，まず水や微温湯で含嗽する。含嗽ができない場合は，水や洗口剤をしみ込ませた綿球やガーゼ，スポンジブラシで口腔内を湿潤させる。介助により実施する際は，水が咽頭に垂れ込まないように注意しながら行う。

　強固なよごれは1回のケアではとりきれないことがある。無理に除去すると粘膜損傷・出血の原因になるため，保湿剤を塗布してしばらく待ち，よごれを軟化させてから除去する。保湿剤はだまにならないように塗布する。

　プラークや食物残渣などのよごれを誤嚥しないように，適宜吸引を行いながらケアを実施する。

▌口唇

　口唇に乾燥やひび割れがある場合には，ワセリン・リップクリームまたは保湿剤を塗布する。ワセリンは保湿効果が高く，かつ安価である。また，潰瘍やびらんがある場合は，ジメチルイソプロピルアズレン（アズノール®）やステロイド外用薬など，抗炎症作用のある軟膏が処方されるため，それらを塗布する。

▌舌

（1）含嗽または水や洗口剤で舌全体を湿潤させ，少し時間をおいてから清掃を行う。
（2）舌によごれや舌苔がある場合は，スポンジブラシ・舌ブラシ・粘膜ブラシ❶（◎図4-a～c）・やわらかい毛の歯ブラシを用いて，よごれを舌の奥から手前に引き寄せて取り除く。強い力を加えると味蕾を傷つけることにつながるので，よごれや舌苔をからめてすくいとるようなイメージで行う。みぞがあるタイプのスポンジブラシでは，奥から手前に回転させながらよごれをからめとる（◎図5）。
（3）ブラシによごれがついたらガーゼでふきとり，微温湯に浸してすすぐ。

NOTE
❶粘膜ブラシは毛がやわらかく，舌だけでなく口腔内全体に使用できる。

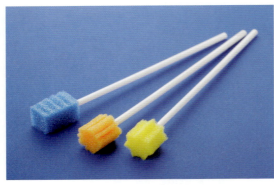
a. スポンジブラシ

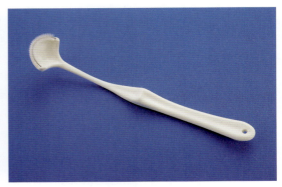
b. 舌ブラシ

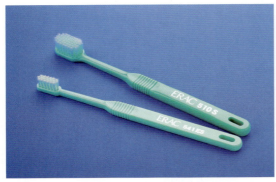
c. 粘膜ブラシ（上），歯ブラシ（下）

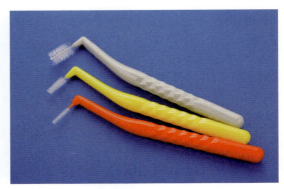
d. 歯間ブラシ

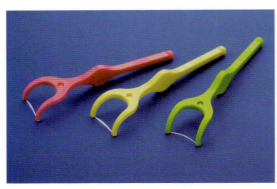
e. デンタルフロス

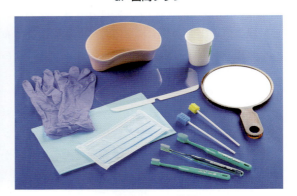
f. 介助に用いる物品

○図4　口腔清掃に用いるおもな物品

　　　軽く水けをきってから，再びよごれの除去を行う。
（4）舌苔は，保湿剤で軟化させる。強固な舌苔は，保湿剤で軟化させたあと，希釈したオキシドールに浸したスポンジブラシで，繰り返しからめとる。オキシドールは発泡するため，よごれが浮き上がり，除去しやすくなる。ただし，口腔内に傷がある場合は使用しない。
（5）舌に乾燥や舌苔がみられる場合は，口蓋にもよごれが付着している可能性がある。口蓋も観察し，必要時はよごれの除去を行う。

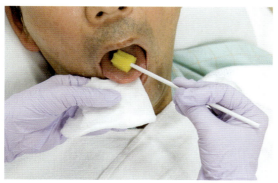

●図5　舌の清掃
スポンジブラシは奥から手前に転がすようにし、みぞによごれをからめとる。

MOVIE

●図6　粘膜の清掃
粘膜ブラシで頬粘膜や口蓋のよごれをとる。

MOVIE

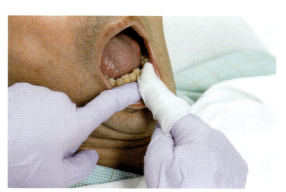

よごれはガーゼですべてふきとる。

●図7　よごれのふきとり MOVIE

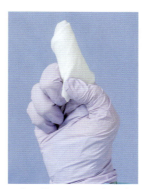

示指に巻きつけたガーゼの端を母指で押さえ、ふきとり中に抜けないようにする。

歯肉・粘膜

(1) 含嗽が可能な患者の場合は、水や微温湯、含嗽剤・洗口剤で含嗽し、口腔内のよごれを落とすとともに乾燥をやわらげる。含嗽ができない患者の場合は、スポンジブラシなどに水や洗口剤をしみ込ませて湿潤させる。

(2) 歯肉や頬粘膜によごれがある場合は、よごれを奥から手前に引き寄せるようにふきとる。粘膜に付着している唾液や痰は、粘稠度が高く除去しにくいため、粘膜ブラシを用いると効率的に除去できる(●図6)。粘膜ブラシは、歯肉マッサージもできるかたさのものを選択するとよい。

(3) よごれを落としたあとは、口腔内のよごれを回収するために、水で湿らせたガーゼでふきとりを行う(●図7)。

唾液

乾燥が強い場合には、口腔内に保湿剤を塗布する(●図8)。保湿剤にはジェルタイプやスプレータイプなどさまざまな種類があるため、患者の状態

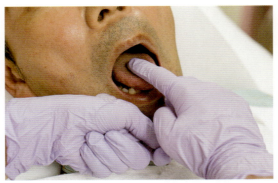

▶図8　口腔内の保湿
保湿剤を，利き手と反対の手の甲に出しておく。こうすることで，よごれた手で保湿剤を出す必要がなくなる。

▶図9　ブラッシング
1本ずつ歯と歯肉を細かくブラッシングする。

に合わせて使い分ける。長期臥床患者や意識レベルの低下がある患者など，誤嚥リスクのある患者にはジェルタイプのものが適している。スプレータイプは，覚醒しており，座位がとれる患者に用いる。乾燥が強い場合には，保湿剤の使用だけでなく，唾液分泌を促すマッサージの実施も有効である。耳下腺・顎下腺・舌下腺を，円を描くようにマッサージする。

▍歯（残存歯）

(1) 1本ずつブラッシングを行う（●236ページ，図1）。歯ブラシはペンホルダーグリップ（鉛筆持ち）で持つ。力を込めずに，肩や腕の力を抜いた状態でみがく（●図9）。

(2) 上下左右の頰側のブラッシングが終了したら，舌側も同様にブラッシングを行い，すべての歯をみがく。左上からみがくなどの順序を決めておくと，みがき残しがない。

(3) 歯間のよごれには，歯間ブラシやデンタルフロスを使用する（●240ページ，図4-d, e）。歯根部だけが残っている歯（残根）には，タフトブラシを使用すると，容易によごれが除去できる。

(4) 患者が自分で清掃を行う場合は，みがき残しがないかを鏡を見て確認するよう指導する。

(5) 終了後は含嗽し，口腔内のよごれを喀出する。含嗽ができない患者の場合は，水や洗口液で湿らせたガーゼで口腔内のよごれをふきとる。

(6) 歯ブラシの選択：ヘッド（刷毛面）が小さいものは，口腔内の奥まで届き，歯の細部に密着するためよごれを落としやすい。また，ブラシの毛がかたいと，歯と歯肉の間をブラッシングする際に粘膜を傷つける可能性があるため，比較的やわらかいものが望ましい。握力が弱い患者や，体位が限定される患者には，持ちやすいようにハンドル部位の太い歯ブラシや，電動歯ブラシを選ぶなど，患者のADLに合ったものを選択する。

▍義歯

義歯は，クラスプに爪をかけて咬合面に対して垂直に外し，半回転させる

ようにして口腔外に取り出す。義歯の洗浄は，義歯ブラシを用いて流水下で行う。洗浄の際に歯みがき剤は使用しない。就寝前は必ず義歯洗浄剤につけておく。義歯は必ず水に浸した状態で保管する。

■ 歯痛

歯の痛みがある場合は治療の対象になる。患者の訴えや表情から，疼痛が生じている部位を把握して歯科医師に伝え，介入を依頼する。

◆ 口腔清掃終了後

(1) 口腔の周囲をタオルなどでふく。
(2) 口腔乾燥が強い場合は，口唇にワセリンやリップクリームまたは保湿剤を，口腔粘膜に保湿剤を塗布する。開口器などを使用した場合は，口角の皮膚の裂傷や圧迫痕がないかを確認する。

4 評価

1日1回，日中のケアの際に口腔内の状態を評価する。OHATを用いている場合は点数をつける。

口腔内の状態が改善していれば，実施しているケアの方法が適切であると評価し，ケアを継続する。変化がない，または悪化しているならばケアの効果がないと評価する。その場合は歯科医師または歯科衛生士に連絡をとり，適切な方法を指導してもらい，計画を修正することが重要である。

C 患者の状態に応じた口腔ケア

患者は，疾患や治療のために，セルフケアが困難であったり，口腔衛生管理が不十分であったりする場合がある。

看護師は，患者の状態に応じた口腔ケアを行い，患者の口腔内環境や口腔機能を維持・改善するとともに，合併症の予防に努める必要がある。

1 意識障害（開口障害）のある患者

意識障害のある患者では，口腔内の管理は介助者にまかされることになる。

患者は経口摂取が困難な場合が多く，唾液分泌量の減少に伴い，口腔内の自浄作用が低下している。唾液や痰は，本来は嚥下や舌での喀出によって口腔内から排出されるが，口腔内乾燥によりこれらの動作が困難になる。また，患者によっては，粘稠度の高い痰の排出ができずに口蓋に貯留され，膜が形成された状態がみられる。

口腔内環境の悪化や口腔機能全般の低下により，口腔内細菌の増殖に加え嚥下機能が低下して，誤嚥性肺炎を引きおこす可能性も高くなっている。

そのため，意識障害がある患者への口腔ケアでは，口腔内環境や口腔機能の維持・改善，および誤嚥性肺炎の予防が重要である。

1 アセスメント項目

■一般状態
(1) 意識レベル
(2) バイタルサイン
(3) ADL
(4) 栄養摂取方法(経管栄養・経静脈栄養)

■口腔内の状態
(1) 口腔内の湿潤・乾燥状況
(2) 舌：舌苔，腫脹，舌の動き
(3) 口唇・歯肉・粘膜：色，乾燥，出血，潰瘍，腫脹
(4) 歯：残存歯，動揺の有無・程度
(5) 口臭
(6) 開口度

2 ケアの実際

■必要物品
　歯ブラシ，スポンジブラシ，粘膜ブラシ，保湿剤，ガーゼ，吸引器，ワセリンまたはリップクリーム，必要に応じて，舌ブラシ，歯間ブラシ(○240ページ，図4-f)，デンタルフロス，ポイントブラシ，オーラルワイダー(アングルワイダー，口角鉤)またはバイトブロック(○図10-a)，開口器(○図10-b)

■方法
(1) よごれを口腔内から外に出す(回収)ために吸引器を準備しておく。
(2) 誤嚥を予防するため，患者を側臥位，もしくはファウラー位で頸部は3，4横指入る前屈姿勢にし，口唇にワセリンやリップクリーム，または保湿剤を塗布する。
(3) 開口状態を保つため，必要時はオーラルワイダーやバイトブロックなどを口腔内に装着する。バイトブロックも入れられない，くいしばり状態の場合は，Kポイントを刺激することで反射として一瞬開口するため，その瞬間にバイトブロックを挿入する(○plus)。

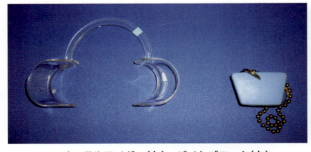
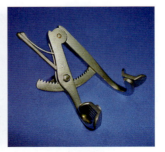

　　a. オーラルワイダー(左)，バイトブロック(右)　　　　b. 開口器

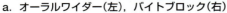

○図10　口腔清掃の補助物品

(4) 口腔内を観察し，乾燥やよごれの付着が強い部位に保湿剤を塗布し，手早くケアを行う。

(5) 口腔内乾燥が強い場合は，口腔内に保湿剤を薄く塗布する。口唇にはワセリンやリップクリーム，または保湿剤を塗布する。

■ポイント

意識障害がある患者では，声をかけて誘導したり，協力を得たりすることがむずかしい。そのため体位を確実に保持し，口腔内および口腔周囲を十分に観察する必要がある。

観察の際はオーラルワイダーを使用し，安全に視野を確保する。開口器を装着する場合は，口唇・口角にワセリンやリップクリームまたは保湿剤を塗布してから装着する。開口目的でバイトブロックを挿入する場合は，残存歯の部位や動揺の有無，歯肉の腫脹の有無などを把握する必要がある。

意識障害がある患者は臥床状態にあり，同一体位で過ごす時間が長く，筋肉の緊張がある。体位を確保する際には，頸部や肩のストレッチを行い，筋肉の緊張をゆるめるとよい。また，30〜45度のベッドアップを行うとともに頭部後屈を予防する。

ケアの実施中は，口腔内に刺激が加わったことによる唾液の分泌や洗浄液による口腔内の湿潤で，咳嗽や嘔吐反射が誘発される可能性がある。そのため，つねに口腔内の貯留液を吸引できる状態にする。吸引器がない場合はガーゼに唾液を吸収させるなどする。

2 気管挿管中の患者

気管挿管中の患者は，全身状態の悪化や低栄養状態により，易感染・易出血傾向の場合がある。また，口腔内乾燥・唾液分泌量減少・嚥下困難といった状態にあるほか，気管カニューレ内に細菌が増殖している可能性がある。VAP予防を第一に考え，口腔内環境の維持・改善に努める。また，口腔ケアは口腔周囲の筋肉を動かし口腔内の知覚入力することになるため，気管挿管中で絶飲食中の患者にとっては，口腔ケアが嚥下機能の維持・改善のための訓練にもなる。

---

plus　Kポイント刺激法（開口反射誘発法）

Kポイントは，臼後三角後縁のやや後方（上下の歯をかみ合わせたときの頂点）の高さで，口蓋舌弓の側方と翼突下顎ヒダの中央にあたる粘膜に位置している。Kポイントを刺激することで，反射的に開口が誘発される。嚥下反射誘発法として実施されることも多い。指を頬の内側に入れ，歯列に沿って奥へ進め，臼歯の後方からさらに第1関節くらいまで挿入すると，指先がKポイントにあたり，開口が促される。ただし球麻痺には有効ではない。

1 アセスメント項目

■一般状態
(1) 意識レベル
(2) 挿入されている気管カニューレの長さと固定状況，人工呼吸器使用時の条件，呼吸形態，経皮的動脈血酸素飽和度(SpO_2)
(3) バイタルサイン
(4) ADL
(5) 栄養摂取方法（経管栄養・経静脈栄養）

■口腔内の状態
(1) 口腔内の湿潤・乾燥状況
(2) 気管チューブで圧迫されている部位の状況：発赤・水疱の有無，皮膚色の異常の有無
(3) 舌：舌苔，腫脹，舌の動き
(4) 口唇・歯肉・粘膜：色，乾燥，出血，潰瘍，腫脹
(5) 歯：残存歯，動揺の有無・程度
(6) 口臭
(7) 開口度

2 ケアの実際

■必要物品
歯ブラシ，スポンジブラシ，粘膜ブラシ，保湿剤，ガーゼ，吸引器，ワセリンまたはリップクリーム，必要に応じて，舌ブラシ，歯間ブラシ，デンタルフロス，ポイントブラシ，オーラルワイダー（アングルワイダー，口角鉤）またはバイトブロック，開口器

■方法
(1) ケアは必ず 2 名以上で行う。
(2) ケアの前にカニューレの挿入の長さとカフ圧チェックをし，気管内とサイドチューブ，口腔内の吸引を行う。
(3) 患者の体位はセミファウラー位や側臥位とし，頭部を固定する。
(4) 口腔から気管カニューレが挿入されている場合，口唇粘膜はつねに軽度の伸展状態であり，乾燥している場合が多い。そのため口唇全体を湿潤させてから，必要時はバイトブロックや開口器などを用いて視野を確保する。
(5) 口腔内の状態を観察し，必要時は保湿剤でよごれの軟化をはかる。ヘッドの小さい歯ブラシでプラークを除去し，吸引またはふきとりによってよごれを回収する（●図 11）。
(7) スポンジブラシもしくは粘膜ブラシを湿らせ，舌のよごれを奥から手前に引き寄せて取り除く。同じ部位に何度もブラシをあてない。
(8) スポンジブラシもしくは粘膜ブラシを湿らせ，口腔粘膜のよごれを奥から手前に引き寄せて取り除く。舌と同様に同じ部位を何度も刺激しない。

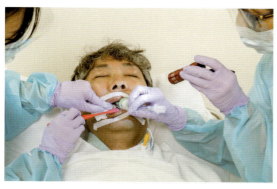

図11　気管挿管患者の口腔ケア
ケアは2名以上で行う。1人が気管カニューレの固定がずれないように把持し，口腔内をライトで照らす。

(9) 口腔ケアが終了したあとは，臼後三角・口腔前庭などに水分の貯留がないように，ていねいに吸引し，水分が咽頭へ流れ込まないようにする。
(10) バイトブロックや開口器などを除去する。
(11) 気管カニューレの挿入位置，固定しているテープのゆるみの有無，人工呼吸器の状態，呼吸状態，SpO_2，呼吸苦の有無などを確認する。気管カニューレを固定しているテープがゆるんでいる場合は，再固定または補強を行う。
(12) サイドチューブ，気管内，口腔内の吸引を行う。
(13) 口唇にワセリンやリップクリーム，または保湿剤を塗布する。

ポイント

ケアは2名以上の介助者で行い，口腔内・気管内吸引が可能な環境を整えておく。また，湿気により気管カニューレを固定しているテープがゆるみ，気管カニューレの挿入位置にずれが生じることが考えられる。そのためケアの実施中は，気管カニューレの位置の確認を怠ってはならない。患者の状態を把握するためには，SpO_2を確認する必要があるため，ケアの実施中もつねにモニターの観察を継続する。

3　麻痺のある患者（片麻痺の場合）

麻痺の原因には脳血管障害や不慮の事故などがあり，脳血管障害の背景疾患としては，高血圧症・糖尿病・動脈硬化などがあげられる。適切なケアを行うには，患者の運動機能に加えて背景疾患も把握する必要がある。

麻痺により咀嚼機能・嚥下機能が低下すると，口腔内に食物残渣が貯留し口腔内細菌が増殖する。また，発語障害により顎や頰筋の運動が減少すると，唾液の分泌量が減少し，口腔の自浄作用が低下する。麻痺のある患者の口腔ケアでは，口腔内環境や口腔機能の維持・改善が重要となる。

1　アセスメント項目

セルフケア能力・一般状態
(1) 意識レベル
(2) バイタルサイン

(3) 既往歴
(4) ADL：麻痺の程度
(5) 栄養摂取方法（経管栄養・経静脈栄養）

口腔内の状態
(1) 口腔内の湿潤・乾燥状況
(2) 舌：舌苔，腫脹，舌の動き
(3) 口唇・歯肉・粘膜：色，乾燥，出血，潰瘍，腫脹
(4) 歯：残存歯，動揺の有無・程度
(5) 口臭
(6) 開口度

2 ケアの実際

必要物品
歯ブラシ，スポンジブラシ，保湿剤，ガーゼ，吸引器，ワセリンまたはリップクリーム，含嗽剤，コップ，ガーグルベースン，タオル，必要に応じて歯みがき剤，枕やクッション

方法
麻痺の程度や範囲により，セルフケアが可能な場合と，セルフケアが困難で介助者がケアを行う場合とがある。介助者は，患者の機能回復のためにも残存機能をおおいにいかし，患者の麻痺の程度や範囲に見合った方法で口腔ケアを立案し，進めていく。以下，一部介助が必要な患者に対するケアの方法を述べる。

(1) 座位からファウラー位に体位を保つ。ファウラー位がむずかしい患者は側臥位にし，頭部を固定する。側臥位の場合は，健側を下に，麻痺側を上にする。体位の安定をはかるため，枕やクッションなどで身体を支え，患者の状態に合った安全・安楽な体位を工夫する。
(2) 口腔内を観察する。ケアの前の口腔内の状況を確認しておき，患者自身がケアを行ったあとの状態と比較する。
(3) 胸もとにタオルを置く。
(4) 義歯を使用している場合は，介助者または患者自身で取り外し，義歯の洗浄と乾燥防止のために，水の入ったコップに入れておく。
(5) ガーグルベースンは患者の口もと付近に置いておく。
 ・(6)〜(9)は，できるだけ患者自身に実施してもらう。
(6) 歯ブラシでブラッシングする。状態や本人の希望に合わせて歯みがき剤を使用する。
(7) 舌，舌以外の粘膜は，スポンジブラシに水または洗口液をつけ，よごれをからめとる。
(8) 座位やファウラー位の場合は，必要に応じて介助しながら含嗽を行ってもらう。側臥位の場合は，ガーゼでよごれをすべてふきとる。
(9) タオルで口腔周囲をふく。
(10) 介助者は口腔内を確認し，みがき残しがあればよごれの除去を行う。歯

の動揺や歯肉の発赤・腫脹，出血の有無などを観察し，口唇に保湿剤またはワセリンやリップクリーム，または保湿剤を塗布する。

(11) 取り外した義歯はよく洗浄し，介助者または患者自身で装着する。

■ ポイント

麻痺の程度や範囲の把握を十分に行う。患者が行えない動作だけでなく，患者自身で可能な動作や程度も確認し，できる限り自力での動作を優先するように介助する。また，同一体位を保持できる時間の長さや，左右の握力の差の程度などを把握し，使用する補助具の大きさや重さを検討する。

日常の動作を自力で行えたという達成感と，口腔ケアによって得られる爽快感などが，患者の行動意欲やケアの継続につながる。

義歯は長期間外していると合わなくなるため，日中は装着して過ごしてもらい，食後は洗浄する。夜間は外して義歯洗浄剤につけて保管を行う。

4 認知症の患者

認知症の症状には記憶障害・見当識障害・実行機能障害があり，認知機能の低下の程度は日常生活自立度から知ることができる。症状のあらわれ方は1人ひとり異なり，抑うつ，暴言，介護拒否などを呈することもある。日常の清潔行動に影響が生じることが多いが，患者自身は問題があるという認識にとぼしい場合が多い。

習慣としていた歯みがきや義歯の管理ができなくなると，食欲や摂食・嚥下機能などの低下につながる。患者自身に，口腔ケアを日常生活の習慣として認知してもらい，口腔衛生の保持に努める必要がある。

1 アセスメント項目

■ セルフケア能力・一般状態

(1) 日常生活自立度
(2) 現在，日常生活に支障を及ぼしている症状の種類や内容
(3) コミュニケーション能力
(4) 家族の患者への理解度・支援範囲

■ 口腔内の状態

(1) 口腔内の湿潤・乾燥状況
(2) 舌：舌苔，腫脹，舌の動き
(3) 口唇・歯肉・粘膜：色，乾燥，出血，潰瘍，腫脹
(4) 歯：残存歯，動揺の有無・程度
(5) 口臭
(6) 開口度

2 ケアの実際

■ 必要物品

歯ブラシ，舌ブラシ，保湿剤，ガーゼ，吸引器，ワセリンまたはリップク

リーム，含嗽剤，コップ，ガーグルベースン，タオル，必要に応じて歯みがき剤

■ 方法
(1) 患者に口腔ケアを行うことを説明する。
(2) 患者の理解を得たうえで，口腔内を観察する。
(3) 含嗽を促し，患者の口腔ケアに対する理解度や協力の有無を予測する。
(4) 患者が行う歯みがきの一連の動作に対して，適宜声をかける。患者の動作が緩慢であったり雑であったりしても，患者のやり方を尊重する。終了後にみがき残しがある場合は，患者の尊厳を傷つけないように説明し，ケアを実施する。

　自力でのケアが困難な場合は，介助者がケアを行う。ケアの前には，ケアの流れを説明し，患者の理解を得る。不安や恐怖心・怒りを感じさせないように，1つひとつのケアの実施の前にはケアの内容を説明し，実施時には声をかける。

■ ポイント
　口腔ケアの実施前のアセスメントを十分に行い，患者や家族と信頼関係を構築することが大切である。介助者は口腔ケアを手順どおりに行うことに重点をおくのではなく，患者が口腔ケアを日常生活のなかの1つの行動として習慣にすることを目標として計画を立案する。

5 知的障害のある患者

　知的障害のある患者のケアにおいては，患者1人ひとりの性格や行動の特徴を知ることが，口腔内の状況や課題の把握，適切なケアの提供につながる。
　一般に，知的障害がある患者は，口腔衛生管理の習慣が身についていなかったり，口腔衛生が不十分であったりして，口腔内を清潔に保てていないことが多い。口腔疾患の予防・早期発見のために，患者の特徴をとらえ，患者・家族とのコミュニケーションのなかで，口腔衛生管理の介助を計画する。

1 アセスメント項目

■ 一般状態
(1) 行動の特徴，性格
(2) 日常生活のリズム
(3) 患者・家族の衛生観念

■ 口腔内の状態
(1) 全体の汚染状況
(2) 舌：舌苔
(3) 口唇・歯肉・粘膜：色，乾燥，出血，潰瘍，腫脹
(4) 歯：齲蝕の有無，動揺の有無・程度
(5) 口臭

2 ケアの実際

必要物品

歯ブラシ，スポンジブラシ，粘膜ブラシ，保湿剤，ガーゼ，吸引器，ワセリンまたはリップクリーム，必要に応じて，舌ブラシ，歯間ブラシ，デンタルフロス，ポイントブラシ，オーラルワイダーまたはバイトブロック，開口器

方法

①**患者自身による歯みがき** 患者自身による歯みがきが可能な場合は，患者の習慣や方法を把握する。みがき残しがある場合は介助し，家族にも指導する。

②**介助者による歯みがき** 患者が歯みがきを拒否する場合は，家族や介助者からケアの内容を説明し，少しでも患者の理解を得たうえで介助者がケアを行う。バイトブロックを口角にはさんで開口させると，介助者の安全が得られる。歯みがきが困難な場合は，含嗽を行うだけでも細菌数が減少するほか，口腔内残留物を排出できる。

ポイント

患者の性格，行動の特徴などの情報を，家族や患者自身から得る過程で，介助者を患者に認知してもらう必要がある。患者のなかには，人の指示に従い行動する患者もいれば，おそれや心配をいだきやすかったり興奮しやすかったりする患者もおり，多種多様な行動がみられる。個々の行動がもつ意味を探りながら，家族と連携して口腔内の衛生管理につなげることが重要となる。

日常生活のなかで口腔衛生管理を習慣づけるほかに，かかりつけの歯科外来を定期的に受診すると，口腔内の異常を早期に発見できる。大学病院などには知的障害がある患者を専門とする外来が設置されている。

6 免疫機能が低下している患者

全身疾患や薬物療法により免疫機能が低下すると，通常は病原性を発揮せず皮膚や口腔に常在する非病原微生物が，宿主に感染し，感染症を発症することがある（日和見感染）。この日和見感染の予防が，免疫機能が低下している患者の口腔ケアの目的となる。

また，口腔内環境の悪化による細菌の増殖や口腔粘膜の出血，齲蝕・歯肉炎・歯周炎の発症は，免疫機能が低下している患者の全身状態に影響を及ぼすため，これらの予防も重要である。

1 アセスメント項目

セルフケア能力・一般状態

（1）意識レベル
（2）バイタルサイン

（3）ADL
（4）栄養摂取方法（経管栄養・経静脈栄養）
（5）現病歴・既往歴
（6）血液検査データ：白血球数・血漿タンパク質・赤血球沈降速度・C反応性タンパク質・出血傾向に関する検査値（血小板数・白血球分画など）
（7）凝固・線溶系検査
（8）生化学検査
（9）使用薬物の薬効

口腔内の状態
（1）口腔内の湿潤・乾燥状況
（2）舌：舌苔，腫脹，舌の動き
（3）口唇・歯肉・粘膜：色，乾燥，出血，潰瘍，腫脹
（4）歯：残存歯，動揺の有無・程度
（5）口臭
（6）開口度

2 ケアの実際

必要物品
　歯ブラシ，スポンジブラシ，粘膜ブラシ，保湿剤，ガーゼ，吸引器，ワセリンまたはリップクリーム，必要に応じて舌ブラシ，歯間ブラシ，デンタルフロス，ポイントブラシ

方法
（1）含嗽またはぬらした綿棒などで口腔内を湿らせる。
（2）歯みがきの際には，超軟毛で毛先の先端が丸いナイロン歯ブラシを使用するとよい。
（3）歯ブラシの使用などにより出血がみられる場合，歯肉部は微温湯や洗口剤を含ませた綿球やガーゼを指に巻いて愛護的に清拭し，強くこすらないように注意する。
（4）歯間部は，デンタルフロスでプラークをかき出す。
（5）口腔粘膜は，スポンジブラシで奥から手前によごれを引き寄せて取り除く。
（6）舌は，舌ブラシでよごれを奥から手前に引き寄せて取り除く。同一部位に連続してブラシをあてないようにする。痛みを伴う場合は，含嗽剤（ハチアズレ® など）を使用するとよい。
（7）歯肉炎・歯周炎の症状があれば，歯科の受診をすすめる。
（8）口腔内のケアが終了したら再度含嗽し，出血している部位がないかを確認する。

ポイント
　免疫機能が低下した患者では，口腔内の炎症や粘膜の亀裂などから感染し，全身状態の悪化につながることがあるため，その予防が重要である。血液検査データの変動，全身状態の変化を確認しつつ，患者の状態に合った口腔ケ

アを提供できるように情報収集する必要がある。

　出血傾向が強い患者に関しては，医師と相談し止血薬（アドレナリン〔ボスミン®液〕）を塗布してからケアを行うこともある❶。

　血小板が2万/μL以下の状態は常時出血のリスクがあり，ブラッシングは望ましくない。2〜5万/μLでも易出血状態なので，専門的介入を依頼する。看護師は血小板が5万/μL以上であることを確認してケアを実施する。

> **NOTE**
> ❶患者は易出血状態であり，ケア中に出血がみられたら，ただちに止血をする必要があるため，止血薬をひたしたガーゼを近くに準備しておく。

動画一覧

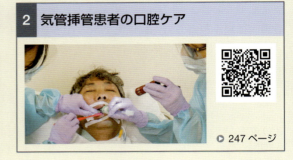

1 口腔ケアの手順 ▶ 241 ページ

2 気管挿管患者の口腔ケア ▶ 247 ページ

＊本書に掲載されている動画では，侵襲を伴う看護技術や，日常生活のなかでは見ることのない身体の部位などを扱っていることがあります。
＊動画は予告なく変更もしくは削除されることがあります。無断での複製・送信は著作権法上の例外を除き禁じられています。
＊動画再生や視聴には大量のデータ（パケット）通信を行うため，携帯・通信キャリア各社の回線を使用した場合は通信料が発生します。発生したデータ通信料については，当社は一切の責任を負いかねます。あらかじめご了承ください。
＊QR コードは，（株）デンソーウェーブの登録商標です。

索引

数字・欧文

2点識別検査　53
5-FU　122
6歳臼歯　16
8020運動　4
ARONJ　100
BRONJ　99
C_0　89
C_1　88
C_2　88
C_3　88
C_4　89
CO　89
CT検査　55
DRONJ　100
ENAP　71
FDG-PET検査　59
FDI方式　19
FT　50
GBR法　71
GTR法　71
HIV　111
IgG4関連疾患　140
Kポイント刺激法　247
MRI検査　56
MRONJ　100
MWST　50
OHAT-J　237, 239
Oral Health Assessment Tool 日本語版　237, 239
PAP　168
PET検査　59
PMTC　61
PTC　61
RSST　50
SAPHO症候群　99
SAS　39
SRP　62
SWテスター　53
VE　51
VF　50
V字型歯列弓　80
WST　50

あ

悪性黒色腫　119
悪性腫瘍　119
悪性リンパ腫　119
アジソン病　109
亜全摘術，舌の　122
亜脱臼　127
アフタ　101
アフタ性潰瘍　101
アマルガム　66
アングルワイダー　246
鞍状歯列弓　80
按頭台　174
アンレー　65

い

医科歯科連携　4
萎縮性カンジダ症　105
異所萌出　93
痛み　34
　――のある患者の看護　154
一次性シェーグレン症候群　139
一塊切除術　121
移転　80
移動性舌炎　105
異味症　43
医療面接　46
咽頭　23
咽頭音　42
咽頭期　41
インフュージョンリアクション
　　　　209
インプラント　77
インプラント外来　3
インプラント周囲炎　78
インレー　65

う

ウィックハム線条　104
ウォーターズ撮影法　54
齲蝕　88
　――の好発部位　88
　――の進行度　88
　――の治療　63

齲蝕検知液　63
齲蝕第1度　88
齲蝕第2度　88
齲蝕第3度　88
齲蝕第4度　89

え

エアタービン　174
エアブレイシブ　63
永久歯　16
永久歯列　20
鋭匙　72
エキスカベーター　**48**, 63
エコー検査　58
エジェクター　174
壊死性潰瘍性歯肉炎　**102**, 111
壊死性潰瘍性歯肉口内炎　102
エナメル質　20, 21
エナメル質形成不全症　93
エプーリス　123
エラスティック　83
エレベーター　72
嚥下　41
　――の3相　41
嚥下圧検査　51
嚥下運動　41
嚥下機能検査　50
嚥下機能評価検査　50
嚥下訓練　168
嚥下障害　41
嚥下造影検査　50
　――を受ける患者の看護　172
嚥下内視鏡検査　51
炎症性歯肉増殖症　125
エンジンリーマー　69
円板後部組織　28
円板整位運動療法　136

お

横口蓋ヒダ　23
横舌筋　30
オーバーバイト　49
オーラルアプライアンス療法　135
オーラルワイダー　246
おたふくかぜ　139

オトガイ　25
オトガイ下部　26
オトガイ筋　30
オトガイ形成術　132
オトガイ結節　27
オトガイ孔　27
オトガイ唇溝　25
オトガイ舌筋　25, 30
オトガイ舌骨筋　29, 31
オトガイ隆起　27
オルブライト症候群　109
温度診　90

か

外因性色素沈着　110
開花性骨性異形成症　127
開咬　80, **81**, 132
開口障害　40
　　──のある患者の看護　163
開口反射誘発法　247
外骨症　126
外傷性潰瘍　103
外舌筋　30
開窓療法　**112**, 114, 116
外側翼突筋　29
介達骨折　128
改訂水飲みテスト　50
回転切削器具　63
回復期の患者の看護　149
外部照射　122
外来性色素沈着　110
会話明瞭度検査　52
過蓋咬合　49, 80
下顎運動検査　48
下顎運動路解析　49
下顎窩　28
下顎角　27, 28
下顎可動化訓練　136
下顎管　27
下顎区域切除術　123
下顎頭　27, 28
下顎孔　27, 28
下顎後退症　132
下顎骨　27
下顎骨骨折　128
下顎枝　27
下顎枝矢状分割術　132
下顎枝垂直骨切り術　132
下顎歯肉がん　123
下顎切痕　27
下顎前突　80, 81
下顎前突症　132
下顎体　27

下顎頭　27, 28
下顎辺縁切除術　123
下顎隆起　126
下関節腔　28
核医学検査　58
顎下三角部　26
顎下腺　31
顎下腺管　25, 31
顎下部　26
顎下リンパ節炎　98
顎関節　28
顎関節X線撮影　55
顎関節円板障害　135
顎関節強直症　137
顎関節症　135
顎関節症Ⅰ型　135
顎関節症Ⅱ型　135
顎関節症Ⅲ型　135
顎関節症Ⅳ型　136
顎関節脱臼　136
顎関節痛障害　135
顎関節パノラマ4分割法　55
顎義歯　80
顎骨骨髄炎　98
顎骨骨折　128
顎舌骨筋　29, 31
顎舌骨筋線　27
顎二腹筋　31, 29
顎囊胞患者の看護　213
顎変形症　132
　　──患者の看護　210, 227
下歯槽静脈　28
下歯槽神経　28, 98
下歯槽動脈　28
下縦舌筋　25
過剰歯　94
下唇　25
下唇下制筋　30
下唇小帯　23, 26
仮性口臭症　38
仮性三叉神経痛　143
画像検査　53
家族性巨大型セメント質腫　127
ガッタパーチャポイント　69
可撤式矯正装置　82
可撤性補綴装置　75
窩洞　64
窩洞形成　64, 65
カポジ肉腫　111
ガマ腫　114
ガムテスト　51
カルボプラチン　122
眼窩下孔　27

眼窩下静脈　27
眼窩下神経　27
眼窩下動脈　27
眼窩底　27
がん患者の看護　196
観血的整復固定術　129
含歯性囊胞　112
カンジダ症　105
がん性疼痛　155
関節円板　28
間接訓練　168
関節結節　28
関節突起　27
間接抜髄法　69
間接覆髄　64
間接法，修復治療の　64
関節隆起　28
感染根管治療　68, 69
完全脱臼　127
含嗽　236
含嗽剤　237
含嗽用給水装置　174
嵌入　127
顔貌の変化　8
顔面筋　30
顔面神経麻痺　111, **142**
顔面非対称　132
関連痛　34

き

気管カニューレ　199
きざみ食　167
きざみ・とろみ食　167
義歯　188, 189
　　──の清掃方法　189
　　──の取り扱い方法　188
義歯床　78, 79
義歯性線維腫　125
義歯洗浄用具　189
器質的口腔ケア　236
キシリトール　90
吃音症　42
基底細胞母斑症候群　112
気道　23
機能的口腔ケア　236
偽囊胞　114
吸引管　174
臼後三角　23
臼歯　18
急性化膿性顎下腺炎　138
急性化膿性顎骨骨髄炎　98
急性化膿性唾液腺炎　139
急性期の患者の看護　148

急性偽膜性カンジダ症　105
急性根尖性歯周炎　89, **97**
急性歯周膿瘍　97
急性歯槽骨炎　97
キュットナー腫瘍　140
頬筋　29, 30
頬骨突起　27
狭窄歯列弓　80
頬小帯の異常　130
矯正歯科外来　3
矯正歯科治療　80
　　──を受ける患者の看護　190
頬腺　31
頬側　18, 21
強直　137
頬粘膜がん　123
頬部　26
共鳴　42
巨大歯　93
金銀パラジウム合金　66
筋突起　27

く

クインケ浮腫　110
くさび状欠損　91
クラウン　65, 76
グラスアイオノマーセメント　66
クラスプ　78, 79
クリック音　135
クレピタス音　136
クレンザー　69
クローズドロック　136

け

経管栄養管理　167
傾斜　80
形成，歯の　17
形成異常　93
継続看護，口腔がん患者の　209
茎突舌筋　25, 30
茎突舌骨筋　29
頸部郭清術　121
ゲーツグリッデン　69
外科的治療を受ける患者の看護
　　　　　　　　　　　　179
血液検査　59
血液生化学的検査　59
結核性潰瘍　102
血球検査　59
欠損，歯の　37
限局性骨性異形成症　127
健康日本 21　4
健康日本 21（第三次）　4

健康日本 21（第二次）　4
健康日本 21（第二次）最終報告　5
言語機能検査　52
言語機能の障害　42
言語障害　7, **42**
　　──のある患者の看護　169
犬歯　18

こ

コア築造　76
高位　80
構音　42
構音障害　43
構音点　42
構音方法　42
口蓋　23
口蓋咽頭弓　23, 24
口蓋形成術　131
口蓋垂　23
口蓋舌弓　23, 24
口蓋腺　31
口蓋側　18
口蓋突起　27
口蓋扁桃　23, 24
口蓋縫線　23
口蓋隆起　126
口蓋裂　130
口角　25
口角下制筋　30
口角挙筋　30
口角鉤　246
口峡　23
咬筋　29
口腔がん　119
　　──患者の看護　196
口腔カンジダ症　**105**, 111
口腔乾燥　38
　　──，放射線療法による　203
　　──のある患者の看護　159
口腔乾燥検査　51
口腔期　41
口腔共鳴　42
口腔ケア　61, 236
口腔ケアキット　240
口腔外科外来　3
口腔出血のある患者の看護　157
口腔水分計　51
口腔清掃　61
口腔前庭　23
口腔苔癬様病変　104
口腔内の保湿　243
口腔粘膜湿潤度検査　51
口腔扁平苔癬　104

咬合　16
硬口蓋　23
硬口蓋音　42
咬合性外傷　96
咬合痛　89
咬合面　18, 21
交叉咬合　80
口臭　38
　　──のある患者の看護　158
溝状舌　110, 111
甲状舌管嚢胞　115
口唇　25
口唇音　42
口唇形成術　131
口唇小帯の異常　130
口唇腺　31
口唇腺病理組織検査　51
口唇ヘルペス　107
口唇裂　130
口底　24
口底炎　100
口底蜂窩織炎　100
咬頭　20, 21
喉頭蓋　24
口内炎，がん薬物療法による　207
口内炎，放射線療法による　203
口内法 X 線撮影　53
紅斑混在型　103, 104
紅板症　105
紅斑性カンジダ症　105, 106
咬耗症　91
口輪筋　30
口裂　25
ゴーリン症候群　112
呼気鼻漏出検査　52
呼吸障害　8, 39
　　──のある患者の看護　161
黒毛舌　110
ゴシックアーチ描記法　49
骨延長装置　134
骨延長法　132, 134
骨吸収抑制薬関連顎骨壊死　99
骨切り線，下顎枝矢状分割術の
　　　　　　　　　　　　133
骨切り線，ルフォー I 型骨切り術の
　　　　　　　　　　　　134
骨形成線維腫　119
骨再生術　71
骨再生誘導術　71
骨シンチグラフィ　58
骨髄抑制　203
骨性異形成症　127
骨膜下膿瘍　97

固定式矯正装置　82
固定性補綴装置　75
コミュニケーション板　170
孤立性アフタ　101
根管充塡　69
根管充塡用セメント　69
根管長測定　69
根管貼薬　69
混合腫瘍　140
混合歯列期　18
根尖　22
根尖孔　21, 22
根尖性骨性異形成症　127
根尖性歯周炎　89, **97**
根尖部　21
コンピュータ断層撮影検査　55
コンプリートデンチャー　79
コンポジットレジン　66

さ

采状ヒダ　25
再植　127
再石灰化　88
再石灰化治療　63
最大開口距離　49
鰓囊胞　115
再発性アフタ　101, 102
再評価，歯周治療の　71
細胞診　60
鰓裂　115
サクソンテスト　51
サホライド　67
残根　89
三叉神経痛　143
三叉神経麻痺　142
酸蝕症　91, 91
残留囊胞　113

し

シーラー　69
シェーグレン症候群　139
歯音　42
歯科口腔保健　4
歯科心身症　144
耳下腺　30, 31
耳下腺管　31
歯科治療用ユニット　173, 174
歯科用コーンビームCT検査　56
歯冠　20, 21
歯冠周囲炎　97
歯間ブラシ　242
磁気共鳴画像検査　56
色素性母斑　109

ジグモンディ法　19
歯頸　20, 21
歯茎音　42
歯原性角化囊胞　112
歯原性腫瘍　116
歯垢　88
歯根　20, 21
歯根端切除術　74
歯根囊胞　97, **112**
歯根膜　21, 22
歯根面齲蝕　90
歯式　19
歯周炎　95
歯周基本治療　70
歯周外科治療　71
歯周疾患　95
　――の治療　70
歯周組織　22
　――の検査　48
歯周組織再生誘導術　71
歯周治療　70
歯周病　95
歯周病外来　3
歯周ポケット　**22**, 96
歯周ポケット搔爬術　71
歯周ポケット測定用探針　48
糸状乳頭　24
茸状乳頭　24
歯髄　21
歯髄炎　89
歯髄腔　21
歯髄電気診　90
歯髄保護　63
歯数の異常　94
シスプラチン　**122**, 206
歯性上顎洞炎　100
歯石　62
歯槽骨　21, 22
歯槽骨骨折　128
歯槽突起　27
歯槽膿漏　96
歯槽部　27, 28
歯槽隆起　23
舌　⇒「ぜつ」
支台歯　76
支台歯形成　76
支台築造　76
歯痛　34
失活　67, 89
失活剤　69
失活断髄法　69
実質性腫脹　35
質問紙法　61

歯内治療　67
歯肉　21, 22, 23
歯肉炎　95, 95
歯肉がん　123
歯肉溝　21, 22
歯肉切除術　71
歯肉線維腫症　125
歯肉剝離搔爬術　71
歯胚　17
自発痛　34
脂肪腫　118
シャーピー線維　21, 22
習慣性脱臼　136
集合性歯牙腫　116
縦舌筋　30
充塡器　48
修復材料　65
修復治療　63
手術材料検査　60
手術療法，悪性腫瘍の　121
手術を受ける患者の看護　182
腫大　35
腫脹　35
　――のある患者の看護　155
出血　36
　――のある患者の看護　157
術後性上顎囊胞　113
出生歯　93
術中迅速病理診断　60
腫瘍　116
腫瘍類似疾患　123
準備期　41
小アフタ　102
小窩　20, 21
障害者自立支援法　9
障害者の日常生活及び社会生活を総合的に支援するための法律　9
上顎後退症　132
上顎骨　27
上顎骨骨折　129
上顎前突　80, 81
上顎前突症　132
上顎体　27
上顎洞　27
上顎洞根治術　101
上関節腔　28
上関節腔洗浄療法　136
小臼歯　18
小頰骨筋　30
笑筋　30
上下顎前突　80
上下顎複合変形　132
症候性三叉神経痛　143

索引

常食　167
上唇　25
上唇挙筋　30
上唇結節　25
上唇小帯　23, 26
小舌下腺　31
小線源治療　121
小帯の異常　129
小唾液腺　30, 31
小児歯科外来　3
小児慢性再発性耳下腺炎　139
蒸発性口腔乾燥症　39
上皮付着　21
静脈奇形　118
触診, 齲蝕の　90
褥瘡性潰瘍　103
食道　23
食道期　41
自立支援医療　9
歯列　16
歯列弓　16
歯列直交断像　56, 57
歯列平行断像　56, 57
心因性疼痛　34
侵害受容性疼痛　34
人格検査法　61
唇顎口蓋裂　130
　　── 患者の看護　216
唇顎裂　130
神経障害性疼痛　34
人工口蓋床　131
人工歯根　77
尋常性天疱瘡　108
心身症　144
真性三叉神経痛　143
新生児歯　93
唇側　18
身体障害者手帳　9
新付着術　71
唇面　21
心理検査　60

す

垂直舌筋　30
水痘　107
水疱性咽頭炎　107
水疱性類天疱瘡　108
睡眠時ブラキシズム　135
睡眠時無呼吸症候群　39
スクエアマンディブル　137
スクラビング法　238
スケーリング　63
スケール　69

ステノン管　31
ステロイドホルモン性歯肉炎　96
ストレプトコッカス-ミュータンス
　　　　　　　　　　88
スピーチエイド　131
スピーチカニューレ　199
スピットン鉢　174
スプーン　63
スプリント　136
スプリント療法　135
スポンジブラシ　241, 242
スリーウェイシリンジ　174

せ

生活歯　76
生活断髄法　68
生検　60
清拭　236
生体組織検査　60
正中離開　80
正中菱形舌炎　106
精密触覚機能検査　53
生理的口臭　38
赤唇　25
舌　23, 24
　　── の清掃　243
切縁　18, 21
舌縁　24
石灰化　17
舌下小丘　25
舌下腺　25, 31
舌下ヒダ　25
舌下面　24
舌がん　122
　　── 患者の看護　220
セツキシマブ　**122**, 208
舌強直症　129
舌筋　30
舌骨　23
舌骨上筋群　29
舌骨舌筋　30
舌根　24
舌根舌盲孔　24
切歯　18
切歯管　27
切歯孔　27
切歯乳頭　23
舌小帯　25
舌小帯短縮症　129
摂食・嚥下運動　41
摂食・嚥下障害　7
　　── のある患者の看護　165
舌正中溝　24

舌接触補助床　168
舌尖　24
舌腺　31
舌側　18, 21
舌側弧線装置　82
舌体　24
舌苔　38
舌痛症　144
舌乳頭　24
舌粘膜　25
舌背　24
舌部分切除　122
舌ブラシ　241, 242
舌扁桃　24
セファログラフィー　54
セメント質　21
セメント質-骨形成線維腫　119
セラミッククラウン　76
セラミックス　66
線維腫　117
線維性骨異形成症　126
先行期　41
洗口剤　237
潜在的悪性疾患　103, 104
線材料　83
前歯　18
線状歯肉紅斑　111
全身性口腔乾燥症　39
全摘術, 舌の　122
先天歯　93
先天性エプーリス　125
前頭突起　27
前鼻棘　27
全部床義歯　79
全部鋳造冠　76
全部被覆冠　65
前方整位型アプライアンス　136
腺様嚢胞がん　141
腺リンパ腫　141

そ

早期萌出　93
ゾウゲ芽細胞　21
ゾウゲ細管　21
ゾウゲ質　20, 21
ゾウゲ質形成不全症　93
叢生　80, 81
側頸嚢胞　115
側切歯　18
側頭筋　29
咀嚼　40
咀嚼機能検査　49
咀嚼筋　29

咀嚼筋腱・腱膜過形成症　137
咀嚼筋痛障害　135
咀嚼障害　40

た

ターナーの歯　94
大アフタ　102
第一小臼歯　19
第一大臼歯　19
第一乳臼歯　19
大臼歯　19
大頰骨筋　30
第三大臼歯　17, 19
帯状疱疹　107
大舌下腺　31
大唾液腺　30
第二小臼歯　19
第二大臼歯　19
第二乳臼歯　19
唾液　30
唾液腺　30
唾液腺悪性腫瘍　141
唾液腺炎　139
唾液腺シンチグラフィ　51, 58
唾液腺機能検査　51
唾液腺造影　51
唾液腺良性腫瘍　140
唾液分泌検査　51
多形腺腫　140
多形腺腫由来がん　140
唾腫　36
打診，齲蝕の　90
唾石　138
唾石症　138
唾疝痛　138
脱灰　88
脱臼　127
タネレラ-フォーサイシア　95
単純 X 線撮影　53
単純性骨囊胞　114
探針　47, 48
断髄法　67

ち

地域連携　6
知覚過敏　34
智歯　**17**, 98
智歯周囲炎　98
地図状舌　105
知能検査　61
チャーターズ法　238
着色，歯の　91
中心性線維腫　117

中切歯　18
チューブ　83
調音　42
超音波検査　58
超音波スケーラー　174
直接訓練　168
直接抜髄法　69
直接覆髄　64
直接法，修復治療の　64
直達骨折　128
治療椅子　174

て

手足口病　108
低位　80
挺出　37
ディングマン法　132
デノスマブ関連顎骨壊死　99
転位　80
電気的パラトグラフィ　52
電気味覚計　52
電気味覚検査　52
典型的三叉神経痛　143
電撃様疼痛　143
デンタル CT　56
デンタルショック　73
デンタルスキャン　56
デンタルフロス　242
デンタルミラー　47, 48

と

投影法　61
陶材焼き付け鋳造冠　77
頭部 X 線規格撮影法　54
頭部 X 線撮影　54
動脈内注入療法　209
特発性歯痛　34
ドセタキセル水和物　122
ドライソケット　74
ドリル　69
トレポネーマ-デンティコーラ　95

な

内舌筋　30
内側翼突筋　29
軟口蓋　23
軟口蓋音　42
軟口蓋造影側方頭部 X 線写真撮影　52
難抜歯　73

に

肉芽腫性口唇炎　111

肉腫　119
ニコルスキー現象　108
二次齲蝕　88
二次性シェーグレン症候群　139
ニボルマブ　**122**, 209
乳犬歯　18
乳歯　16
乳歯列　20
乳側切歯　18
乳中切歯　18
乳頭腫　117
尿検査　59
妊娠性エプーリス　125
認知期　41
人中　25
人中窩　25
人中稜　25

ね

粘液囊胞　114
捻転　80
粘表皮がん　141
粘膜感覚検査　52
粘膜の清掃　243
粘膜ブラシ　241, 242
粘膜類天疱瘡　108

の

囊胞　111
囊胞壁　112
膿瘍　35
膿瘍切開　75

は

歯　16
　──の形成　17
　──の欠損　37
　──の欠損のある患者の看護　158
　──の検査　47
　──の種類　18
　──の着色　91
　──の破折　92
　──の変色　91
　──の萌出　16
パーシャルデンチャー　78
排唾管　174
梅毒性潰瘍　103
バイトブロック　246
ハイドロキシアパタイト　88
バキューム　174
白斑　88
白斑型　103, 104

白板症　103
パクリタキセル　122
鋏状咬合　80
バス法　238
破折　92
発音障害　42
発音補助装置　131
発語明瞭度検査　52
抜歯　72
抜歯鉗子　72
抜歯後感染　74
抜歯挺子　72
抜髄針　69
抜髄法　68, 69
ハッチンソン歯　94
パトリック発痛帯　143
パノラマX線撮影　53
歯ブラシ　238, 242
歯みがき　236
歯みがき法　238
パラトグラフィ　52
バレーの圧痛点　143
半固定式矯正装置　82
半側切除術, 舌の　122
バンド　83
ハンドインスツルメンツ　83
ハンドピース　174
反復唾液嚥下テスト　50

ひ

ピーソーリーマー　69
鼻咽腔閉鎖機能検査　52
皮下気腫　36
非観血的整復固定術　129
鼻腔　23
鼻腔共鳴　42
鼻口蓋管嚢胞　113
鼻口蓋静脈　27
鼻口蓋神経　27
鼻口蓋動脈　27
非歯原性腫瘍　117
鼻歯槽嚢胞　113
微小開窓療法　114
鼻唇溝　25
ビスホスホネート関連顎骨壊死　99
微生物学的検査　60
非定型歯痛　34, 144
ヒドロキシアパタイト　17
皮膚炎, 放射線療法による　203
皮膚感覚検査　52
非復位性関節円板前方転位　136
被覆冠　65
ヒポクラテス法　137

びまん性硬化性顎骨骨髄炎　99
表在感覚検査　52
表情筋　30
病的口臭症　38
漂白法　92
病理検査　60
ピンセット　48

ふ

ファイル　69
フードテスト　50
フォーンズ法　238
フォン-レックリングハウゼン病　109
不完全脱臼　127
復位性関節円板前方転位　135
複雑性歯牙腫　117
腐骨　99
不正咬合　80
付着歯肉　21, 22
フッ化物　90
フットコントローラー　174
部分床義歯　78, 79
部分被覆冠　65
プラーク　88
プラークコントロール　61, 90
プラーク性歯肉炎　95
プラーク染色液　48, 62
プライヤー　83
ブラキシズム　135
ブラケット　83
ブラケットテーブル　174
ブラッシング　236, 244
フラップ手術　71
フラビーガム　125
ブランディン-ヌーン嚢胞　114
ブリッジ　77, 78
フルオロウラシル　122
ブローチ　69
プロフェッショナルケア　62
分界溝　24
分子標的治療薬　208
ブンデラー法　132

へ

平滑舌　111
ペインクリニック　3
ペースト食　167
ベーチェット病　102
ヘーベル　72
ベドナーアフタ　103
ペムブロリズマブ　122
ヘルパンギーナ　107

ヘルペス性口内炎　106
ベル麻痺　142
辺縁性歯周炎　96
変形性顎関節症　136
変色, 歯の　91
扁平上皮がん　119
扁平苔癬　104
ペンホルダーグリップ　244

ほ

ポイツ-ジェガース症候群　109
蜂窩織炎　100
放射線宿酔　203
放射線性骨壊死　100
放射線性骨髄炎　100
放射線療法　121
　——を受ける患者の看護
　　　　　　　　202, 220
萌出, 歯の　16
萌出異常　93
萌出遅延　93
疱疹性口内炎　106
蜂巣炎　100
ポーセレン　66
保隙装置　82
保湿, 口腔内の　244
保存治療　61
　——を受ける患者の看護　176
ホッツ床　131
補綴装置　75
補綴治療　75
　——を受ける患者の看護　186
ポルフィロモナス-ジンジバリス
　　　　　　　　　　95
ホワイトスポット　88
ホワイトニング　92
本格矯正歯科治療　82
ポンティック　77

ま

マイクロエンジン　174
埋伏歯　17
埋伏抜歯　73
麻酔科外来　3
摩耗症　91
マルチブラケット装置　82, 83
慢性顎骨骨髄炎　99
慢性化膿性顎骨骨髄炎　99
慢性期の患者の看護　151
慢性硬化性顎骨骨髄炎　99
慢性根尖性歯周炎　97
慢性歯周炎　96
慢性歯性上顎洞炎　100

慢性肥厚性カンジダ症　105

み

味覚　43
味覚検査　52
味覚障害　43
───，放射線療法による　203
───のある患者の看護　164
ミクリッツ病　140
味細胞　43
水飲みテスト　50
味蕾　24

む

むし歯外来　3

め

メタルボンドクラウン　77
メラニン色素沈着症　109
メルカーソン-ローゼンタール症候群　111
免疫チェックポイント阻害薬　209

も

毛状白板症　111
毛舌　110

や

薬剤関連顎骨壊死　100
薬剤性歯肉増殖症　96, **125**
薬物性口腔乾燥症　39
薬物療法　122

───を受ける患者の看護　206

ゆ

有郭乳頭　24
誘発痛　34
遊離歯肉　21, 22
癒合歯　93
弓倉症状　98

よ

葉状乳頭　24
陽電子放射線断層撮像検査　58
翼状捻転　80
抑制矯正歯科治療　82
翼突下顎ヒダ　23
予防矯正歯科治療　82

ら

ライト　174
ラヌーラ　114
ラバーダム防湿法　67, 68

り

リーマー　69
リガ-フェーデ病　103
梨状口　27
裏層　64
リハビリテーション，言語障害の　171
リハビリテーション，手術後の　201
流行性耳下腺炎　139

隆線　20
良性腫瘍　116
隣接面　21
リンパ管奇形　118

る

類天疱瘡　108
類皮囊胞　115
類表皮囊胞　115
ルートプレーニング　63
ルフォーⅠ型骨切り術　132

れ

レジン前装冠　76
裂溝　20, 21
レッドコンプレックス　95

ろ

ローリング法　238
濾紙ディスク法　52
露髄　64

わ

矮小歯　93
ワスムント法　132
ワルチン腫瘍　141
ワルトン管　31
ワンサン口内炎　102
ワンサン症状　98